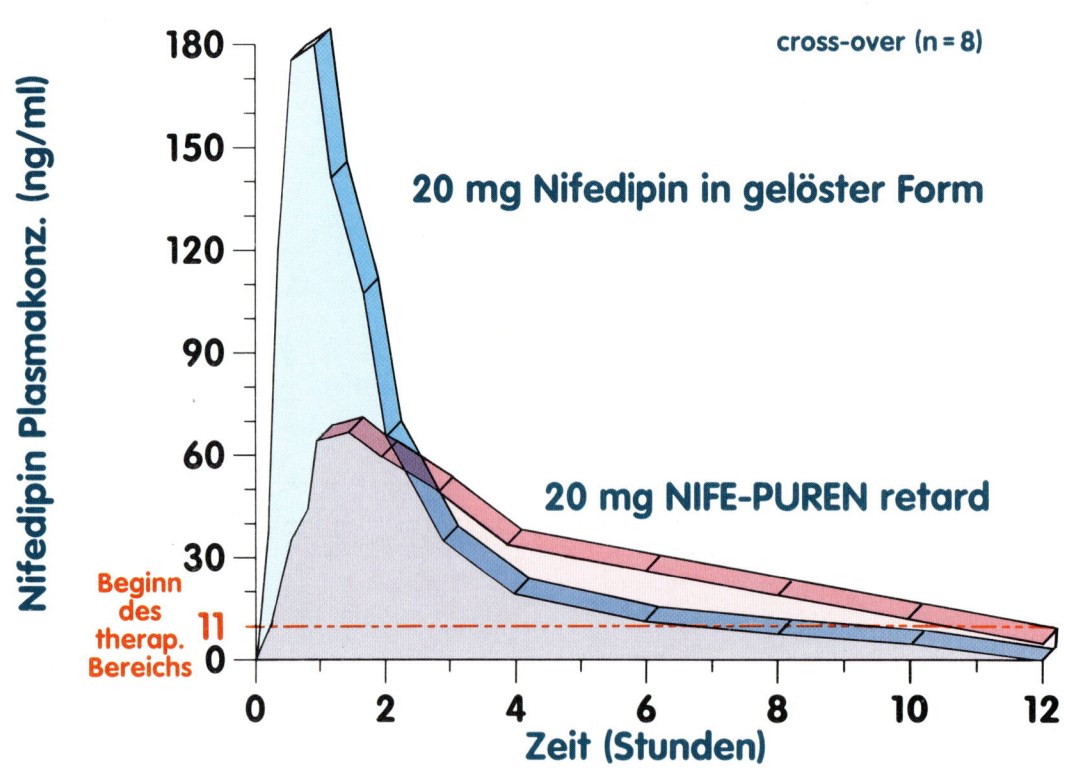

J. Hertault

# EKG-FIBEL

## für die tägliche Praxis



Tempo Medical

# EKG-FIBEL
## für die tägliche Praxis

„DAS EKG VERSTEHEN"

Ein Kurs in 6 Kapiteln
von J. Hertault
Deutsche Übersetzung
von Dr. Dorothea Bayer

TEMPO MEDICAL VERLAG
München-Paris-Madrid

CIP-Kurztitelaufnahme der Deutschen Bibliothek
**EKG-FIBEL für die tägliche Praxis**
München 1985
ISBN 3-925182-03-9
NE: J. Hertault
Dt. Übersetzung Dr. med. Dorothea Bayer


Gesamtherstellung: Hofmann Farbendruck, 8506 Langenzenn.

# INHALT

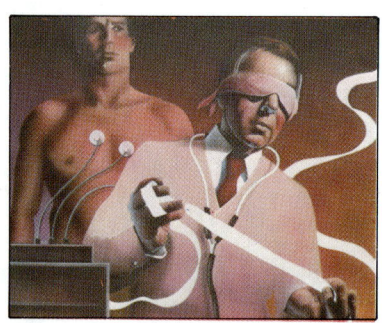

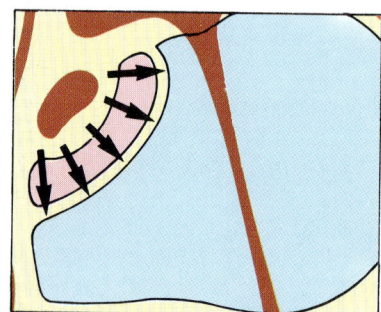

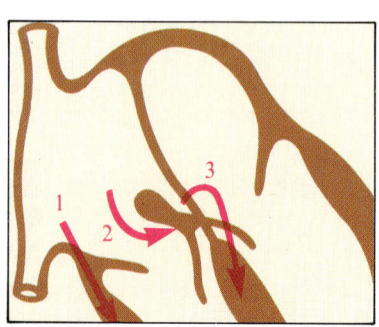

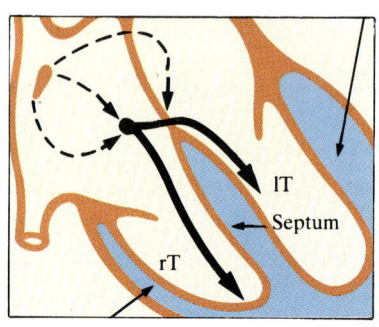

# INHALT

## Standard-EKG-Ableitungen

In diesem Kapitel wird erklärt, welche Teile des Herzens die Standard-Ableitungen des EKGs explorieren.

Seite 17

## Normale Morphologie

Die normalen Elemente des Elektrokardiogramms.

Seite 21

## Der normale Rhythmus

Wie bestimmt man aus dem EKG die Herzfrequenz?

Seite 27

## Pathologische Rhythmusformen

In diesem Kapitel werden der normale Spannungsablauf und Auslösemechanismen der aktiven Arrhythmien beschrieben.

Seite 33

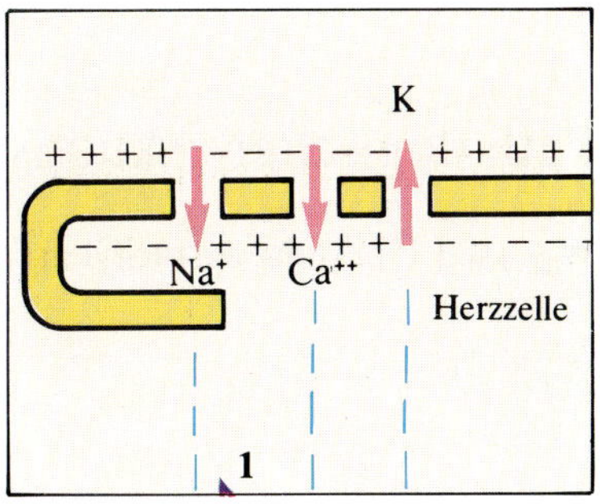

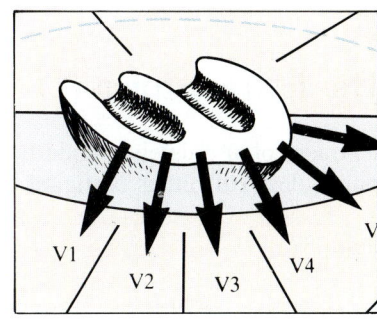

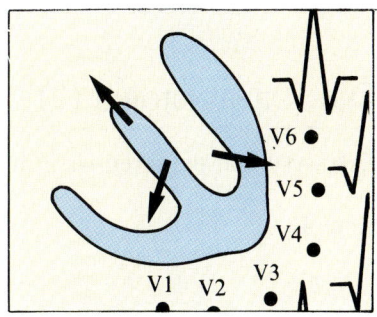

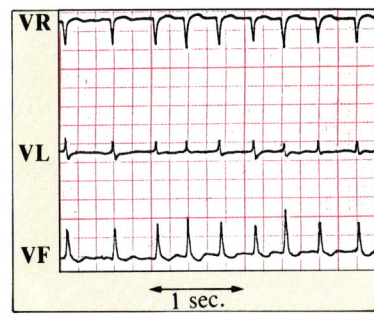

# INHALT



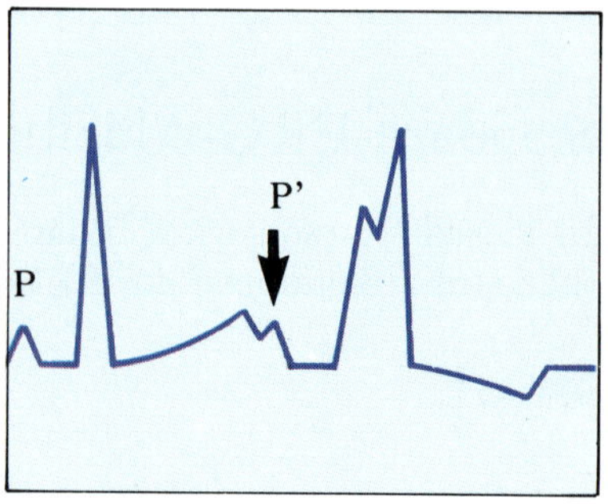




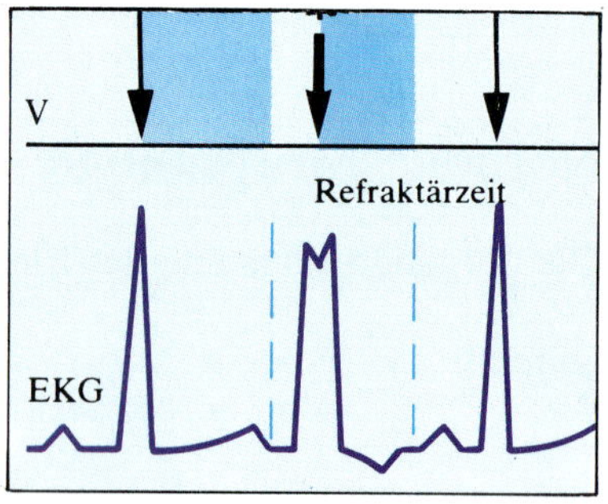




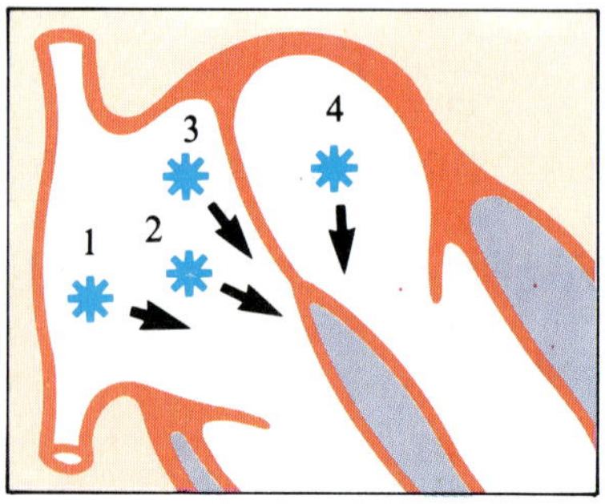




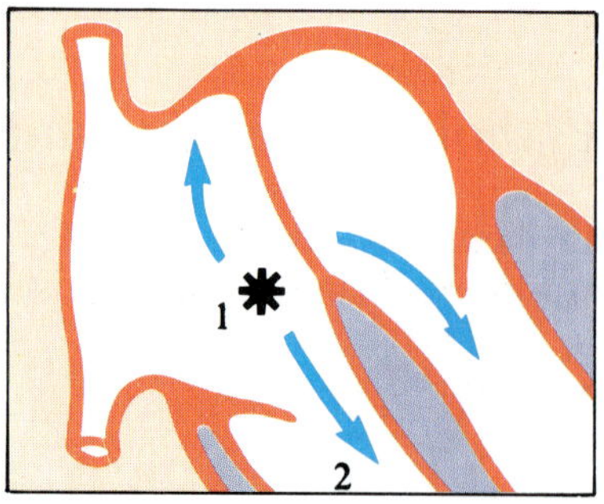

# INHALT

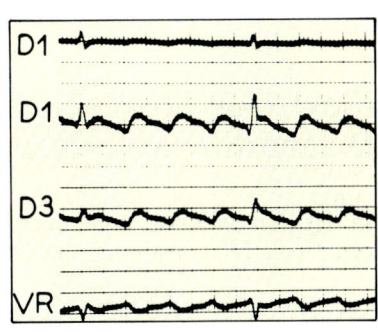

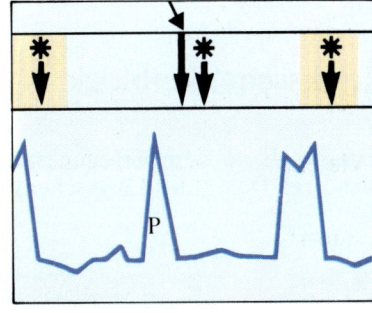

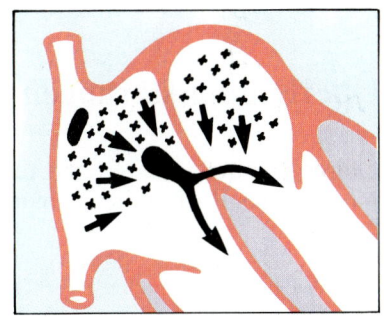

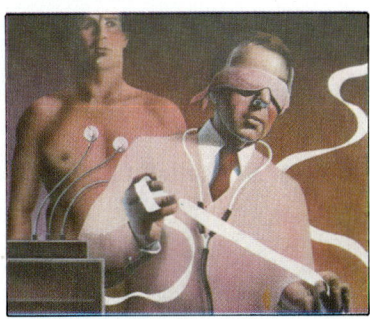

# INHALT

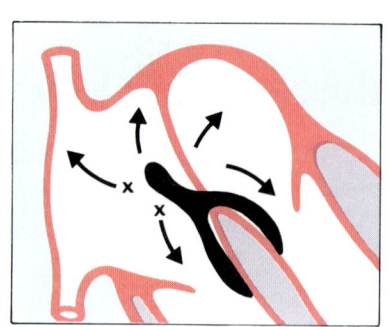

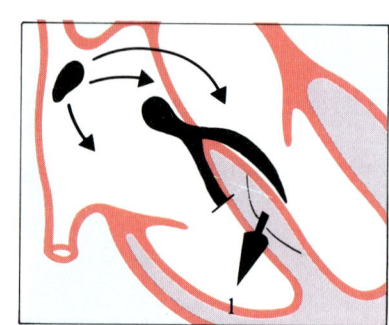

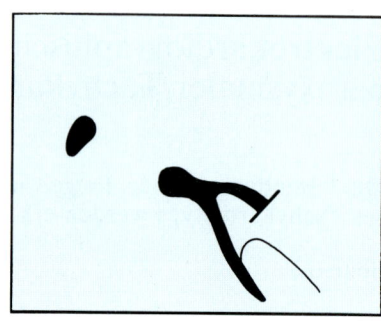

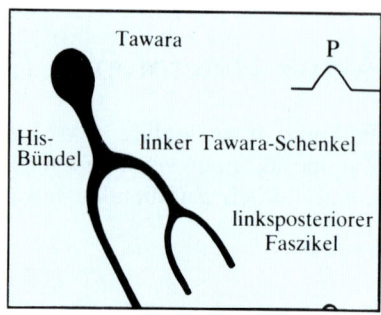

# INHALT



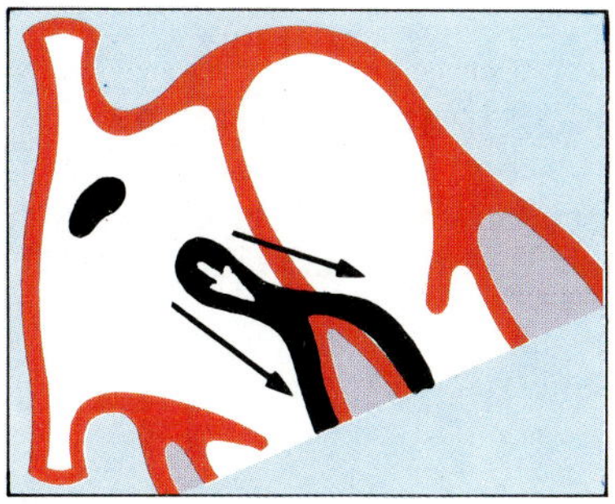



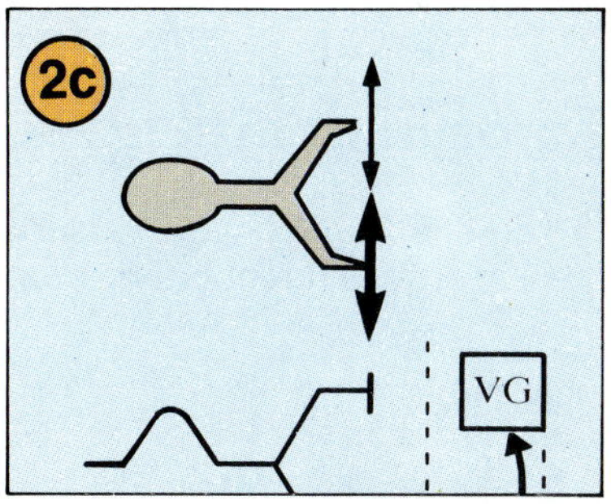




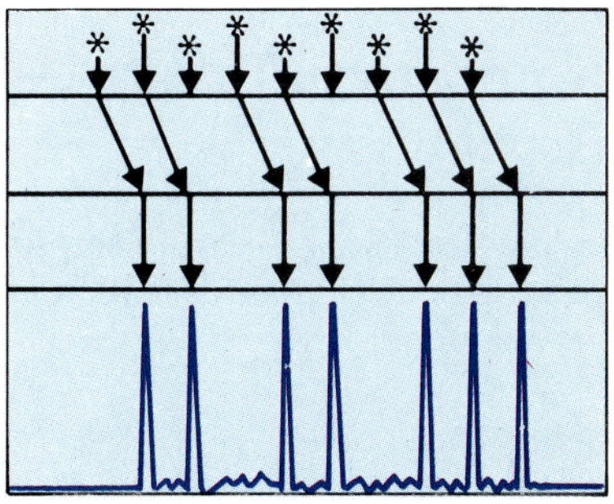



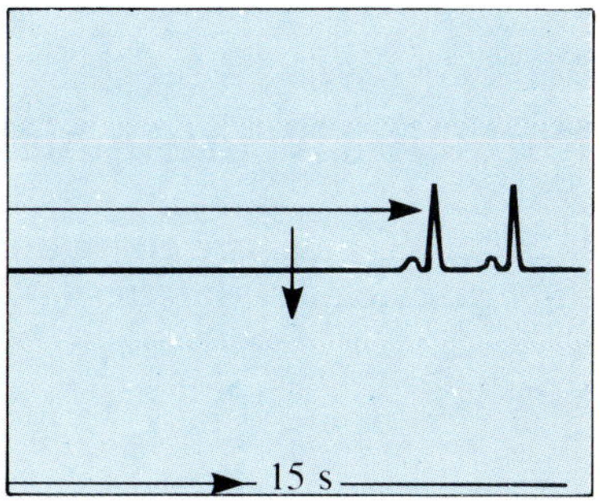

# INHALT

## Koronarinsuffizienz

Ischämische Myokardläsionen manifestieren sich vor allem in der Erregungsrückbildungsphase.

Seite 107

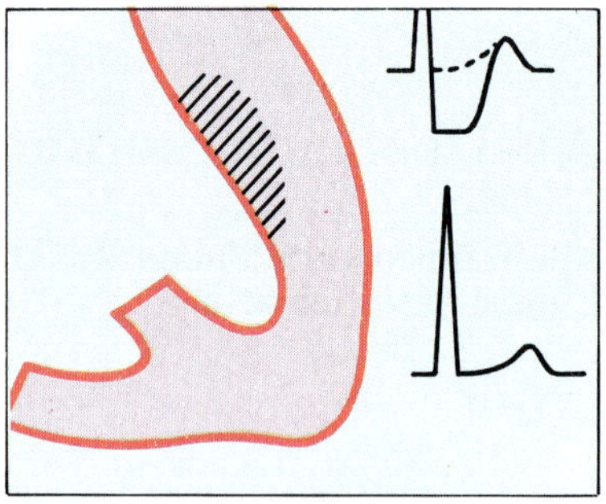

## Koronarinsuffizienz — Symptomatologie

In diesem Kapitel wird erklärt, wie sich verschiedene Grade myokardialer Durchblutungsstörungen im EKG präsentieren.

Seite 111

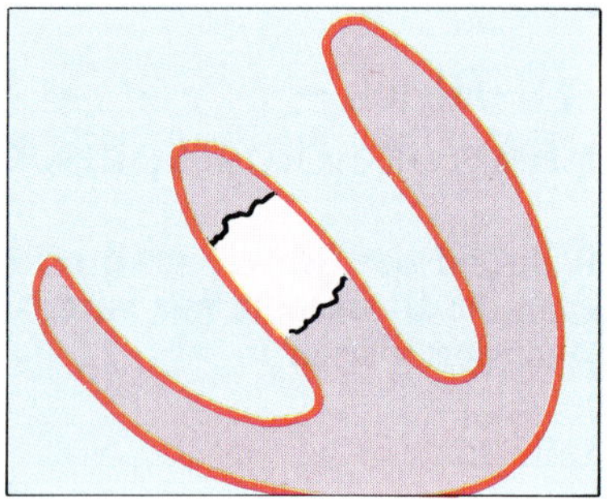

## Koronarinsuffizienz — Topographische Aspekte

In diesem Kapitel wird demonstriert, in welchen Ableitungen verschiedene Myokardschäden je nach ihrer Lokalisation erkennbar werden.

Seite 115

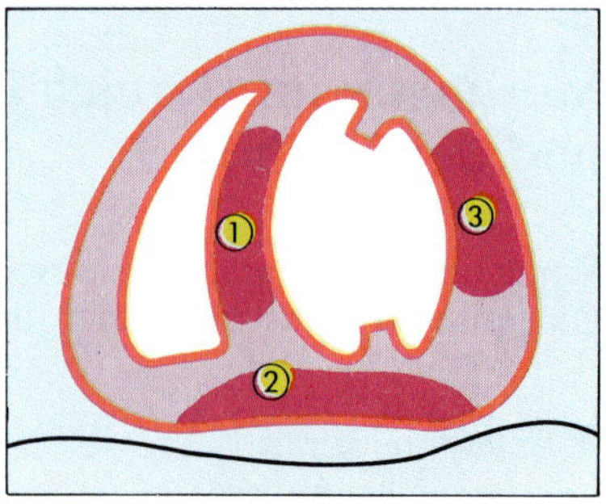

## Kardiale Hypertrophien

In diesem Kapitel wird erklärt, wie sich die verschiedenen Hypertrophieformen des Herzens im EKG manifestieren.

Seite 119

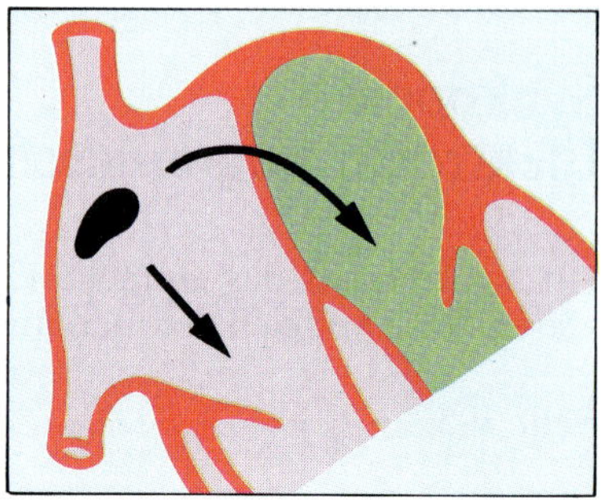

# INHALT

## Interpretation des EKGs

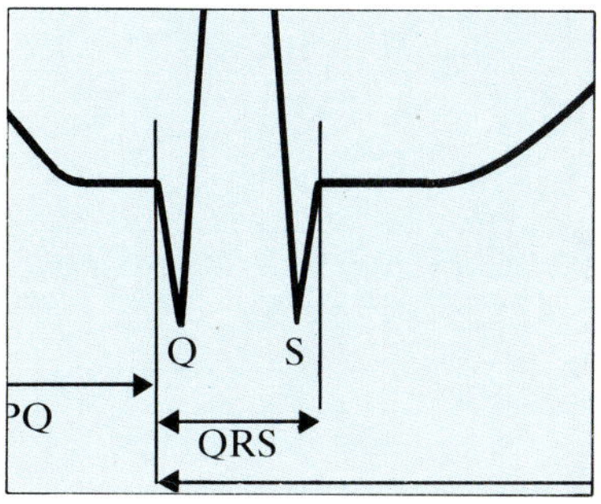


Im letzten Kapitel der EKG-Serie wird eine systematische Vorgehensweise zur Interpretation eines EKGs vorgestellt.

# Das EKG verstehen

**Zahlreiche Schemata sollen das Verständnis der aufgezeichneten elektrischen Phänomene erleichtern. Nur solche Kapitel werden abgehandelt, die für die Interpretation der Elektrokardiographie wirklich notwendig und für den Allgemeinmediziner von praktischer Bedeutung sind. Unter bestimmten Umständen kann und muß der Praktiker ein EKG beurteilen oder selbst aufzeichnen, ist er doch häufig der erste Arzt, dem ein Patient wegen eines kardiologischen Notfalls vorgestellt wird.**

Die *praktische Durchführung* eines Elektrokardiogramms ist heutzutage sehr einfach, da die Untersuchungstechnik weltweit standardisiert wurde.

Dieses Kapitel ist rein theoretisch, aber für das Verständnis der folgenden Artikel unentbehrlich. Es soll die Grundgesetze der Elektrokardiographie darstellen.

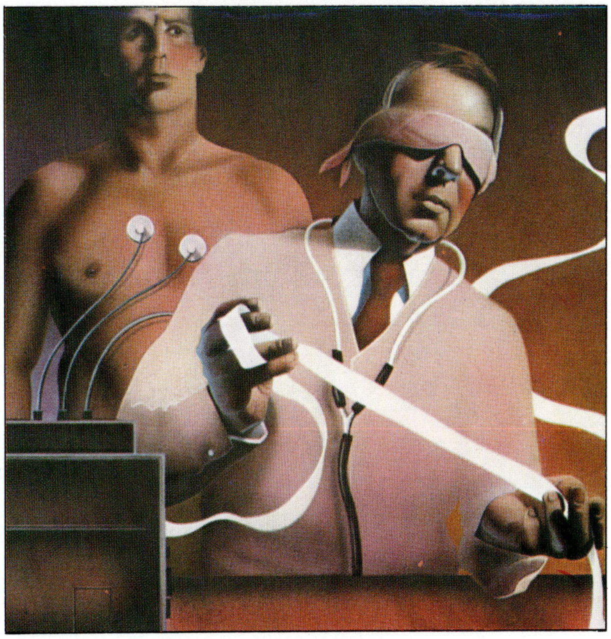

### Die grundlegenden Vorgänge

1. *In Ruhe* ist die Herzmuskelfaser polarisiert: An der Oberfläche ist sie elektrisch positiv und im Inneren elektrisch negativ geladen. Sie ist keiner elektrischen oder mechanischen Aktivität ausgesetzt. Dieser Zustand entspricht der *elektrischen und mechanischen Diastole.*

2. Vom Punkt A geht die Erregung der Muskelfaser aus. Im erregten Bereich (rot) *kehren sich die elektrischen Ladungen um:* positiv innen, negativ an der Oberfläche.

**DIE GRUNDSÄTZLICHEN VORGÄNGE**

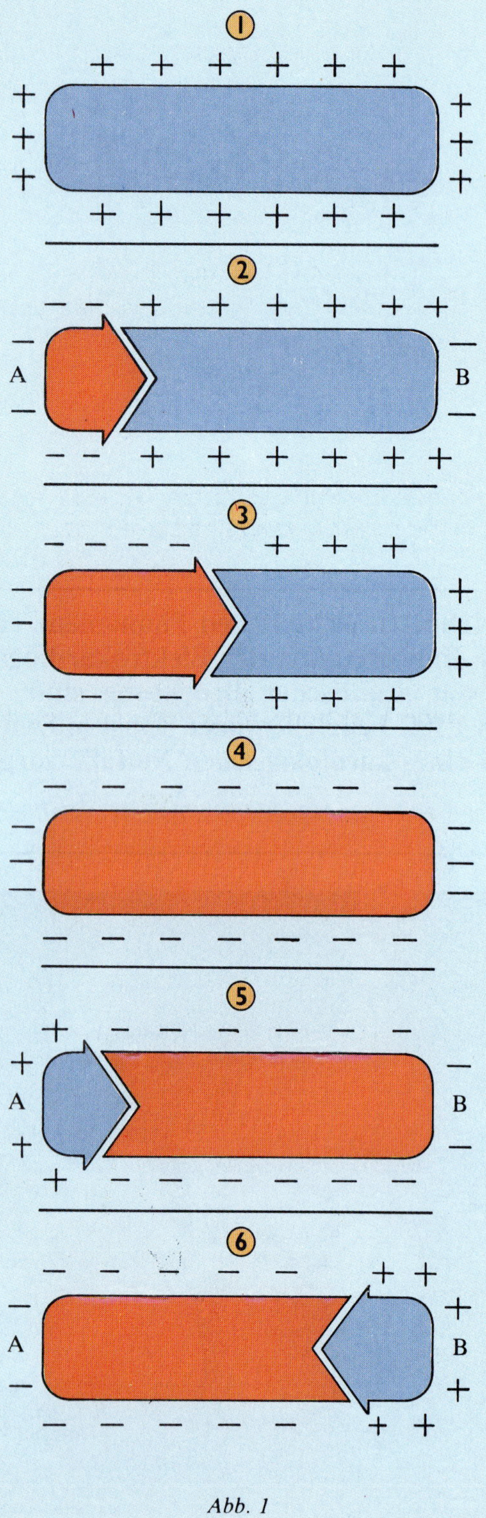


*Abb. 1*

3. Die vom Punkt A ausgegangene Erregung pflanzt sich entlang der Längsachse der Muskelfaser in Richtung auf Punkt B, also zum anderen Ende der Faser, fort. Hier wird der Zeitpunkt dargestellt, indem die Hälfte der Herzmuskelfaser schon depolarisiert (rot), die andere Hälfte noch im Ruhezustand (blau) vorliegt.

4. Die Erregung hat das andere Ende der Faser erreicht, diese ist nun vollständig depolarisiert. Der Prozeß der Erregung von einem Ende der Herzmuskelfaser zum anderen Ende mit der Umkehr der Polarisierung wird als **Depolarisierung** bezeichnet. Diese erfolgt also in einer *festgelegten Richtung*. Die *Dauer* wird durch die Strecke — Faserlänge — bestimmt.

5. Die depolarisierte Herzmuskelfaser kehrt von Punkt A aus zur Ruheladung zurück. Ist der Punkt B erreicht, hat die Faser ihre initiale Ruhepolarität zurückgewonnen. Dieser Vorgang stellt die **Repolarisierung** dar. Die Repolarisierung beginnt in diesem Beispiel an dem Punkt, von dem die initiale Erregung *ausgegangen* ist.

6. Die Repolarisierung kann aber ebenso in *umgekehrter Richtung* verlaufen, und vom Punkt B ausgehen, also vom *Endpunkt* der Depolarisation. Das Ergebnis ist das gleiche: die Faser kehrt in ihrer Gesamtheit zur Ruhepolarität zurück.

Der Vorgang der Depolarisierung ist mit einer Wellenfront positiver Ladungen vergleichbar, die sich vom Punkt der initialen Erregung ausgehend in einer *gegebenen Richtung* während einer *vorgegebenen Zeit* fortpflanzt. Der Depolarisierungsvorgang wird durch einen Pfeil (einen Vektor) dargestellt, dessen Verlauf die Ausbreitungsrichtung der Erregung mit der *Elektropositivität an der Spitze* und der *Elektronegativität am Ende* markiert.

Die Repolarisierung ist ebenfalls durch einen Vektor dargestellt, dessen *Negativität an der Spitze* und dessen *Positivität am Ende* steht. Die *Verlaufsrichtung* der Repolarisierung *variiert:* Sie verläuft entweder in der gleichen Richtung wie die Depolarisierung oder aber entgegengesetzt.

Die Depolarisierung ist der initiale und *schnelle*, die Repolarisierung der terminale und *langsame* Vorgang. Dem elektrischen Ablauf der Depolarisierung entspricht die Muskelkontraktion (mechanischer Ablauf). Die Repolarisierung ist ein *rein elektrischer Vorgang*.

## Morphologische Grundlagen

Brustwandableitungen und Extremitätenableitungen registrieren die elektrischen Vorgänge gemäß der

**ENTSTEHUNGSGRUNDLAGE DES KURVENABLAUFS**

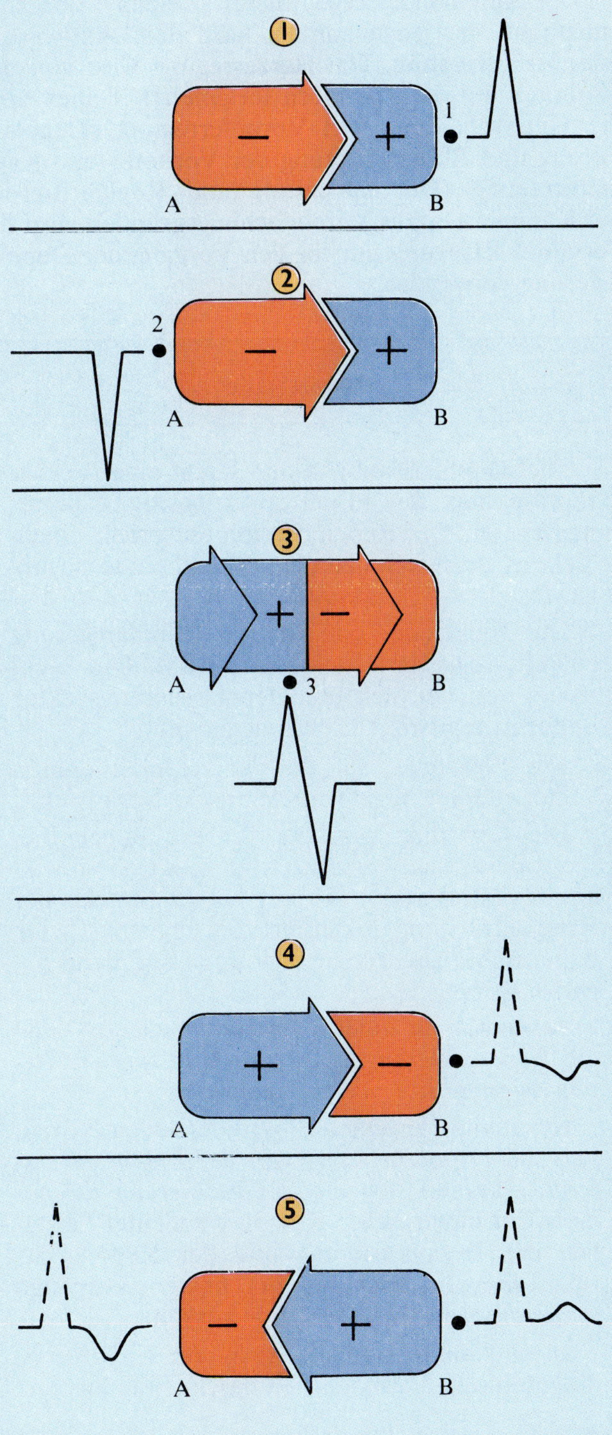


*Abb. 2*

Lokalisation der Elektroden und in Abhängigkeit der Richtung der Depolarisierung und Repolarisierungsausbreitung.

Die erste Elektrode ist so auf der Fortleitungsachse der Depolarisation angebracht, daß diese auf die Elektrode zuläuft. Registriert wird eine *Elektropositivität,* deren Amplitude proportional zur Dicke der Faser ist (hier dem Abstand von A nach B entsprechend).

Elektrode Nr. 2 ist so auf der Fortleitungsachse der Depolarisierung lokalisiert, daß sich diese von ihr entfernt. Sie registriert daher eine *Elektronegativität,* deren Amplitude ebenfalls dem Abstand von A nach B proportional ist.

Elektrode Nr. 3 ist in bezug auf die beiden Muskelfaserenden auf halber Strecke angebracht und zeigt zunächst das Ankommen der Depolarisierungswelle auf — registriert demgemäß Elektropositivität — in der zweiten Faserhälfte entfernt sich die Depolarisierungswelle von ihr und demgemäß registriert sie Elektronegativität. Der daraus resultierende elektrische Komplex ist biphasisch, zunächst positiv, dann negativ, dessen Gesamtamplitude entweder der Amplitude der Elektronegativität oder der Amplitude der Elektropositivität an den Punkten A und B entspricht. Jede Elektrode registriert also den gleichen Vorgang, zeichnet jedoch je nach ihrer Lokalisation eine unterschiedliche Kurve auf.

4. Wenn die Repolarisierung *in der gleichen Richtung* wie die Depolarisierung verläuft, nämlich von A nach B, erzeugt sie am Punkt B eine *negative* Welle.

5. Im Gegensatz dazu ist die Repolarisierungswelle *positiv,* wenn sich der Vorgang in umgekehrter Richtung, also von B nach A, abspielt. Die Elektrode registriert in diesem Falle Elektropositivität, da sich die Repolarisierungswelle mit der Positivität am Ende von ihr entfernt. Eine am Punkt A lokalisierte Elektrode registriert dagegen eine negative Repolarisierungswelle, da die Repolarisierungswelle mit der nach vorne gerichteten Negativität auf sie zuläuft.

Da die Repolarisierung ein langsamerer Vorgang als die Depolarisierung ist, haben die entsprechenden Wellen kleinere Amplituden und eine längere Zeitdauer als die Depolarisierungswellen.

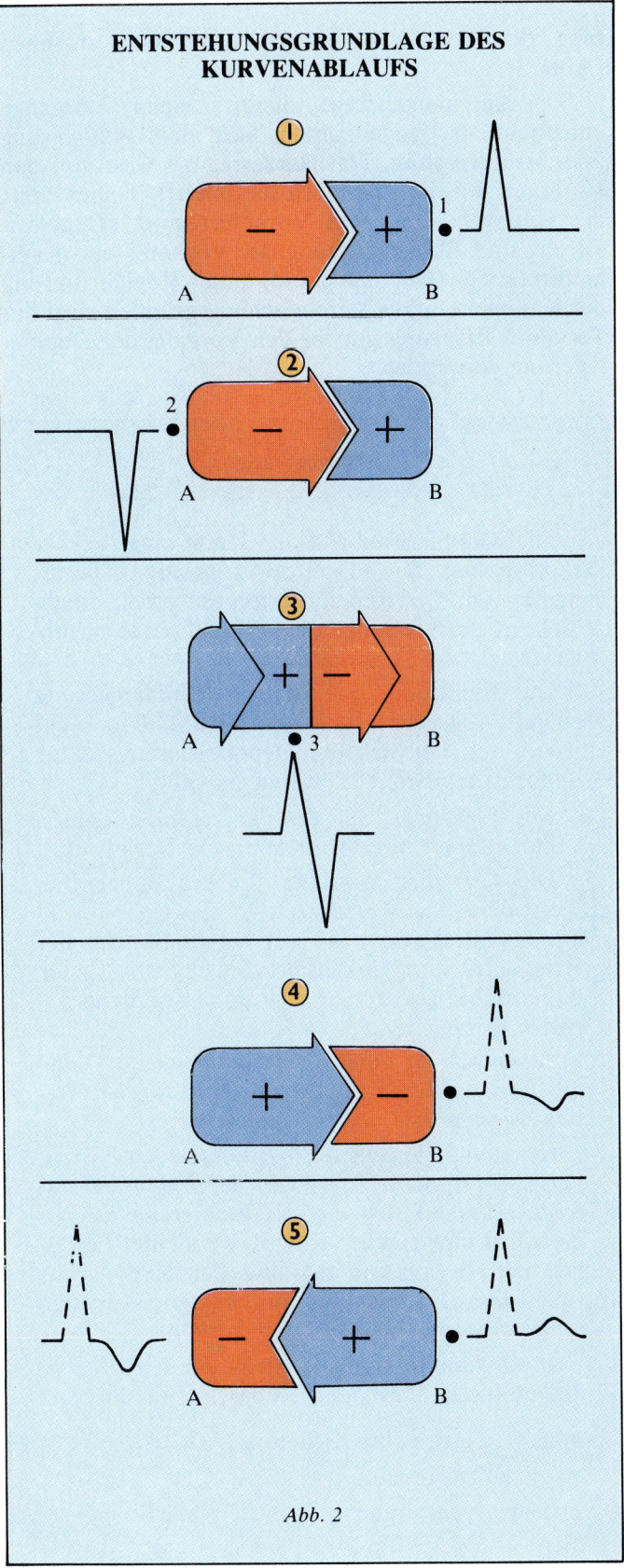

Die Aufzeichnung dieser beiden aufeinander folgenden Vorgänge der Depolarisierung und Repolarisierung mit ihren verschiedenen morphologischen Formen, die durch die Lokalisation der Elektroden bedingt sind, bildet dic Basis der Elektrokardiographie. Auf jede Herzkontraktion folgen diese beiden Vorgänge, die je nach Lokalisation der Untersuchungselektroden in bezug auf die Fortleitungsrich-

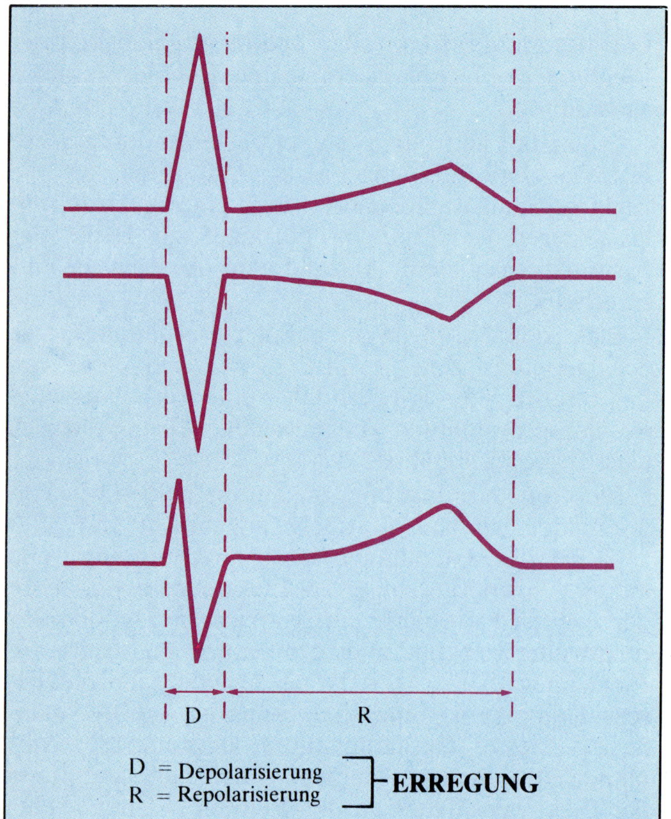


*Abb. 3*

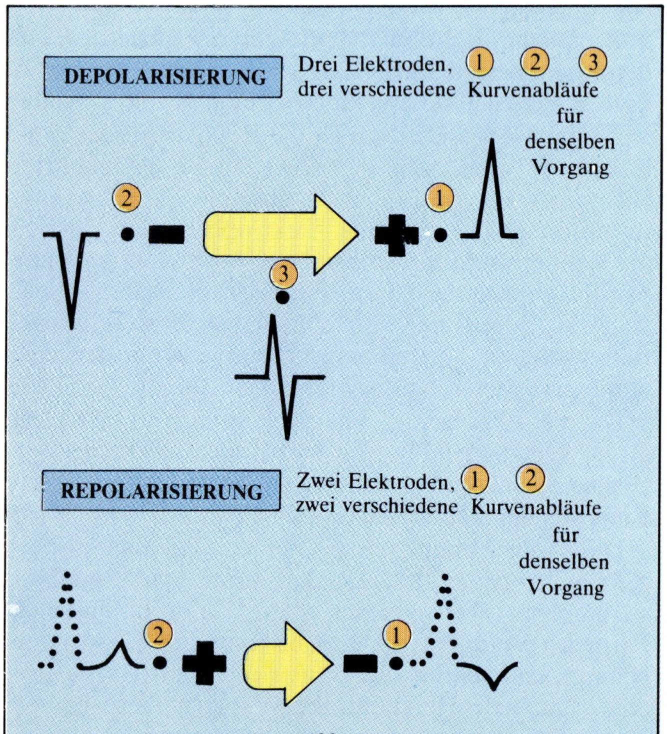


*Abb. 4*

tung der beiden Vorgänge verschieden aussehen (Abb. 3).

Die Aufeinanderfolge dieser beiden Vorgänge entspricht der sogenannten kardialen Aktivierung oder **Herzerregung.** Die Herzerregung wird von den Vorhöfen auf die Kammern fortgeleitet. Daher rührt die Unterscheidung von Vorhoferregung (Depolarisierung und Repolarisierung der Vorhöfe) und Kammererregung (Depolarisierung und Repolarisierung der Kammern). Aus Vereinfachungsgründen wird der Terminus Erregung nur für den Vorgang der Depolarisierung verwendet.

**Basisbegriffe**

Die Depolarisation wird durch eine Vektor repräsentiert, der an der Spitze positiv, dahinter negativ ist. Die Repolarisation entspricht einem Vektor, dessen Spitze negativ und Ende positiv ist.

Die Elektrode, auf die die Depolarisierung zuläuft, registriert Elektropositivität. Die Elektrode, von der sich der Depolarisierungsvektor entfernt, registriert Elektronegativität.

Die Elektrode, auf die der Repolarisierungsvektor zu läuft, registriert elektrische Negativität.

Die Elektrode, von der sich die Repolarisierungswelle weg bewegt, zeigt Elektropositivität an. Die Elektrode, die auf halber Strecke der Erregungsleitung lokalisiert ist, registriert eine biphasische, also zunächst positive und dann negative Kurve.

Positivität an einer Elektrode bedeutet, daß die *Depolarisierung auf sie zu läuft und die Repolarisierung sich von ihr entfernt.*

Negativität an einer Elektrode bedeutet, daß sich die *Depolarisierung von der Elektrode entfernt,* während *sich die Repolarisierung ihr nähert.* Ein biphasischer Komplex bedeutet bezüglich der Depolarisierung und der Repolarisierung, daß die Richtung der beiden Vorgänge senkrecht zur Ableitelektrode verläuft.

Diese Punkte sind die Basis der Elektrokardiographie und ermöglichen das Verständnis für:

- die Lage der elektrischen Achsen,
- die Herzerregung,
- die Kurvenformen der üblichen Ableitungen.

# Die Herzerregung

**Die elektrische Herzerregung erzeugt die elektrokardiographisch registrierten Wellen, die auf der Körperoberfläche registriert werden können. Die Vorhoferregung geht der Kammererregung voraus. Die Verbindung der beiden Erregungsvorgänge findet über das atrioventrikuläre Leitungssystem statt.**

## Die Vorhoferregung

Sie beginnt im *Sinusknoten,* der im oberen rechten Anteil des rechten Vorhofes liegt. Diese Struktur gehört zum *Reizleitungssystem* und hat eigengesetzliche physiologische Eigenschaften. Seine Histologie unterscheidet sich vom Rest des Myokards. Man kann sagen, daß der Sinusknoten der eigentliche ,,pace-maker" (Schrittmacher) des Herzens ist, der seinen Rhythmus und Automatismus dem Rest des Herzgewebes — den Vorhöfen und Herzkammern — aufzwingt.

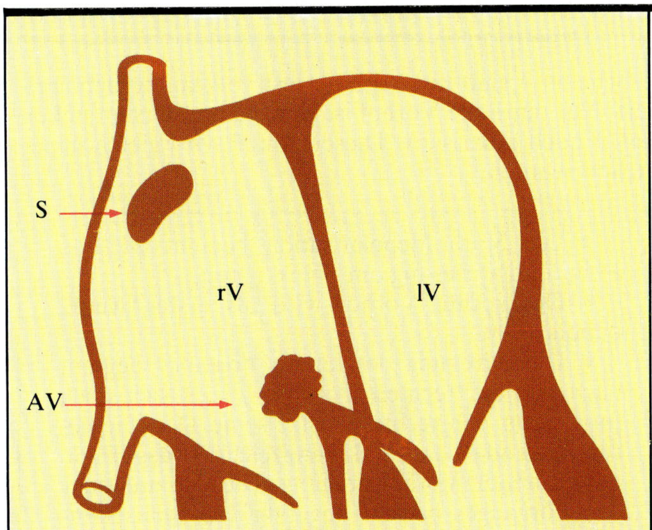

*Abb. 1*

In Schema 1 ist der Sinusknoten mit S bezeichnet. AV: Atrioventrikularknoten; rV: rechter Vorhof; lV: linker Vorhof. Zwischen dem Sinusknoten und dem AV-Knoten bestehen keine Verbindungswege, die eine spezifische histologische Struktur haben, wie es für die Herzkammern der Fall ist. Die vom Sinusknoten ausgehende Erregungsleitung innerhalb der Vorhöfe verläuft exzentrisch vom Erregungszentrum aus, von der Basis zur Spitze und von rechts nach links.

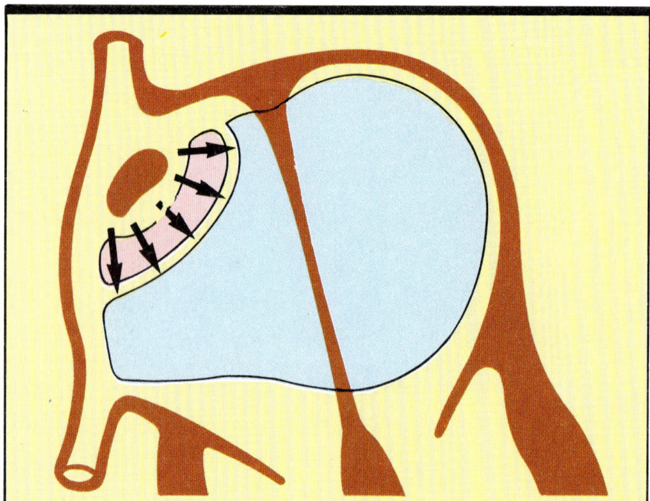

Abb. 2

In Schema 2 kennzeichnet die rotgezeichnete Region den ersten Anteil des rechten Vorhofes, der depolarisiert ist. Dieser Anteil ist also gegenüber dem Rest der Vorhöfe, der noch nicht aktiviert ist, elektronegativ. Die bereits aktivierten oder depolarisierten Regionen werden rot, die noch nicht depolarisierten Zonen blau dargestellt.

In Schema 3 sind bereits 3/4 der Vorhöfe depolarisiert. Die Erregung hat sich erst in den rechten Vorhof (Pfeil 1), dann in das Vorhofseptum (Pfeil 2) und schließlich in den linken Vorhof (Pfeil 3) ausgebreitet. Diesen drei Anteilen der Vorhoferregung entsprechen demgemäß drei Vektoren, die alle, vom Sinusknoten ausgehend, von der Spitze zur Basis und von rechts nach links gerichtet sind, mit positiver Spitze und negativem Ende.

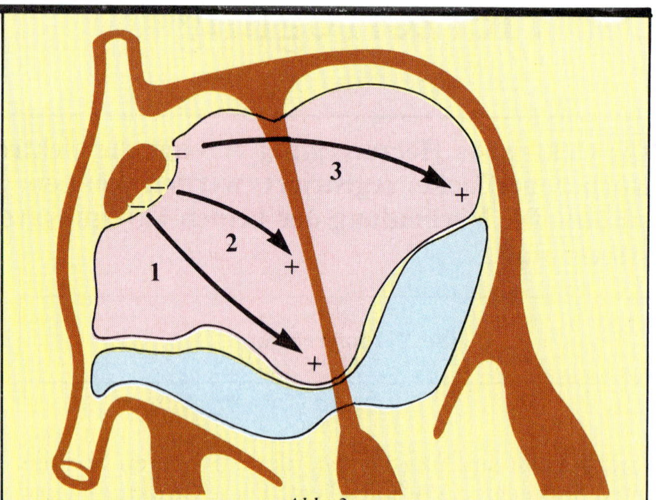


Abb. 3

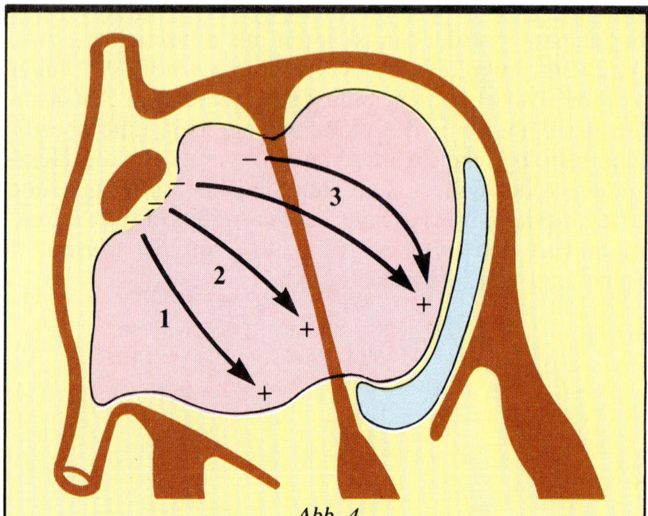


Abb. 4

In Schema 4 sind die Vorhöfe fast vollständig depolarisiert. Nur der linke Vorhof ist in seinem untersten linken Anteil noch polarisiert. Dieser Anteil wird gleich depolarisiert werden.

- Die Vorhofdepolarisation beginnt wie die Herzdepolarisierung am Sinusknoten.
- Der rechte Vorhof wird als erster Anteil depolarisiert.
- Die Erregung des linken Vorhofes beginnt nach der des rechten Vorhofes, setzt sich noch fort, wenn der rechte Vorhof seine Depolarisierung beendet hat und kennzeichnet das Ende der gesamten Vorhoferregung. Die Gesamtdauer des Vorganges beträgt ungefähr 100 Millisekunden.

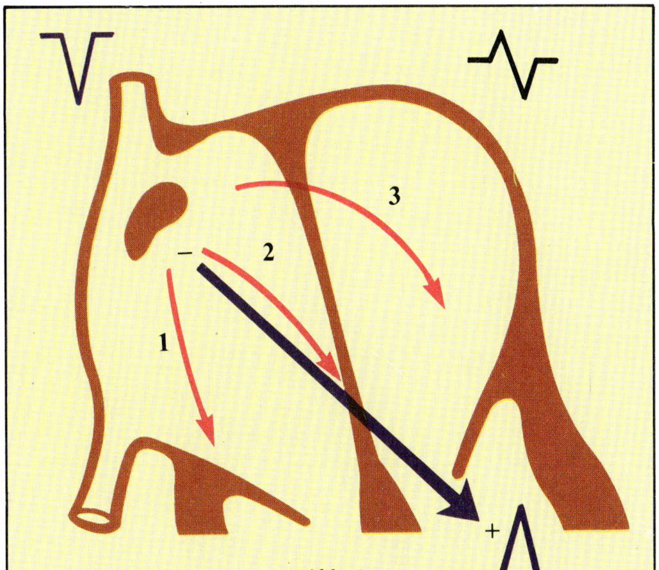

Abb. 5

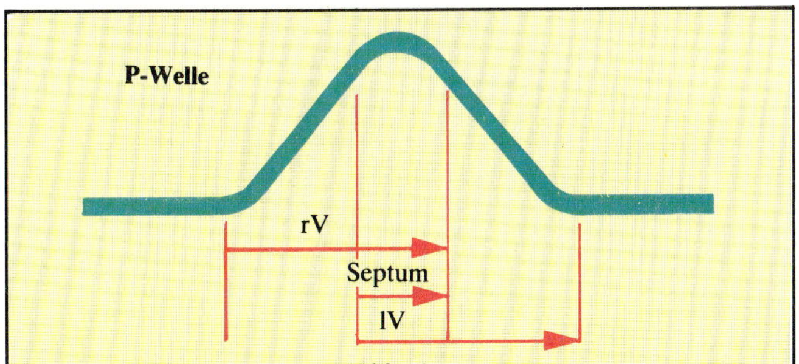

Abb. 6

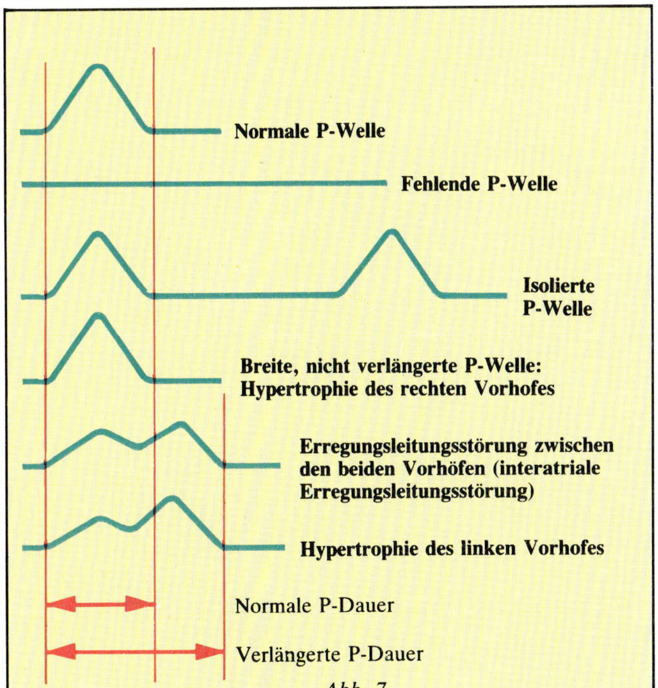

Abb. 7

## Elektrokardiographische Konsequenzen

Die gesamte Vorhoferregung ist durch die *P-Welle* des Elektrokardiogramms dargestellt. Der *erste Anteil* dieser Welle (Initialzacke) entspricht *der Erregung des rechten Vorhofes.* Der *Gipfel der Zacke* entspricht dem *Erregungsende des rechten Vorhofes* (rV-Erregung), dem *Beginn der Erregung des linken Vorhofes* (lV-Erregung) und der *Aktivierung des Vorhofseptums.* Der *letzte Teil der P-Welle* (der terminale Schenkel) entspricht der *Erregung des linken Vorhofes* (Abb. 6).

Die verschiedenen Formen dieser P-Welle hängen von der Lokalisation der Ableitelektroden in bezug zur Hauptrichtung der elektrischen Herzaktivität ab, die durch einen Vektor dargestellt wird, der die drei aufeinander folgenden Erregungsphasen repräsentiert: rV (rechter Vorhof), Septum und lV (linker Vorhof):

- Eine *positive P-Welle* entsteht an einer Elektrode, wenn der Aktivierungsvektor auf diese Elektrode hin gerichtet ist, und wenn der Vektor auf sie zukommt;
- Eine *negative P-Welle* entsteht, wenn der Aktivierungsvektor sich von der Elektrode entfernt;
- Eine *biphasische P-Welle,* die zunächst positiv und dann negativ ist, entsteht, wenn die Elektrode sich in senkrechter Richtung zum Aktivierungsvektor befindet (Abb. 5).

Das Verständnis der normalen Elektrophysiologie erlaubt, entsprechende elektrokardiographische Anzeichen häufiger *pathologischer Zustandsbilder* zu erkennen:

- **Fehlende P-Welle:** Ausfall des Sinusknotens oder Blockade des Sinusautomatismus (sinuatrialer Block).
- **Isolierte P-Welle:** Überleitungsstörung unterhalb der Vorhöfe, die am häufigsten zwischen den Vorhöfen und den Herzkammern vorkommt (atrioventrikulärer Block).
- **Breite P-Welle:** Hypertrophie des rechten Vorhofes, die die Spannung vergrößert, ohne die Dauer der P-Welle zu verlängern.
- **Verlängerte und gedoppelte P-Welle:** Sie entsteht aufgrund einer Überleitungsstörung zwischen den beiden Vorhöfen oder aus einer isolierten Hypertrophie des linken Vorhofes. Letzteres verursacht durch eine verlängerte Erregungsdauer des linken Vorhofes, der zuletzt erregt wird, ein Ansteigen des terminalen Schenkels der Vorhoferregungskurve und somit eine Verlängerung der gesamten Vorhoferregungszeit. Alle genannten Besonderheiten sind in Abbildung 7 zusammengefaßt.

# Atrioventrikuläre Reizleitung

**Das dritte Kapitel beschreibt die Vorgänge im AV-Knoten und His-Bündel, Kurzschlüsse zwischen dem Vorhof- und Ventrikelmyokard sind für das Wolff-Parkinson-White-Syndrom verantwortlich.**

## ANATOMISCHE STRUKTUREN

Die anatomischen Strukturen, die für die Erregungsleitung vom Beginn im Vorhof zu den Ventrikeln verantwortlich sind, sind in Abbildung 1 dargestellt. Nach und nach findet man:

- den Tawara- oder Atrioventrikularknoten (AV-Knoten), der sich an der Basis des rechten Vorhofes befindet und von dem die spezifischen Faserverbindungen ausgehen;
- das His-Bündel, das die Reizleitung des AV-Knotens nach vorne (und nicht rückwärts) weitergibt. Es teilt sich nach einem Zentimeter nach links und nach rechts in seine beiden Schenkel auf. Beide bestehen aus parallelen Faserzügen.
- Die Schenkel des His-Bündels umgreifen das Kammerseptum wie die Beine eines Reiters. Der rechte stellt die direkte Verlängerung des Hauptstammes dar, steigt entlang der rechten Septumwand hinab und endet vor der Trikuspidalklappe, gerade tief genug im rechten Ventrikel. Der linke Schenkel verzweigt sich sehr schnell zu einem dünnen Band, das sich dann über die linke Septumwand ausbreitet. Manchmal kann man zwei Teilschenkel unterscheiden, einen vorne, den anderen hinten, aber dieser Teilung hat mehr eine deskriptive als eine funktionelle Bedeutung.

## DIE NORMALEN LEITUNGSWEGE

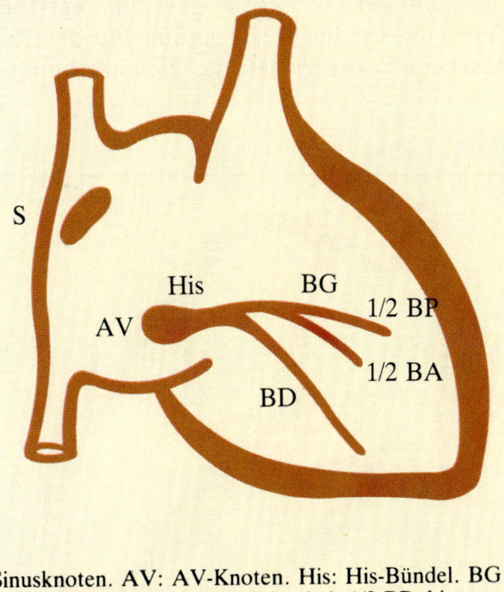

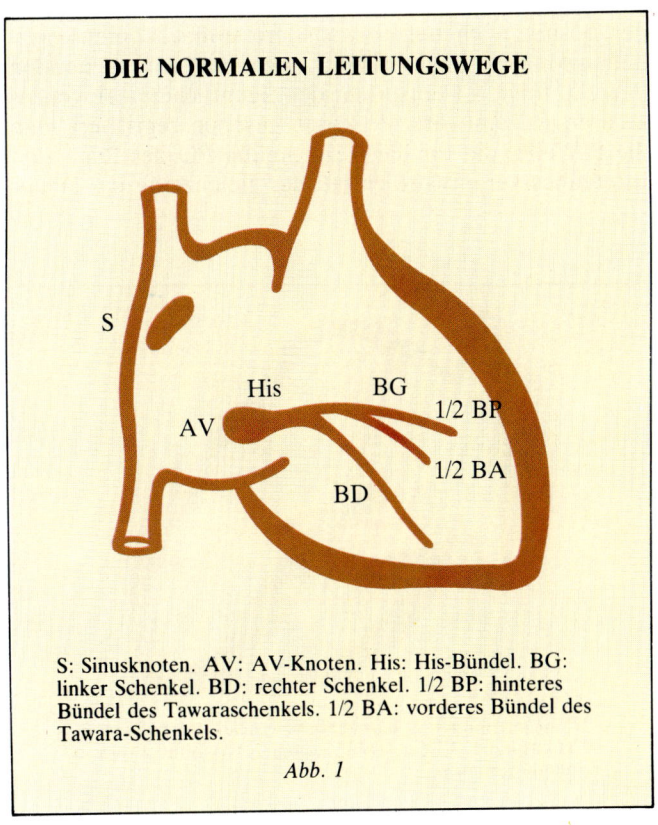

S: Sinusknoten. AV: AV-Knoten. His: His-Bündel. BG: linker Schenkel. BD: rechter Schenkel. 1/2 BP: hinteres Bündel des Tawaraschenkels. 1/2 BA: vorderes Bündel des Tawara-Schenkels.

*Abb. 1*

## NORMALER REIZLEITUNGSVORGANG

Der Reizleitungsmechanismus ist in Abbildung 2 dargestellt:

- Die beiden ersten horizontalen Linien signalisieren die Vorhofaktivität, dargestellt durch einen vertikalen Pfeil, dem die P-Welle entspricht (Sektor A);
- die dritte horizontale Linie begrenzt die eigentliche atrioventrikuläre Reizleitung (Sektor AV). In diesem Stadium ist die Erregung:
  — durch den Tawaraknoten und den His-Bündelhauptstamm zwangsläufig gerichtet;
  — im Atrioventrikularknoten physiologischerweise verzögert, im His-Bündel allerdings dann wieder beschleunigt;
  — gleichzeitig auf beide His-Schenkel aufgeteilt. In Sektor AV entspricht der schräge Pfeil der Reizleitung im Knoten und im His-Bündel. Die Gesamtdauer des Reizleitungsvorgangs, der am Sinusknoten beginnt und durch die Ventrikelkontraktion beendet wird, schwankt zwischen 12 und 30 Hundertstelsekunden.

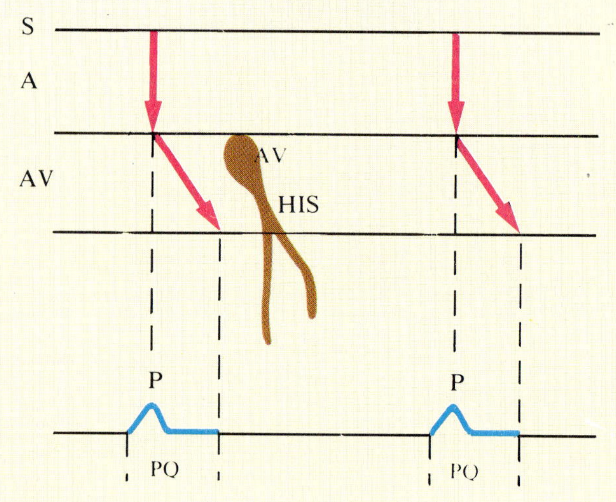


S: Sinusknoten. A: Vorhofbereich oder Vorhoferregung. AV: AV-Überleitung — sie schließt die sukzessive Erregungsausbreitung im AV-Knoten und im His-Bündel ein.

*Abb. 2*

## ELEKTROKARDIOGRAPHISCHE KONSEQUENZEN

- Das Oberflächen-EKG registriert keine Welle, weder positiv noch negativ, sondern einfach einen zweidimensionalen Laufabschnitt, der der vorangehenden P-Welle folgt. Er entspricht der eigentlichen atrioventrikulären Reizantwort. Praktisch gesehen registriert man die P-Welle, die für die Bezeichnung PQ des folgenden Intervalles verantwortlich ist, das gleichzeitig die Dauer der P-Welle und den kurzen folgenden Abschnitt beinhaltet.
- Nur das intrakardial abgeleitete Elektrokardiogramm erlaubt es, kurzzeitige elektrische Phänome aufzudecken und zu registrieren, die die Passage der Erregungswelle durch das His-Bündel weiterleiten. Dieses Nachweisverfahren ist nur spezialisierten Zentren vorbehalten, aber es gewinnt immer mehr an Bedeutung. Es gibt Auskunft über den Sitz eines AV-Blocks.

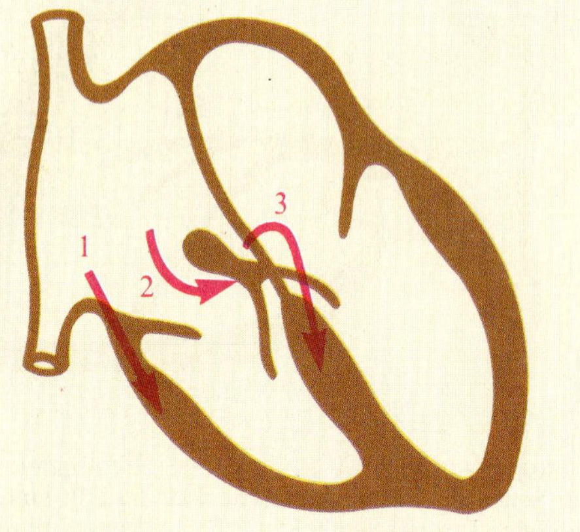

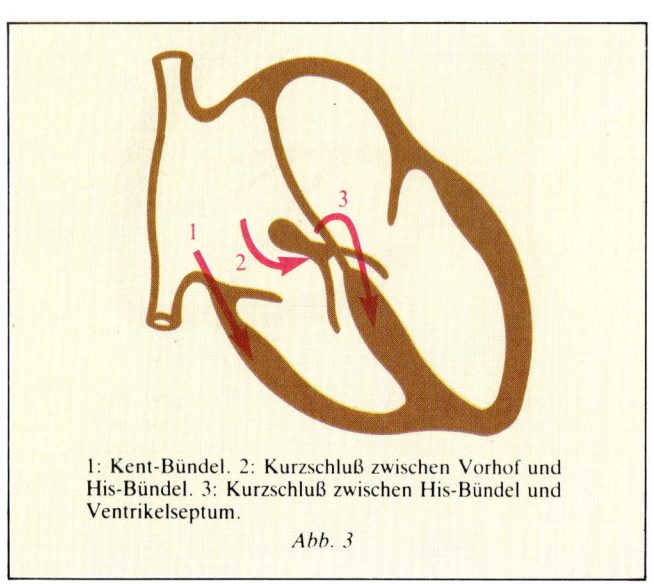

1: Kent-Bündel. 2: Kurzschluß zwischen Vorhof und His-Bündel. 3: Kurzschluß zwischen His-Bündel und Ventrikelseptum.

*Abb. 3*

## AKZESSORISCHE ÜBERLEITUNGSWEGE

Die AV-Überleitung kann sich auf ungewohnten sprich akzessorischen Wegen ausbreiten, die einen Kurzschluß der normalen Verbindungswege darstellen (Abb. 3). Dieses seltene Phänomen erklärt eine besondere Arrhythmieform, die von Wolff, Parkinson und White beschrieben und nach ihnen benannt worden ist (WPW-Syndrom). Kurzschlüsse können bestehen:

- zwischen dem Vorhof- und Ventrikelmyokard außerhalb der atrioventrikularen Öffnung (Kent-Bündel);
- zwischen der Vorhofmasse und dem His-Bündel;
- zwischen dem His-Bündel und dem Ventrikelseptum (Mahaim-Fasern).

# Die Ventrikeltätigkeit

**Die QRS-Zacken spiegeln die Erregungsleitung in den Ventrikeln wider. Hierbei überwiegt die linke Ventrikelwand elektrophysiologisch und anatomisch (durch die größere Wandstärke).**

1

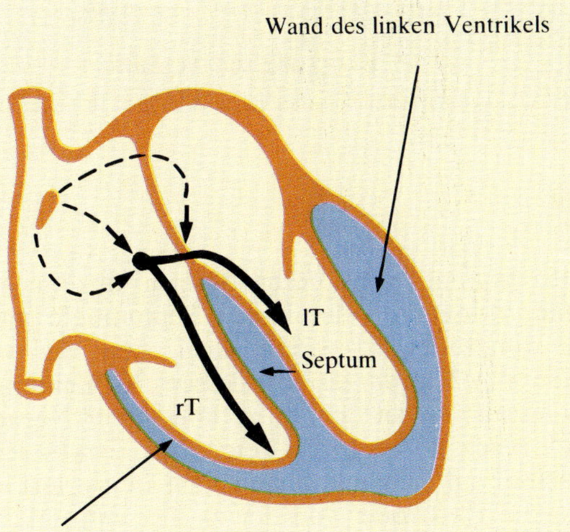


1

Darunter versteht man die Gesamtheit der elektrischen Vorgänge, die in der Ventrikelkontraktion enden.

**Ungleiche Verteilung der Tawara-Schenkel**

— Der rechte Schenkel, der an der rechten Seite der Kammerscheidewand entlang läuft, ist lang und endet nahe der Spitze des rechten Ventrikels.

— Der linke Schenkel, auf der anderen Seite desselben Septums ist kürzer und endet in der Mitte des Septums.

Daraus ergeben sich diese Anordnungen:

— Das Ventrikelseptum ist der erste Teil des Ventrikels, der erregt wird;

— der linke Schenkel schaltet sich in der Reihe als erster ein und aktiviert zunächst die linke Septumhälfte;

— all dies geschieht, als ob das Ventrikelseptum durch einen einzigen Schenkel erregt würde.

**Ungleiche Dicke der Ventrikelwände**

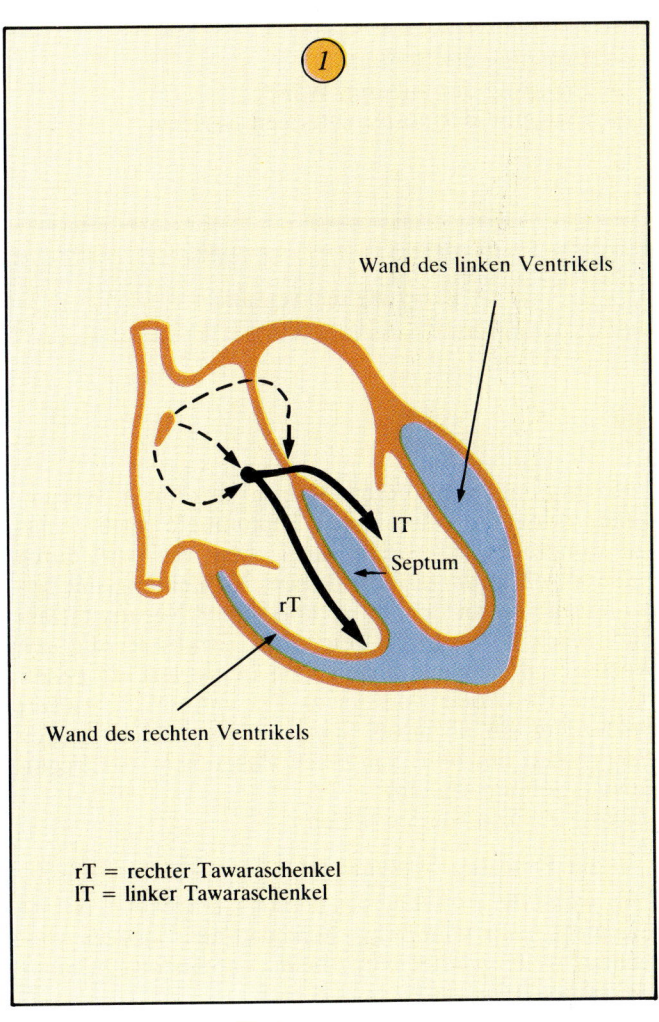

Beim Erwachsenen ist die äußere Wand des linken Ventrikels dicker als die des rechten Ventrikels. Die Amplitude des elektrischen Potentials, das durch die Aktivierung einer Muskelwand erzeugt wird, ist zu dessen Dicke proportional. Folge davon ist, daß die Potentiale, die die äußere Wand des linken Ventrikels aktivieren, über die der rechten Ventrikelwand dominieren und sich folgendermaßen ausdrücken werden:

— positiv — in bezug zum linken Ventrikel.

— negativ — dem recht Ventrikel gegenüber.

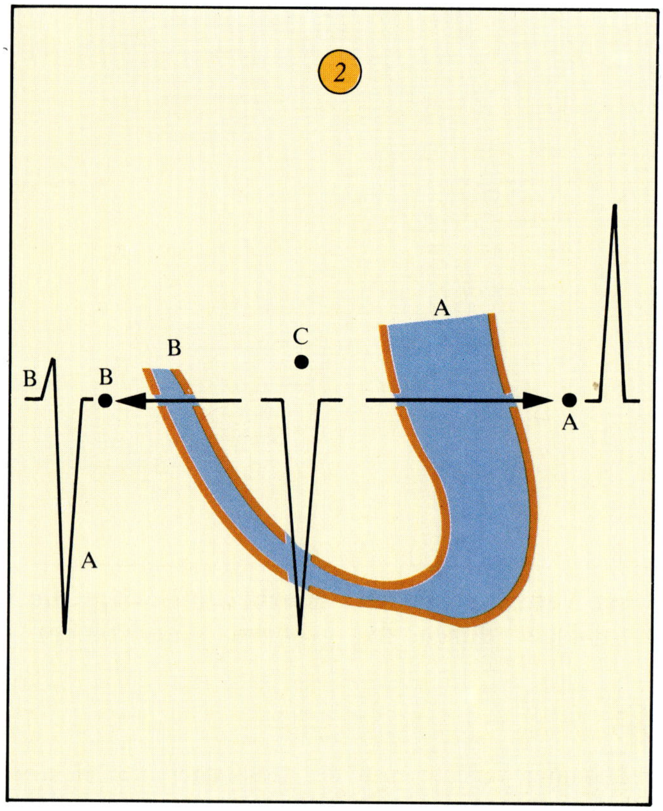


2

Darstellung der unterschiedlichen Wanddicken:

— Elektrode A empfängt die positiven Potentiale, die der Aktivierung der Wand A, der dickeren Wand, entsprechen; die Amplitude ist der Dicke dieser Wand proportional;

— Elektrode B empfängt die Potentiale, die einmal der Aktivierung der Wand B (schwach positiv, weil die Dicke gering ist) und zum anderen der der Wand A entsprechen. Dieses Signal ist aufgrund der dickeren Wand stark negativ ausgeprägt;

— Elektrode C, die sich zwischen beiden Wänden befindet, registriert nur ein negatives Potential als Summe der Aktivierung beider Wände. Aktivierungsrichtung: von der Herzhöhle weg.

Wand A entspricht der äußeren Wand des linken Ventrikels.

Wand B entspricht dem Kammerseptum.

Die Ventrikelaktivierung stellt sich in drei aufeinanderfolgenden Zeitabläufen dar, die in Wirklichkeit sehr rasch aufeinanderfolgen:

— Erregung des Septums;
— Erregung der äußeren Wände;
— Erregung der posterolateralen Bezirke.

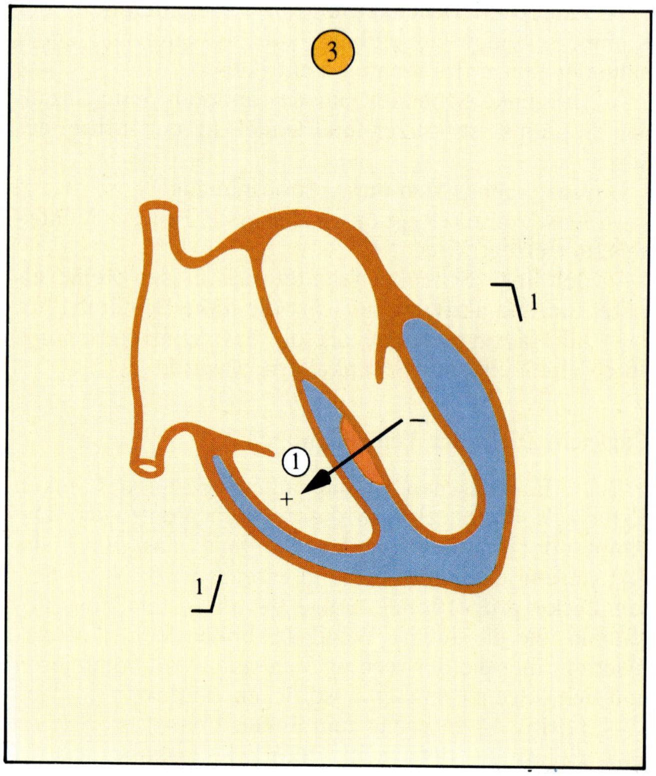


## Erregung des Septums

3

Sie beginnt im mittleren Bereich der linken Septumwand, dringt von der linken Septumtiefe nach rechts und von rückwärts wieder nach oben. Sie wird durch einen Wechsel dargestellt, dessen Pfeilrichtung mit seiner Positivität an der Spitze und seiner Negativität am Ende nach vorne rechts zeigt. Die Elektrode, die den Wechsel auf sich zukommen sieht, registriert ein positives, die Elektrode, von der er sich entfernt, registriert gleichzeitig ein negatives Signal. Diese beiden Zacken entsprechen ein und demselben Phänomen: der beginnenden Septumerregung.

Diese Zacken werden fehlen:

— im Falle der Septumdestruktion: septaler Infarkt;

— wenn die Erregung des Septums umgekehrt erfolgt und nicht mehr vom linken Schenkel aus, sondern vom rechten weitergeleitet wird: beim Vorhandensein eines Linksschenkelblocks.

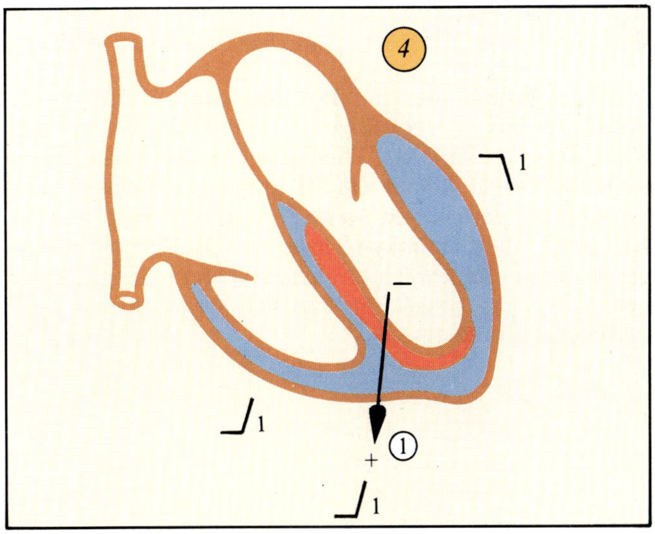

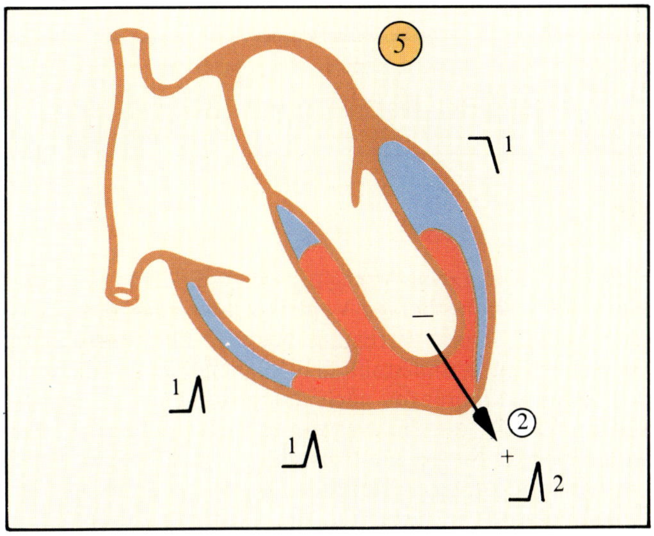

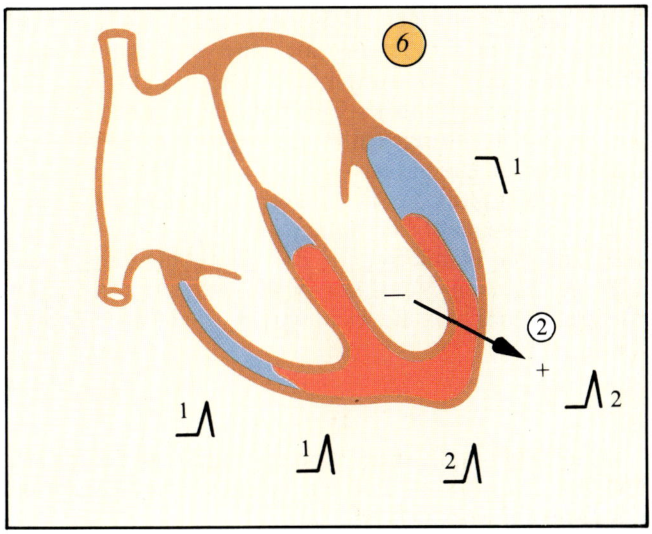

## Parietale Erregung

Sie erfolgt durch die Purkinje-Fasern unmittelbar auf die Erregung des Septums und beginnt zunächst in den tiefen Lagen, subendokardial, um dann schnell die oberflächlichen epikardialen Bereiche zu durchdringen.

Der linke Ventrikel wird im Vergleich zum rechten etwas früher aktiviert und erzeugt elektrisch bedeutendere Potentiale als der rechte Ventrikel.

4

In der Abbildung beginnt die Erregung in den tiefen Schichten des linken Ventrikels. Der entsprechende Vektor ist nach vorne gerichtet mit positiver Spitze (Pfeil).

5

In dieser Abbildung hat die Erregung die Spitze des linken Ventrikels erreicht und setzt sich in die tiefen Schichten des linken Ventrikels fort. Sie erlischt in den rückwärtigen Bereichen. Der Gesamtvektor ist immer noch nach vorne gerichtet, beginnt aber, sich nach links zu drehen (Pfeil).

6

In dieser Abbildung setzt sich die Erregung nach hinten fort und erreicht die Oberfläche der Vorderwand des linken Ventrikels. Der Vektor dreht sich nach vorne links. Daraus resultiert ein positives Signal.

7

In der Abbildung ist fast die ganze Oberfläche der äußeren Wand des linken Ventrikels erregt, wobei sich die Erregung nach hinten fortsetzt. Der Vektor dreht sich weiter nach links. Die Positivität nimmt zu. Im Gegensatz dazu beginnt vom rechten Ventrikel aus betrachtet die Erregung der äußeren Wand des linken Ventrikels mit einer Negativität, die der positiven Initialerregung durch den septalen Anteil folgt.

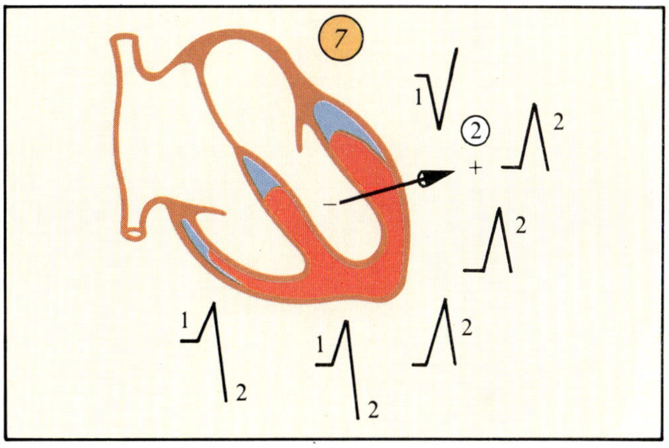

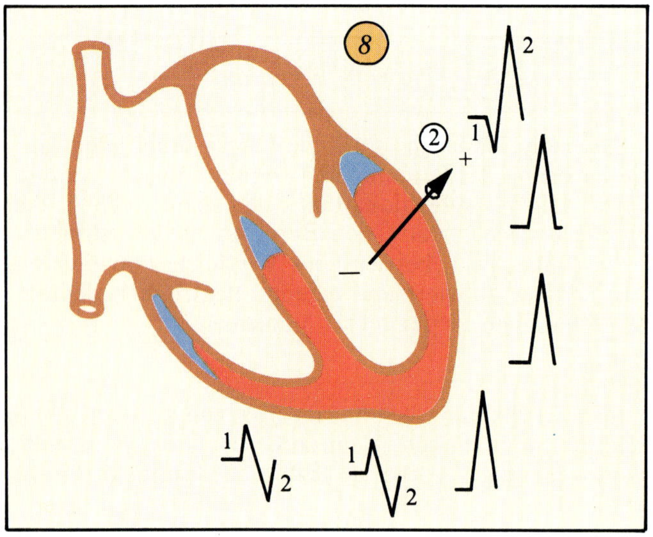


### 8

In der Abbildung sind fast das ganze Septum, die Wand des linken Ventrikels und die Wand des rechten Ventrikels depolarisiert. Die Erregung der linken Herzwand überwiegt immer (Pfeil) und erzeugt einen nach links hinten gerichteten Vektor. Von dort wird mit der Elektrode, die der linken Herzwand aufliegt ein positives und auf dem rechten Ventrikel ein gleichstarkes negatives Signal abgeleitet, daß sich an das positive septale Signal anschließt.

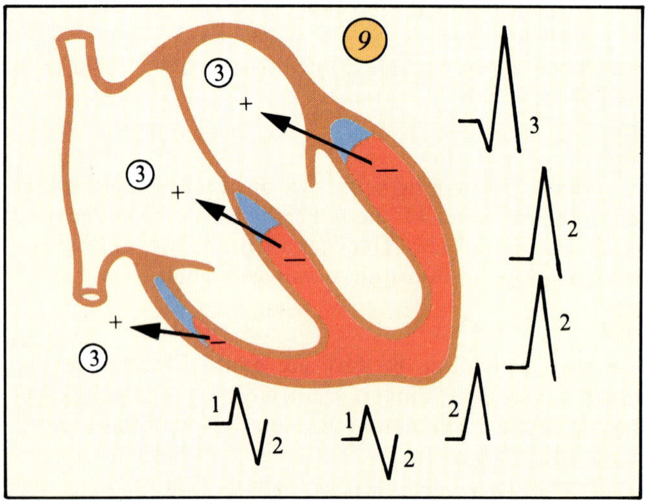


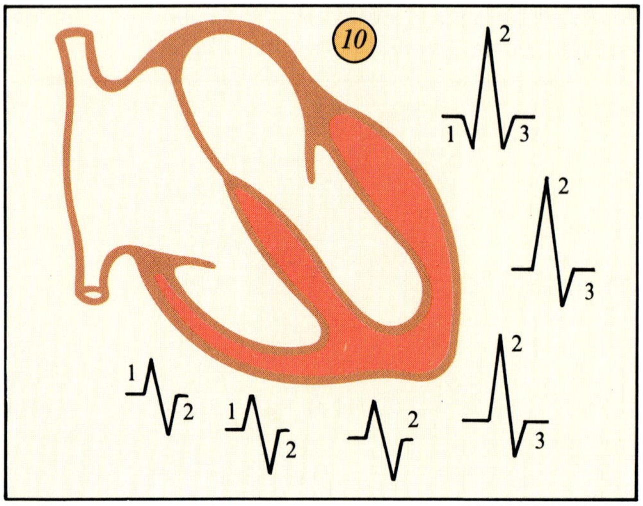


## Die terminale Erregung der Herzbasis

### 9

Nach der Herzwanderregung folgt die Erregung der hinteren Bereiche beider Ventrikel und auch des Kammerseptums. Diese Erregung beendet die ventrikuläre Gesamterregung und stellt sich folglicherweise am Ende des Kammerkomplexes nach der positiven bzw. negativen Zacke dar, die die Aktivierung der äußeren Wände widerspiegelt. Sie ist ein Ausschlag mit schwach positiver oder negativer Amplitude, je nach der Lage der Ableitelektrode in bezug auf die Richtung dieser terminalen Erregung.

Die rechts gelegenen Elektroden registrieren die Erregung des Infundibulums als eine terminal positive Zacke mit geringer Amplitude. Die Elektroden, die über dem linken Ventrikel liegen und von denen sich die drei Terminalvektoren entfernen, registrieren immer negative Ausschläge.

Ob die Morphologie dieser Terminalwelle positiv oder negativ ist, sie stellt sich immer direkt nach dem Hauptausschlag der Wanderregung dar. Die Ableitungen, die über dem linken Ventrikel liegen, registrieren diesen Ausschlag, der die Bezeichnung S trägt, als negative Zacke.

### 10

In der Abbildung ist der ganze Ventrikel depolarisiert, und die registrierten Formen spiegeln die Gesamtheit des Erregungsvorgangs wider.

**(11) Die drei Zeitabschnitte der Ventrikelerregung**

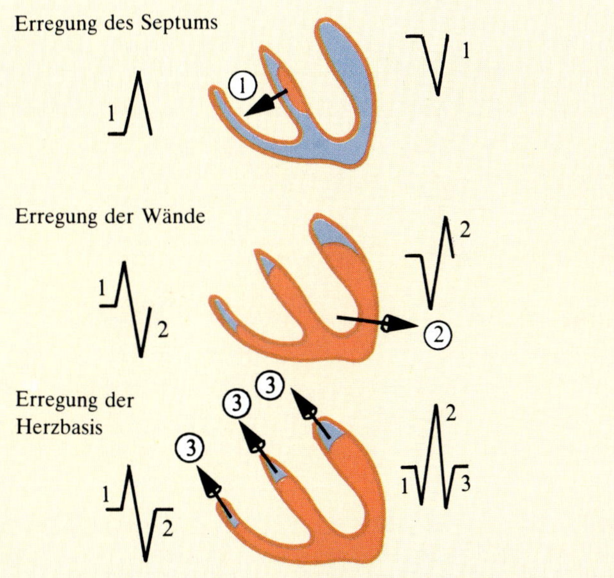


(11)

Zusammenfassend läßt sich feststellen: Die Septumerregung (1) zeigt über dem rechten Ventrikel eine initiale Positivität, über dem linken gleichzeitig eine initiale Negativität. Die positive Zacke rechts und die negative links sind daher Ausdruck des gleichen Geschehens: der initialen Septumerregung.

Die Erregung der Herzwand (2) erzeugt über dem linken Ventrikel eine positive, über dem rechten Ventrikel eine negative Zacke gleicher Amplitude. Daher kann man den Grad der Hypertrophie der Wand des linken Ventrikels entweder an der Höhe der positiven oder der Tiefe der negativen Zacke bewerten. Es ist Ausdruck desselben Geschehens.

Die Erregung der Herzbasis (3) zeigt über dem linken Ventrikel eine terminal negative Zacke geringerer Höhe und über dem rechten Ventrikel ebenfalls eine Endzacke, aber diesmal positiv.

## Elektrokardiographische Folgerungen

(12)

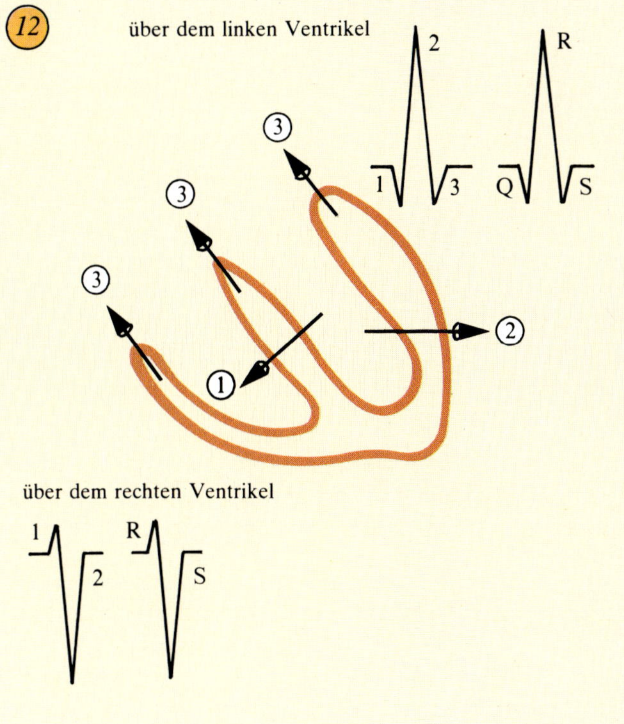


(12)

Die Ventrikelerregung erzeugt den QRS-Komplex, indem:

— die Q-Zacke die initiale Elektronegativität darstellt, die der Septumerregung entspricht;
— die R-Zacke die große positive Zacke ist, die über dem linken Ventrikel die Herzwanderregung dieses Ventrikels widerspiegelt;
— die S-Zacke die negative Endzacke ist, die nur auf der linken Seite die Erregung der Herzbasis widerspiegelt.

Diese Grundphänomene sind nur über dem linken Ventrikel variabel. Über dem rechten Ventrikel ist die Morphologie andersartig und zeigt normalerweise nur zwei Zacken:

— eine positive Zacke von geringer Höhe oder die R-Zacke, die die Initialerregung des Septums widerspiegelt (1).
— Eine negative Endzacke, die höhere S-Zacke, die die Erregung der linken Ventrikelwand anzeigt (2).

Die Erregung der rechten Ventrikelwand wird aufgrund des elektrophysiologischen (und anatomischen) Überwiegens des linken Ventrikels nicht registriert.

Wenn man die Spitzen jedes Depolarisationsvektors miteinander verbindet, erhält man ein Vektorkardiogramm, das räumlich die Erregungsabläufe und einen wirklichen Kreis aufzeichnet, der sich in einem ganz exakten Richtungssinn von der Depolarisation des Septums ausgehend bis zur Vollendung auf der Herzbasis dreht.

# Standard-EKG-Ableitungen

**In diesem Kapitel wird die Position der Elektroden beim Standard-EKG und ihre räumliche Beziehung zum Herzen erläutert. Sie entsprechen den Detektorelektroden für die Herzaktivität und werden an den Extremitäten und auf der Thoraxwand abgeleitet.**

## Exakte Lage der Elektroden

Die exakte Position der Elektroden ist gut bekannt und wird in allen elektrokardiographischen Lehrbüchern dargestellt. Sie wird zur Erinnerung wiederholt.

### Periphere Elektroden

Es sind sechs an der Zahl, die klassischerweise an allen vier Extremitäten angebracht werden: am rechten und linken Handgelenk und rechten und linken Fußgelenk. Nur die Elektroden an den Armen und am linken Bein sind in Funktion, die Elektrode am rechten Bein dient der stabilen Registrierung.

Drei davon sind *bipolar,* da die Aktivität zwischen zwei Extremitäten registriert werden soll:

— D1: zwischen rechtem Arm und linkem Arm
— D2: zwischen rechtem Arm und linkem Bein
— D3: zwischen linkem Arm und linkem Bein.

Im Gegensatz dazu sind die drei anderen *unipolar:*

— VR: rechter Arm
— VL: linker Arm
— VF: linkes Bein.

Die elektrokardiographische Apparatur erlaubt das Vertauschen von Elektroden oder Elektrodengruppen; ein *einspuriger* Apparat registriert nur die Ableitungen nacheinander, ein *dreispuriger* eine Gruppe von drei Ableitungen, gewöhnlich D1, D2 und D3, dann VR, VL und VF gleichzeitig; ein *sechsspuriges* Registriergerät zeichnet gleichzeitig und in vertikaler Anordnung alle sechs Ableitungen auf.

**(1) Brustwandableitungen in der Horizontalebene: exakte Lage**

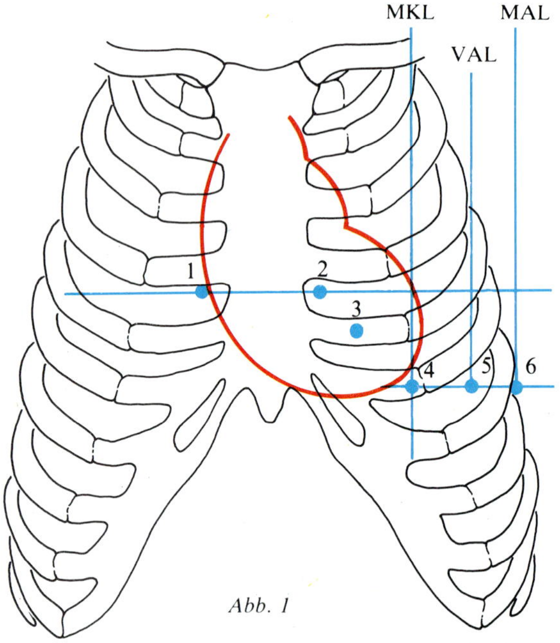


*Abb. 1*

(1)

**Brustwandelektroden**

Ihre exakte Lage auf dem Thorax ist folgendermaßen standardisiert:

— V1: innerer Bereich des vierten rechten Interkostalraums;

— V2: innerer Bereich des vierten linken Interkostalraums, auf derselben Horizontallinie wie V1;

— V4: im fünften linken Interkostalraum auf der vertikalen Medioklavikularlinie (MKL);

— V3: im gleichen Abstand zu V2 und V4; V2, V3 und V4, sind in einer schrägen Reihe angeordnet;

— V5: fünfter linker Interkostalraum, am Schnittpunkt mit der vorderen vertikalen Axillarlinie (VAL);

— V6: fünfter linker Interkostalraum, am Schnittpunkt mit der mittleren vertikalen Axillarlinie (MAL).

**Herzregionen, die durch das EKG erfaßt werden**

Mehr als die exakte Position der Elektroden — die wir gerade gesehen haben — auf dem Körper zu kennen, erscheint es uns wichtig, die rein theoretische Lage der Ableitelektroden in bezug auf das Herz zu wissen. Jede Elektrode „sieht" ein topographisches Bruchstück der Herzmasse und registriert einen bestimmten *chronologischen* Teil des Erregungsablaufes.

**(2) Periphere EKG-Ableitungen in der Frontalebene: untersuchte Bezirke**

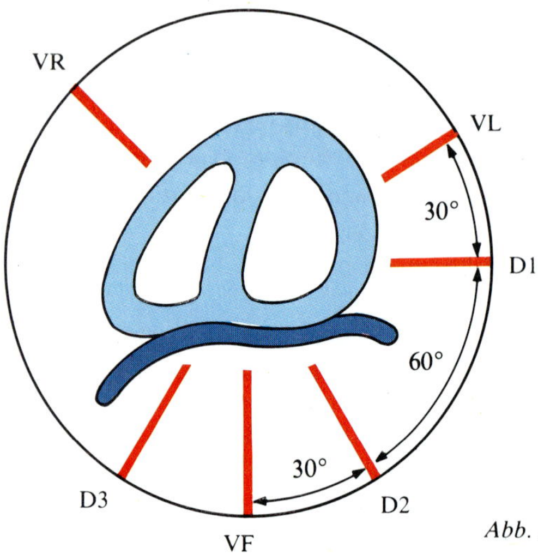


*Abb. 2*

Das Herz kann als Zentrum einer Kreisbahn betrachtet werden, das in seiner Mitte durch zwei Ebenen getrennt ist:

— eine *frontale* oder meridiane Ebene, die durch die sechs peripheren, in der Umgebung verteilten Ableitungen dargestellt wird;

— eine *horizontale* oder äquatoriale Ebene, auf deren Vorderseite die sechs Brustwandableitungen wie Radspeichen angeordnet sind.

**(2) Herzregionen, die durch die Frontalebene erfaßt werden**

— D1 betrifft die horizontale Achse der Frontalebene und erforscht den mittleren Anteil der Seitenwand des linken Ventrikels.

— D2 ist zu D1 60° verschoben und untersucht einen Diaphragmaanteil nahe des linken Ventrikels.

— D3 liegt 60° rechts von D2, in symmetrischer Position und analysiert den Diaphragmaanteil des rechten Ventrikels.

— VR ist 30° von der horizontalen Achse in symmetrischer Position verschoben und liegt gegenüber von V0. VR untersucht die rechte Herzhöhle.

— VL liegt 30° über D1 und untersucht den oberen posterolateralen Anteil der Außenwand des linken Ventrikels.

— VF ist eine senkrechte Ableitung, 90° zu D1 verschoben und analysiert den mittleren Anteil des Diaphragmas.

— D1 und VL untersuchen die Seitenwand des linken Ventrikels.

— D2, D3 und VF analysieren den diaphragmalen Bereich.

— VR gibt Auskunft über das Innere des re. Herzens.

**(3) Präkordiale Ableitungen in der Horizontalebene: untersuchte Bezirke**

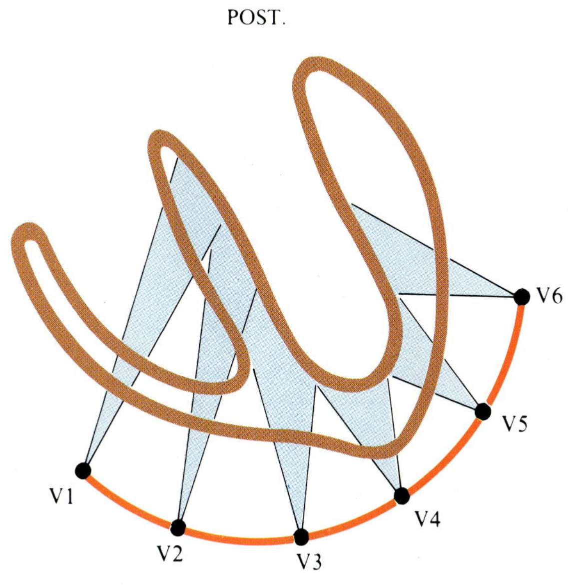


*Abb. 3*

(3)

**Regionen, die durch die Horizontalebene erfaßt werden**

Die EKG-Ableitungen der Horizontalebene sind für den vorderen linken Anteil dieser Fläche zuständig, und sie erhellen einen ganz bestimmten Bereich des Herzens.

— V1 und V2 erfassen den rechten Ventrikel und auch das Kammerseptum im oberen und mittleren Bereich.

— V3 stellt die Erregung im vorderen Septumabschnitt dar.

— V4 untersucht den Rest des Septums und die Spitze des linken Ventrikels.

V1, V2, V3 und V4 registrieren vor allem die Erregung im Kammerseptum. Septale Infarkte stellen sich elektrokardiographisch in diesen vier Ableitungen dar.

— V5 und V6 untersuchen den vorderen und mittleren Abschnitt der äußeren Wand des linken Ventrikels.

**(4) Frontal- und Horizontalebene, beide räumlich gesehen**

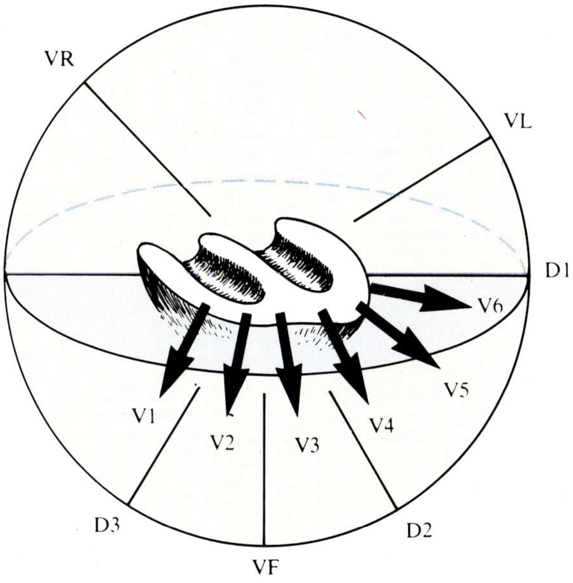


*Abb. 4*

(4)

Wenn man diese beiden Ebenen, die frontale und die horizontale, durch zwei Kreise mit dem Herzen als Zentrum zusammenlegt, kann man leicht erkennen, daß:

— D1, VL, V5 und V6 den linken Ventrikel,
— D3, VF und D2 das Diaphragma,
— V1 und V2 den rechten Ventrikel,
— V1, V2, V3 und V4 auch das Septum und
— V4 die Herzspitze (linker Ventrikel) analysieren.

# Normale Morphologie

**Jedes Elektrokardiogramm zeigt die regelmäßige Reihenfolge der Phänomene auf, die den normalen Ablauf der Herzaktion in der aufgeführten Ordnung wiedergeben.**

**Wesentliche Elemente des Elektrokardiogramms**

1

— *P-Welle:* entspricht der Vorhofdepolarisation. Die Vorhofrepolarisation existiert ebenfalls, aber sie wird nur unter gewissen pathologischen Bedingungen aufgezeichnet: Perikarditis, Infarkt der Vorhofwände. Diese P-Welle hat eine bestimmte Dauer, eine bestimmte Amplitude und ein positives, negatives oder zweiphasiges Aussehen, je nach der Depolarisierungsrichtung des Vorhofs und abhängig von der Position der Ableitelektroden.

— *PR-Intervall:* entspricht der atrioventrikulären Überleitungszeit einschließlich der Zeit der atrialen Depolarisation ebenso wie der Dauer der P-Welle. Das Intervall wird vom Beginn der P-Welle bis zum Beginn (Fußpunkt) der R-Zacke gemessen. Es ist isoelektrisch ohne sichtbare positive oder negative Welle, die Dauer variiert mit der Herzfrequenz, dem Alter und den verschiedenen pathologischen Zusatzbedingungen. Der Rhythmus und die Variationen der Intervalldauer bilden ein wichtiges Element in der Studie interessanter Störungen atrioventrikulärer Überleitungen.

— *QRS-Komplex:* spiegelt die synchrone Depolarisation der beiden Ventrikel wider. Dauer, Amplitude und Form sind wie bei der P1-Welle von der Fortleitungsrichtung und der Ventrikelaktivität in bezug auf die Elektroden in der Frontalebene abhängig.

— *T-Welle:* erscheint nach der ST-Strecke, die sie mit dem QRS-Komplex verbindet. Sie entspricht wie die ST-Strecke der ventrikulären Repolarisation. Sie ist kleiner als der QRS-Komplex, dafür zeitlich länger. Ihre Form kann ebenfalls positiv, negativ oder zweiphasig je nach Repolarisationsrichtung in bezug auf die Ableitelektrode sein.

— *Das Grundlinienintervall,* das normalerweise keine Deflektion aufweist und aus diesem Grund als isoelektrisch bezeichnet wird, erstreckt sich zwischen dem Abschluß der T-Welle und dem Anfang der folgenden P-Welle und entspricht der Vorhof- und Kammerdiastole.

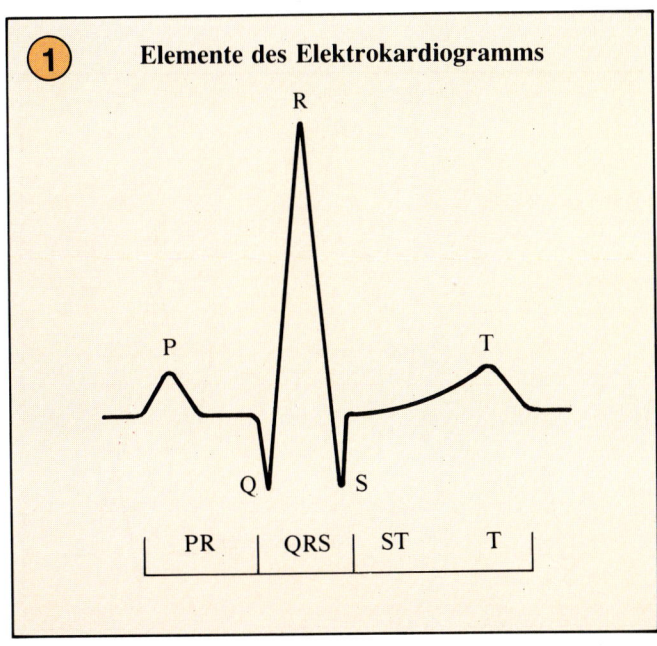

1 **Elemente des Elektrokardiogramms**

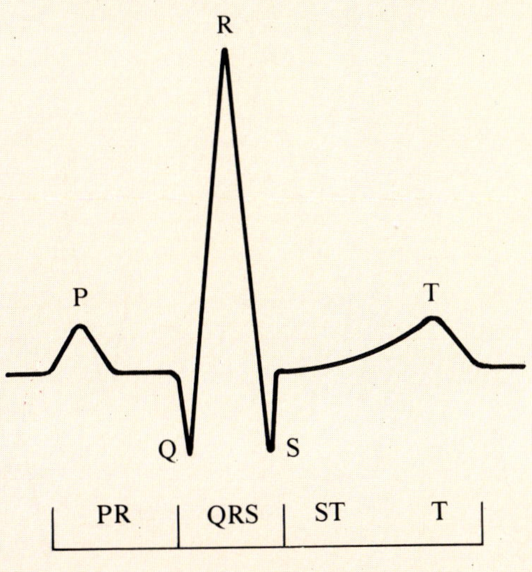

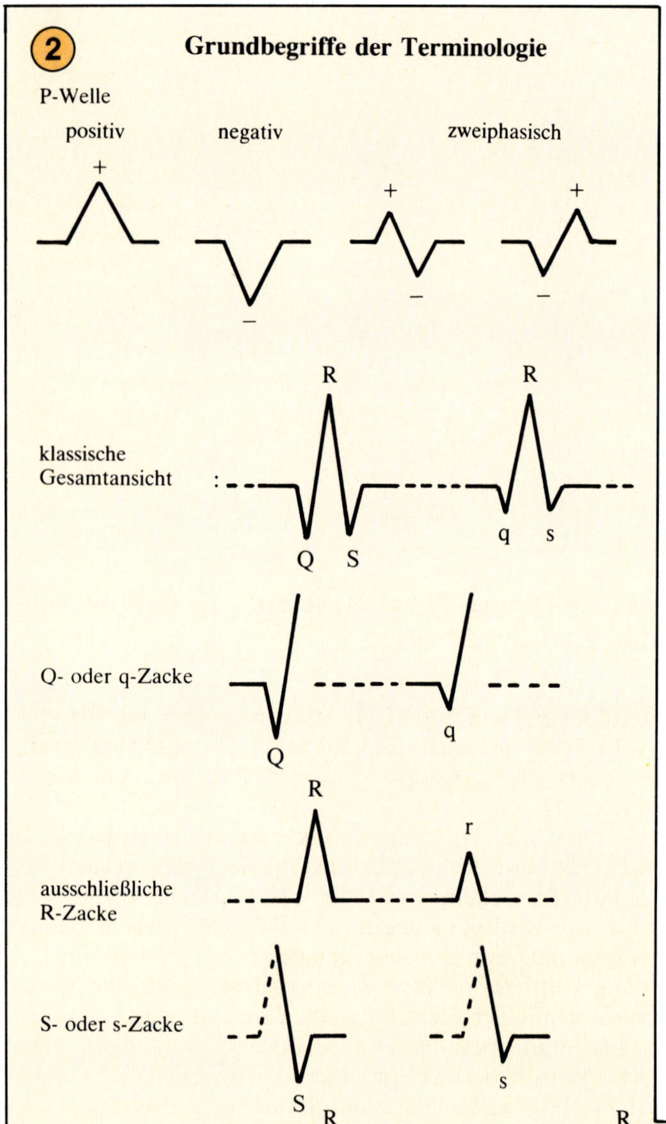


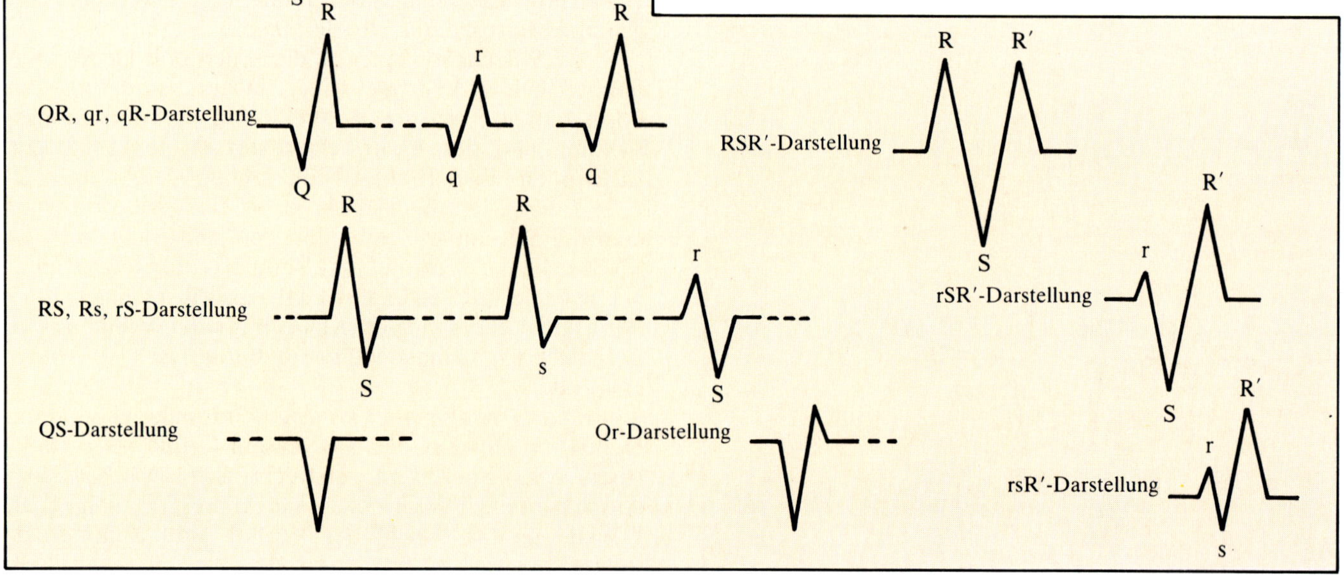


## Terminologie

**2**

Die konventionelle EKG-Sprache bezeichnet unterschiedliche elektrokardiographische Wellen mit Buchstaben. Je nach der Amplitude dieser Wellen benutzt man Groß- oder Kleinbuchstaben für dieselbe Welle.

### P-Welle

Sie wird durch ihre Richtung selbst festgelegt: positiv oberhalb der isoelektrischen Linie, negativ darunter, biphasisch minus-plus (Negativität zu Beginn, dann Positivität), biphasisch plus negativ (umgekehrter Fall).

### QRS-Komplex

Hier ist die Terminologie detaillierter:

— Eine Q-Zacke beginnt immer negativ, gefolgt von einem positiven Ausschlag. Man schreibt ein Q, um eine breite, sprich tiefe Zacke anzuzeigen und q für den umgekehrten Fall.

— Die R-Zacke ist immer positiv und wird, je nach ihrer Höhe, groß oder klein geschrieben.

Sie wird zu R′ (oder r′), wenn sie einer negativen Zacke folgt, die selbst nach einer R- oder r-Zacke erscheint.

— Die S- oder s-Zacke ist immer negativ, aber im Gegensatz zur Q-Welle Endzacke. Sie folgt im allgemeinen einer R- oder r-Zacke.

All diese Verhaltensmuster sind in der Abbildung wiedergegeben.

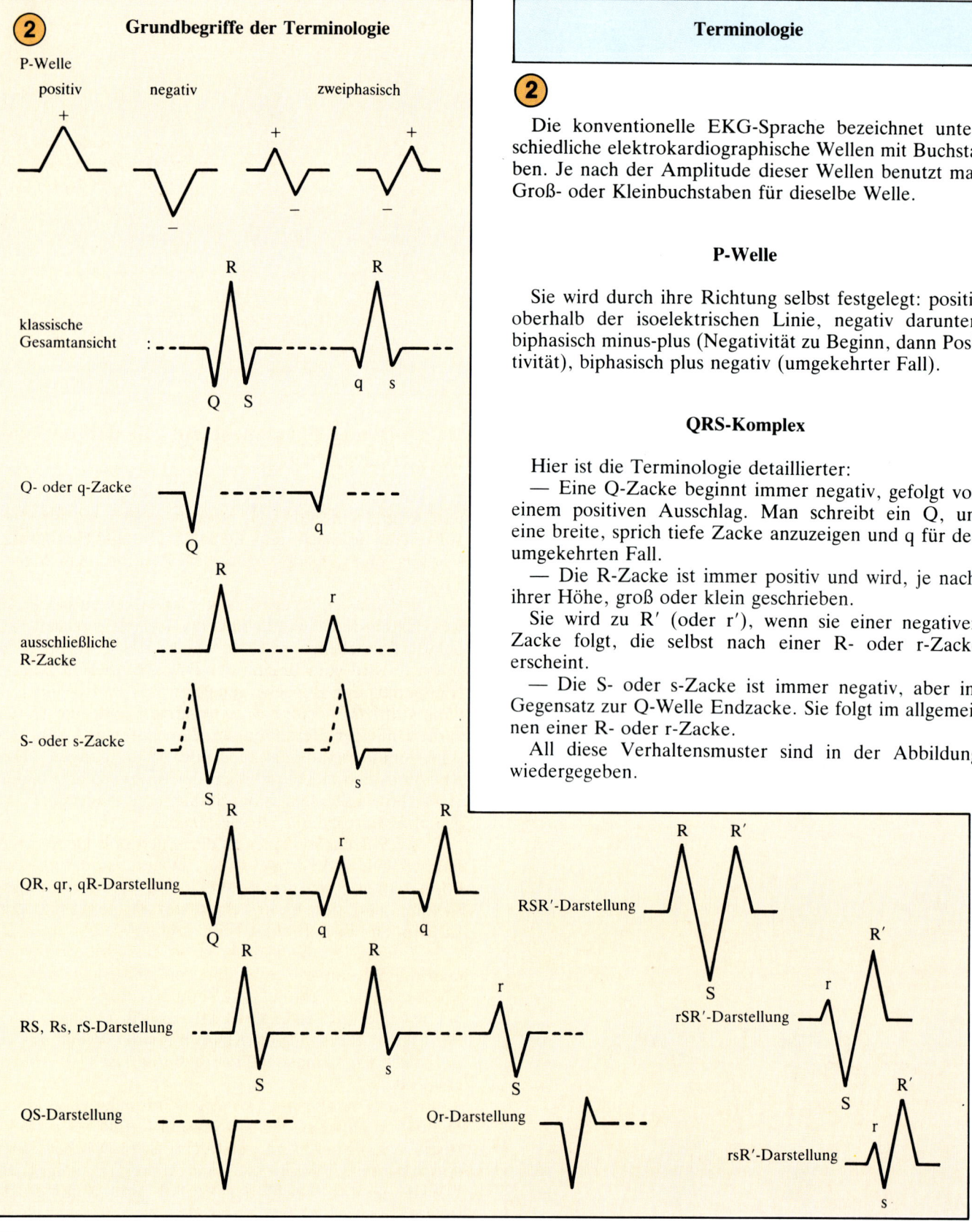

**3** **Normale Herzachse**

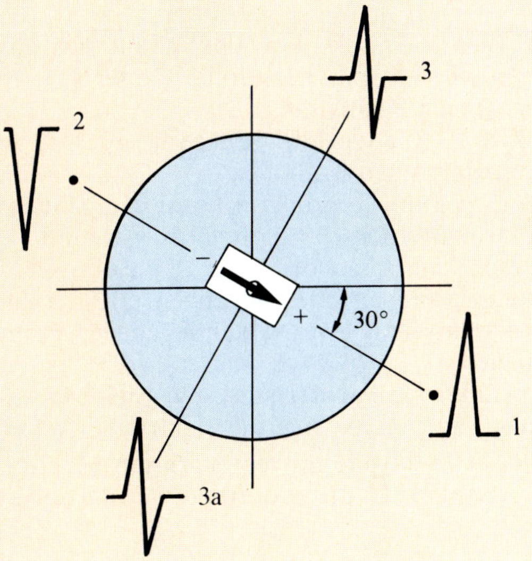


**4** **Vertikale Herzachse**

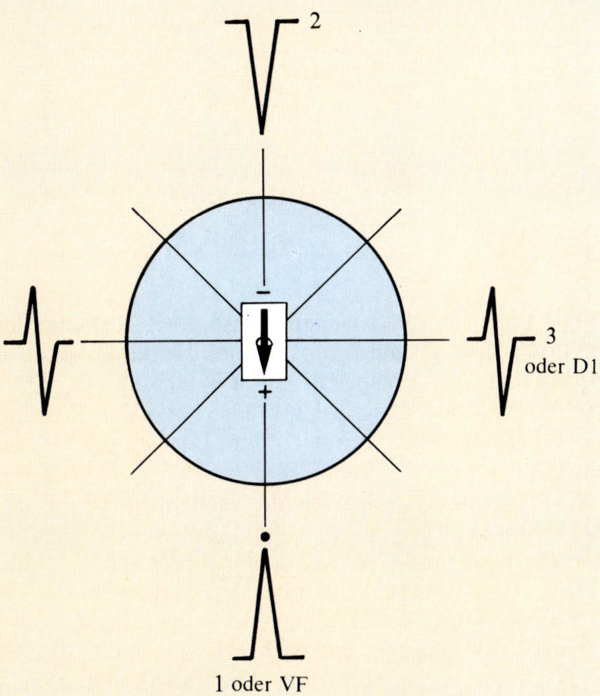


## Normale Morphologie

### Elektrische Herzachse

Eine elektrische ,,Achse" errechnet sich aus P, QRS und T. Praktisch gesehen ist nur die, die aus dem QRS-Komplex ersichtlich wird, von Interesse, denn sie beeinflußt entscheidend die Ableitungsmuster in der Frontalebene, und ihre Lage wird von diesen morphologischen Strukturen hergeleitet.

Ihr Rhythmus wird in der Frontalebene besonders deutlich. Ihr Prinzip ist einfach und die praktische Anwendung rührt aus den ,,grundsätzlichen Bemerkungen", die im allerersten Kapitel alle Gesetzmäßigkeiten darlegen und ableiten, her. Es basiert auf der Fortleitungsrichtung des Depolarisationsvektors, der mit seiner Positivität vorne und seiner Negativität am Ende dieser Hauptachse der Fortleitung ein Positivitätsmaximum an der Elektrode anzeigt, die den Vektor auf sich zukommen sieht und ein Negativitätsmaximum an der Elektrode, von der sich der Vektor entfernt. Wenn eine Elektrode senkrecht zu dieser Fortleitungsachse steht, registriert sie einen Komplex mit gleicher, aber zweiphasiger Amplitude, d. h. er ist zuerst positiv, dann negativ.

**3** — *Normale Herzachse*

Der Depolarisationsvektor ist nach unten links gerichtet und liegt ca. 30° horizontalwärts. Elektrode 1, die sich auf derselben Achse wie der Vektor und direkt über ihm befindet, registriert eine maximale Elektropositivität.

Elektrode 2, die ebenfalls auf derselben Richtungsachse des Vektors, aber auf der anderen — elektronegativen Seite ruht, registriert eine maximale Elektronegativität.

Die Elektroden 3 und 3a befinden sich auf einer zur Vektorachse senkrechten Geraden und beide registrieren eine zweiphasige Deflektion, die zunächst positiv, dann negativ ist.

Die elektrische Achse des QRS-Komplexes entspricht daher der Achsenrichtung des erwähnten Vektors. Mit anderen Worten, die elektrische Achse beinhaltet den Hauptvektor, der die Gesamtheit der Ventrikelaktivität umfaßt.

**4** — *Vertikale Herzachse*

Der Vektor der Herzaktion oder die elektrische Achse des QRS-Komplexes ist nach unten gerichtet, senkrecht zur Herzbasis. Elektrode 1 (ähnlich wie in VF) registriert daher eine maximale Positivität.

Elektrode 2 würde, wenn es sie gäbe, eine Deflektion von gleicher allerdings negativer Amplitude wie Elektrode 1 registrieren.

Elektrode 3 (ähnlich wie D1), senkrecht zur Vektorenrichtung, leitet eine zweiphasige Zacke ab.

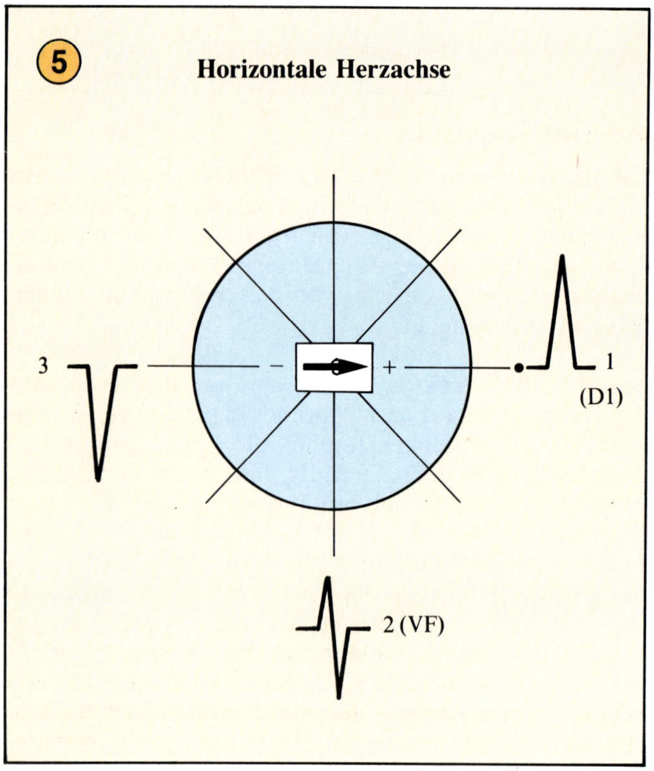


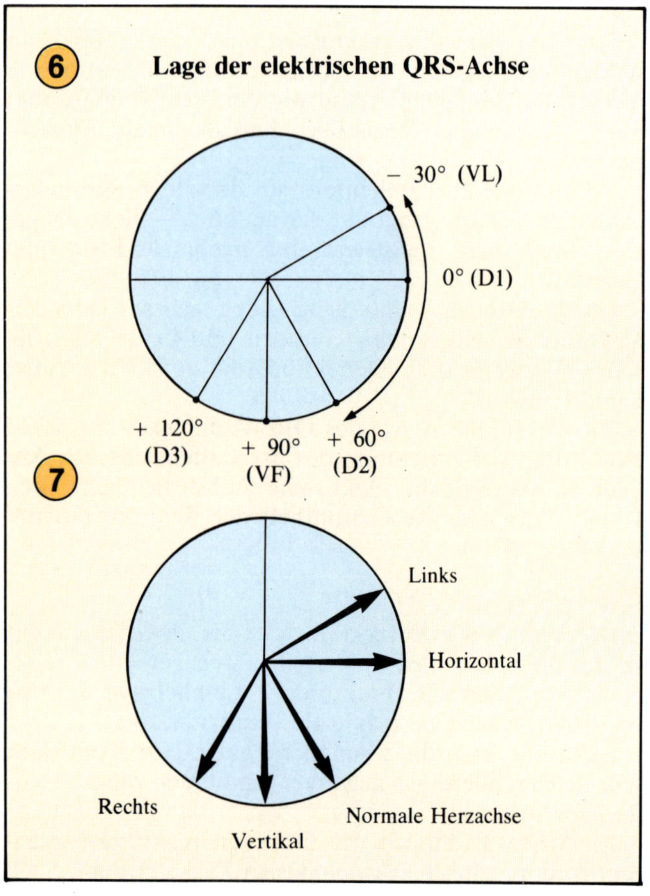


## 5

*— Horizontale Herzachse*

Die Elektrode, die den Vektor auf sich zukommen sieht, in diesem Fall Elektrode 1 oder D1, registriert eine maximale Positivität.

Elektrode 2 oder VF, senkrecht zu D1, registriert einen zweiphasigen Komplex.

Wenn es eine Elektrode in Position 3 gäbe, würde sie eine maximale Elektronegativität registrieren.

Hieraus kann man die Lage der elektrischen Achse nach dem positiven oder negativen QRS-Erscheinungsbild an wenigstens zwei Ableitungen der Frontalebene erkennen.

Die Elektrode mit der stärksten Elektropositivität ist diejenige, auf welche sich die elektrische Achse richtet.

Von der Elektrode mit der stärksten Elektronegativität entfernt sich die Laufrichtung der elektrischen Achse.

## 6 7

Die Lage der elektrischen Achse des QRS-Komplexes ist durch Kreisabschnitte festgelegt, die die Frontalebene unterteilen: D1 entspricht 0°, VF 90° zu D1, D2 60° und D3 120° in bezug auf D1. Die normalen Positionen der QRS-Achse oszillieren in dem Bereich um 60°, d. h. um D2.

Eine vertikale Achse richtet sich nach VF, d. h. in 90° Position.

Eine horizontale Achse richtet sich nach D1 bei 0°.

Eine Rechtsachse zeigt über VF hinaus zu D3, d. h. in 120° Richtung.

Eine Linksachse richtet sich über D1 nach VL, d. h. – 20° oder – 30° Position. Die Positionen über der Horizontalen von D1 oder 0° werden mit Minuszeichen versehen: – 20, – 30 (VL) usw.

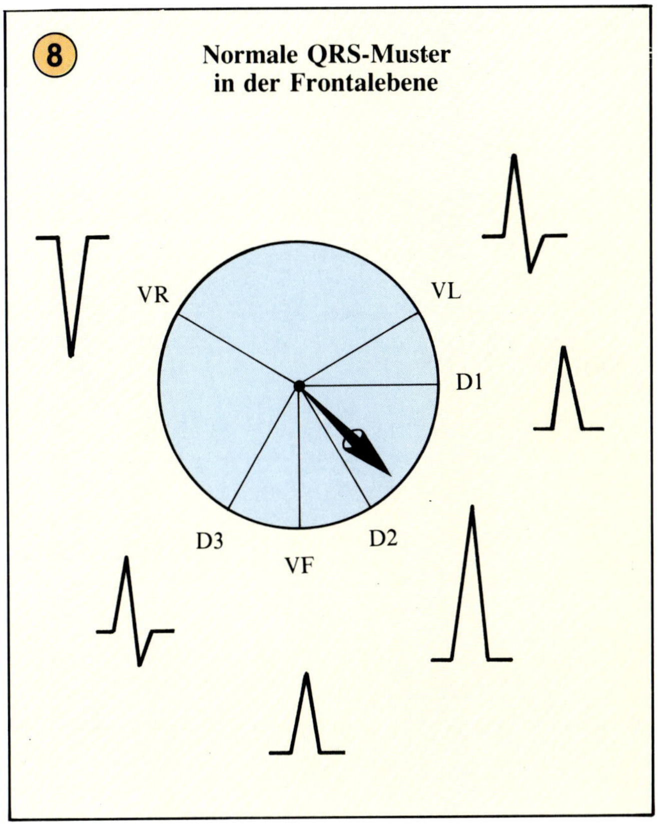


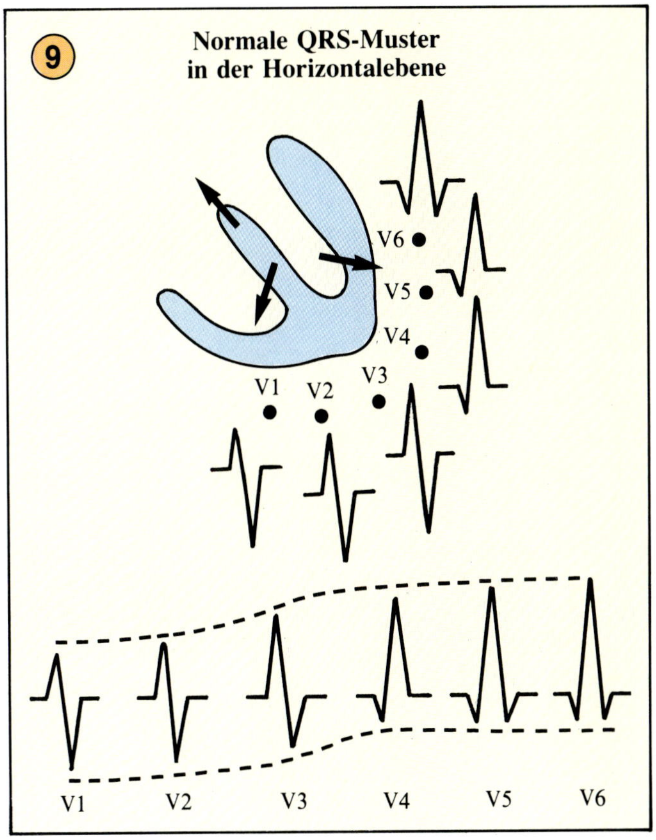


## ⑧ Normale Morphologie in der Frontalebene

Die normalen QRS-Ableitungen in der Frontalebene sind von den vorangehenden Erregungsmustern abhängig und da besonders von der normalen Richtung der elektrischen Achse. In diesen Fällen sind D1, D2, D3 und VF positiv. VL kann zweiphasig sein, und VR ist immer negativ. Man erkennt, daß D 1, das eine maximale Positivität abbildet, unter den positiven Deflektionen der Vektorrichtung der elektrischen Achse des QRS-Komplexes am nächsten liegt.

Bedingt durch die zentrale Stellung der Achsenänderung zieht eine Abweichung dieser Vektorrichtung eine breite Palette normaler und pathologischer Varianten aller Ableitungsmuster der Frontalebene nach sich.

## ⑨ Normale Morphologie in der Horizontalebene

Die präkordialen Ableitungsmuster sind wie bereits besprochen das Ergebnis der Erregungsphänomene am Septum, dann an der Herzwand und zuletzt an der Herzbasis.

In V1 und V2 ergibt sich das Muster rS: Die anfängliche Positivität spiegelt die Septumaktivität und die terminale Negativität die Aktivität des linken Ventrikels wider. Es überwiegt die negative Richtung.

In V5 bis V6 ist die Positivität, die die Depolarisation der äußeren Herzwand reflektiert, dominant. Das Aussehen ist qR oder qRs.

V3 und V4 sind im wirklichen Sinne Zwischenableitungen. Sie registrieren teilweise die septale Herzaktion, teilweise die Aktivität der linken Herzwand: ihre Abbildungen sind entweder zweiphasig oder vorwiegend positiv, wie RS aussehend.

Die präkordialen Ableitungsmuster zeigen, daß die Positivität von rechts nach links zunimmt und die Negativität in gleicher Richtung abnimmt.

Die Beschreibung dieser normalen Erregungsmuster erlaubt uns jetzt, einige geläufige pathologische Erscheinungsbilder zu verstehen:

— Rechts- oder Linksabweichung der elektrischen Achse bei Hypertrophie der Ventrikel;

— Größenzunahme der S-Zacke in V1 durch Linksherzhypertrophie;

— Größenzunahme der R-Zacke in V5 und V6 durch Linksherzhypertrophie;

— Suppression der beginnenden r-Zacke in V1, V2 und V3 durch Septumnekrose (Infarkt), wobei Vektor 1 der beginnenden Septumaktivierung verschwindet oder durch Umkehrung der septalen Aktivierungsrichtung. Die Reizerregungsleitung erfolgt bei Unterbrechung des linken Schenkels (Linksschenkelblocks) nicht durch den linken, sondern durch den rechten Tawara-Schenkel.

# Der normale Rhythmus

**Das Verständnis des normalen Rhythmus ist für die Kenntnis der Arrhythmien unerläßlich. Um den normalen und pathologischen Rhythmus zu veranschaulichen, werden wir dasselbe Diagramm für alle Abläufe benutzen.**

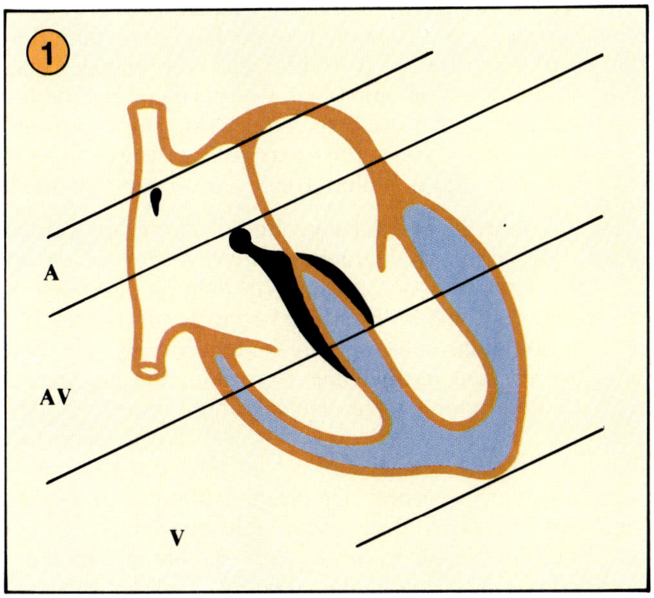


1

Die Herzaktivität vom Sinusknoten bis zu den Ventrikeln ist in drei aufeinanderfolgende Abschnitte unterteilt:
A: Vorhofbereich vom Sinusknoten bis zum Atrioventrikularknoten.

②

Entsprechendes Diagramm dieser drei Bereiche ohne die zugrundeliegenden Herzstrukturen.

AV: Bereich der atrioventrikulären Überleitung vom AV-Knoten bis zum Ende des His-Bündels.

V: Ventrikelbereich von den Purkinje-Fasern bis zum Ventrikelepikard.

Zu 1: Beginn der **sinuidalen Aktivität** in Abhängigkeit des Sinusknotens, der mit einer mittleren Frequenz von 70 pro Minute die normale Herzaktivität beginnt. In Wirklichkeit ist diese Frequenz ein Kompromiß zwischen der adrenergen Stimulation, die beschleunigt, und der des Vagus, die verzögert; daher schwankt die Frequenz im allgemeinen Tagesablauf.

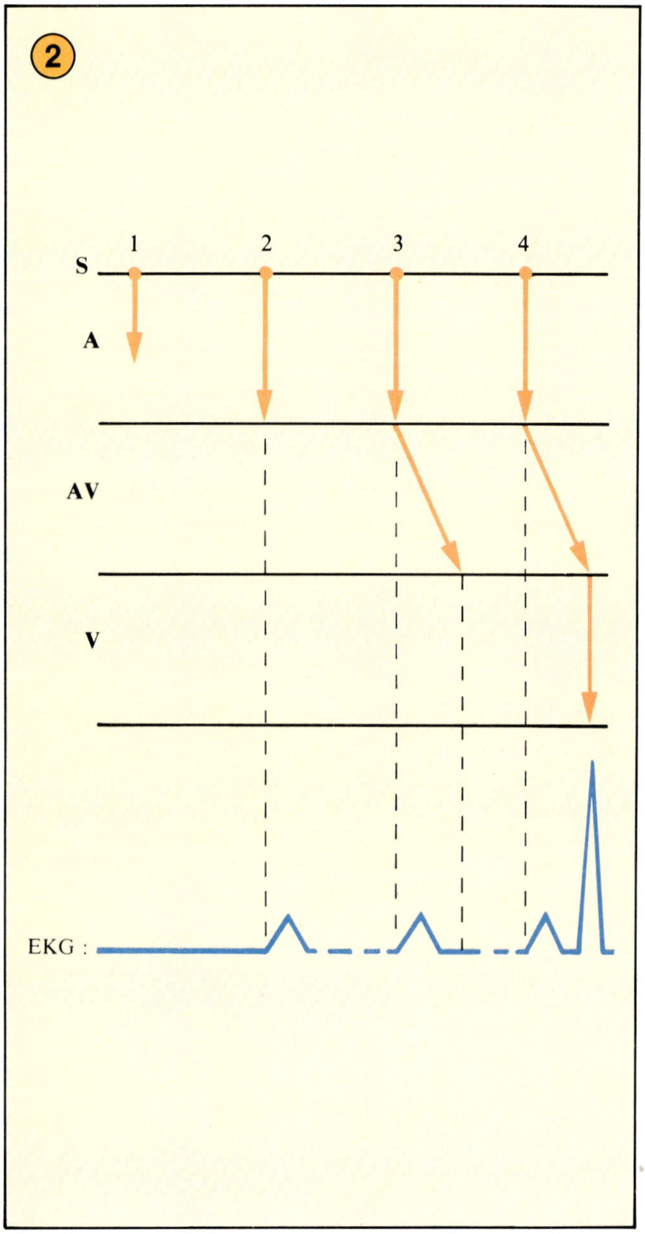


Zu 2 (Bereich A): **Vorhoftätigkeit.** Der vertikale Pfeil gibt die gesamte rechte und linke Vorhofaktivierung wieder. Sie entspricht der P-Welle, deren Dauer im Oberflächenelektrokardiogramm die Gesamtlänge der rechten und linken Vorhofaktivierung vom Sinusknoten bis zum Atrioventrikularknoten repräsentiert.

Zu 3: **Atrioventrikuläre Überleitung.** Die Erregung, deren Ursprung in den Vorhöfen liegt, wird automatisch durch den Tawaraknoten, wo sie verzögert wird, gelenkt, und dann durch den Stamm des His-Bündels weitergeleitet. Der AV-Knoten ist wie der Sinusknoten automatisiert, das heißt, es besteht für sie die Möglichkeit, in einen autonomen Aktivitätsrhythmus einzutreten.

Aber dieser Automatismus, dessen Frequenz erheblich niedriger als die des Sinusknotens ist, tritt nur beim Versagen des Sinusknotens in Aktion. In diesem Falle nennt man die Aktivitätsübernahme des Tawaraknotens auch Ersatzrhythmus. Er hat die Aufgabe, das Fehlen der Sinusknotentätigkeit zu kompensieren. Der Stamm des His-Bündels leitet die Erregung viel schneller als der Atrioventrikularknoten über; die Erregung erreicht dann die beiden Schenkel des His-Bündels mit derselben Geschwindigkeit und greift am Ende ihres Verlaufes vom Septum her auf die Ventrikel über. Die Tawaraschenkel haben ihre eigene Refraktärzeit, die es ihnen unmöglich macht, zwei sofort aufeinanderfolgende Erregungen weiterzuleiten. Diese Refraktärzeit hat in der Tat zwei Abstufungen: eine absolute Refraktärzeit, während der die Tawaraschenkel keine Erregung weiterleiten, dann eine relative Refraktärzeit, während der eine neue Erregung, aber mit einer viel geringeren Überleitungsgeschwindigkeit weitergeleitet wird. Dieses Grundphänomen ist die Basis für ventrikuläre Abweichungen oder für den funktionellen Block eines der Schenkel.

Zu 4: **Ventrikelaktivierung.** Beide Ventrikel werden gleichzeitig aktiviert. Daraus resultiert in der Ableitung der QRS-Komplex, der also in Wirklichkeit die synchrone Aktivierung beider Ventrikel repräsentiert. Die Repolarisation folgt sofort als T-Welle. Wie die Überleitungsbahnen zeigen auch die Ventrikel, die gerade erregt wurden, eine eigene Refraktärzeit mit zwei Abschnitten, absolute und relative Refraktärzeit. Während der ersten Phase reagieren die Ventrikel auf keine weitere Erregung; während der zweiten können sie reaktiviert werden. Die Refraktärzeit stellt ein Schutzelement der Ventrikel gegen in dieser Zeit zu schnell aufeinanderfolgende Aktivitäten dar. Daraus erklären sich die Funktionsmodalitäten der meisten Arrhythmien.

3

## Synchrone Aktivierung (schlanker QRS-Komplex)

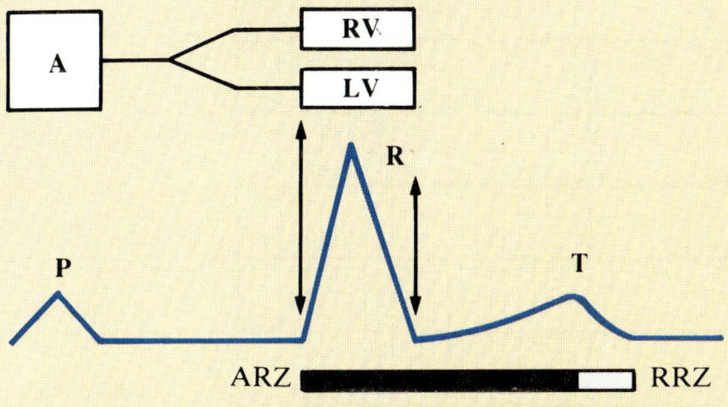


ARZ, RRZ, normale Situation. Beide Ventrikel werden simultan erregt. Der QRS-Komplex, der daraus entsteht, ist „schlank". Schwarz gezeichnet: absolute Refraktärzeit (ARZ); grau gezeichnet: relative Refraktärzeit. Erste entspricht dem QRS-Komplex und dem ST-Segment, zweite dem Ende der T-Welle.

## Präexzitationssyndrom (Wolff-Parkinson-White)

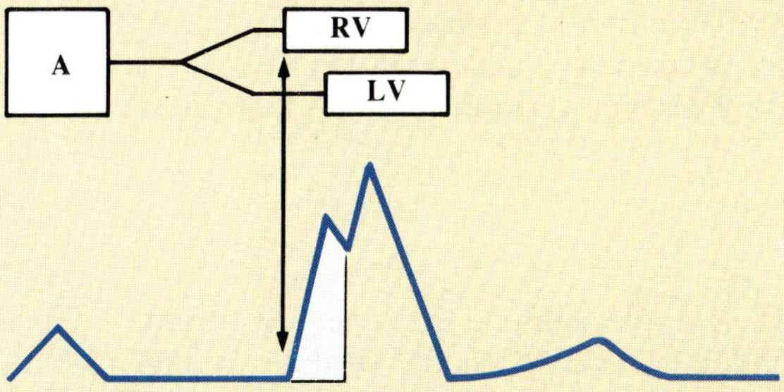


Präexzitation des rechten Ventrikels. Der QRS-Komplex ist durch die verfrühte Aktivierung des rechten Ventrikels um den LV-Anteil verbreitert. Die PR-Dauer ist verkürzt. Situation beim WPW-Syndrom.

## Einseitige Erregungsverzögerung (Schenkelblock)

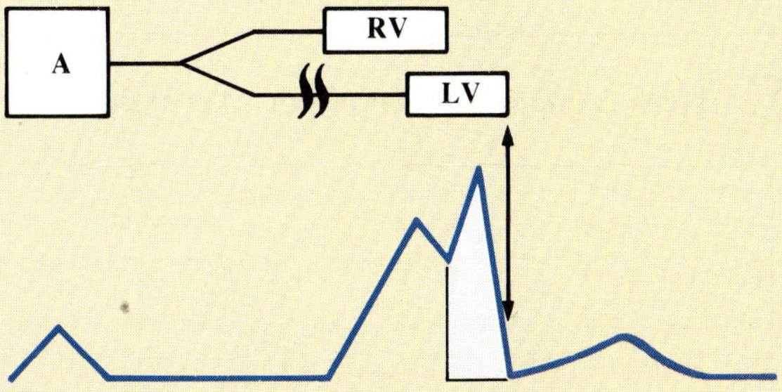


Verzögerung der linken Herzerregung durch einen Linksschenkelblock. Die verspätete Ventrikelaktivität erzeugt auch einen asynchronen Gesamterregungsablauf, aber mehr im Hinblick auf die verzögerte Tätigkeit des linken als des rechten Ventrikels. Ein Schenkelblock kann organisch oder funktionell sein. In letzterem Fall entsteht eine ventrikuläre „Verirrung". Im Fall 2 und 3 sind die Ventrikelkomplexe verbreitert.

3

Hier ist die synchrone Ventrikelaktivität dargestellt. Es wird erklärt, was man als zarten Komplex hört: Es handelt sich hierbei um eine simultane Ventrikelaktivität beider Herzkammern, die immer supraventrikulären Ursprungs ist und vom Sinus, von den Vorhöfen, vom Tawaraknoten oder dem Stamm der His-Bündel herrührt. Eine QRS-Verbreiterung dagegen signalisiert sehr oft eine asynchrone Aktivität am Ventrikel, sei es durch Beschleunigung eines Ventrikels in bezug auf den anderen, sei es durch die Verzögerung eines Ventrikels in bezug zum zweiten (dies ist ebenfalls möglich).

Ein normaler Rhythmus hat also folgende Charakteristika:

- Er ist sinuidal, das heißt, er hat seinen Ursprung im Sinusknoten und verläuft auf seiner Bahn in Form einer P-Welle, die auch die Form einer normalen P-Welle hat. Dagegen wird ein Rhythmus mit andersartigem Ursprungsort ektopischer Rhythmus genannt.
- Er wird normalerweise durch den AV-Knoten gerichtet und verzögert. Diese physiologische Verlangsamung bedingt die Dauer und Beständigkeit des PR-Abstandes.
- Er läuft in bezug auf beide Ventrikel synchron. Dadurch wird die Kammer nur kurz depolarisiert, der QRS-Komplex ist schmal.
- Er hat eine Frequenz von ungefähr 70 pro Minute und ist regelmäßig. Dies kann aber in Abhängigkeit vom Alter sehr variieren. Unter normalen physiologischen Bedingungen (Anstrengung, Ruhe, Schlaf) kann die normale Herzfrequenz zwischen 60 und 100 in der Minute schwanken.

## Maß für die Herzfrequenz

Die Herzfrequenz bemißt sich aus der Zahl der Sinusknotenimpulse pro Minute, wobei die Ventrikel dieselbe Aktivität zeigen. Man kann also die normale Herzfrequenz entweder nach der Vorhof- oder nach der Ventrikelaktivität errechnen.

Das allgemein gebräuchliche EKG-Papier ist durch doppelte Zeilenreihen kariert: vertikal und horizontal. Einzig der Papiervorschub variiert. Der kleinste horizontale Zeilenabstand entspricht einem Millimeter und dient der Amplitudenmessung.

Die vertikalen Zeilen entsprechen mit einer Geschwindigkeit von 25 mm/sec:

- für einen Millimeter: vier hundertstel Sekunden (0,04 sec);
- für einen halben Zentimeter (zwischen zwei dicken Linien): 20 hundertstel Sekunden (0,20 sec);
- für 2,5 Zentimeter (zwischen zwei fett gedruckten Linien): eine Sekunde.

Mit drei Methoden läßt sich die Herzfrequenz berechnen:

4

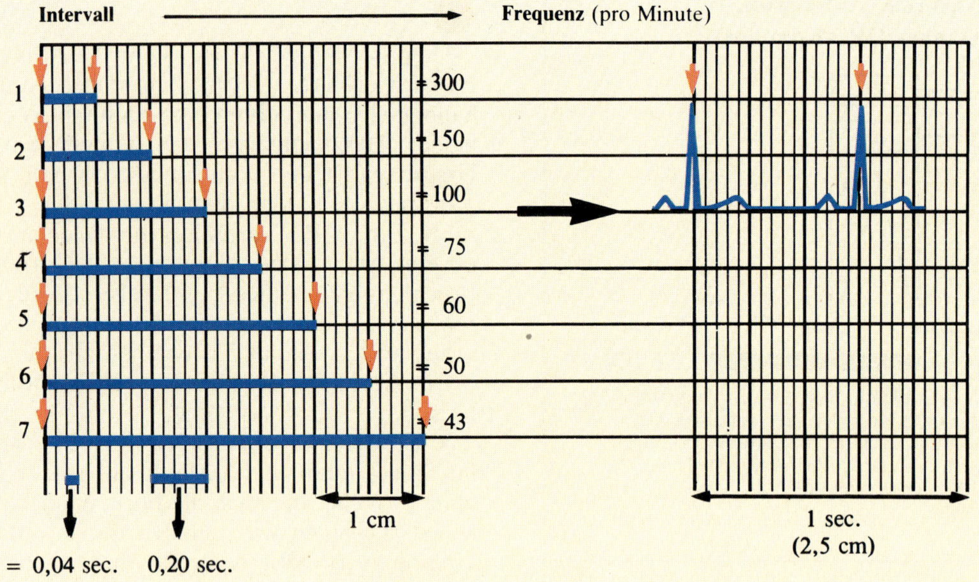


• Auswertung mit dem Lineal. Eine Beschreibung erübrigt sich.

• Berechnung der PP- oder RR-Abstände. Man bezeichnet als „Abstand" das Zeitintervall, das zwischen zwei P-Wellen (PP-Abstand) oder zwischen zwei aufeinanderfolgenden R-Zacken (RR-Abstand) liegt. In diesem Fall — in hundertstel Sekunden gemessen — berechnet man die Zeit zwischen zwei P- oder R-Zacken als Markierungspunkte entweder von Anfang zu Anfang oder von Gipfel zu Gipfel.

4

Einige Merkregeln erleichtern die Auswertung:

• zu 1, das Zeitintervall zwischen zwei R-Zacken ist 20 hundertstel Sekunden: die Frequenz beträgt 300 pro Minute.

• zu 2, das Zeitintervall zwischen zwei R-Zacken ist das Doppelte (ein Zentimeter auf der Ableitung), also 0,40 Sekunden: die Frequenz ist um die Hälfte, auf 150 pro Minute, vermindert;

• zu 4, das Zeitintervall ist 0,80 Sekunden, die Frequenz beträgt 75;

• zu 5, das Zeitintervall ist eine Sekunde, die Frequenz beträgt 60 usw.

Es ist offensichtlich, daß je länger ein Intervall zwischen zwei Wellen derselben Art (PP oder RR) ist, desto niedriger ist die Frequenz. Merken Sie sich einige Schlüsselwerte:

0,40 Sekunden (1 cm) = 150;
0,60 Sekunden (1,5 cm) = 100;
0,80 Sekunden (2 cm) = 75.
Alle Zwischenwerte liegen innerhalb dieser Eckwerte.

5

Die Komplexzählung in einem Zeitraum von sechs Sekunden. Diese Methode wird bevorzugt, wenn der Herzrhythmus unregelmäßig ist. In diesem Fall sind die PP- oder RR-Abstände nicht gleich, sondern sie variieren von einer Diastole zur anderen. Begrenzen wir also den Abschnitt auf sechs Sekunden (6 mal 2,5 cm). Zählen wir exakt die Anzahl der QRS-Komplexe in diesem Sechs-Sekunden-Abschnitt aus und multiplizieren wir dies mit zehn; daraus erhält man die Herzfrequenz.

5 **Herzfrequenzberechnung bei Arrhythmie**

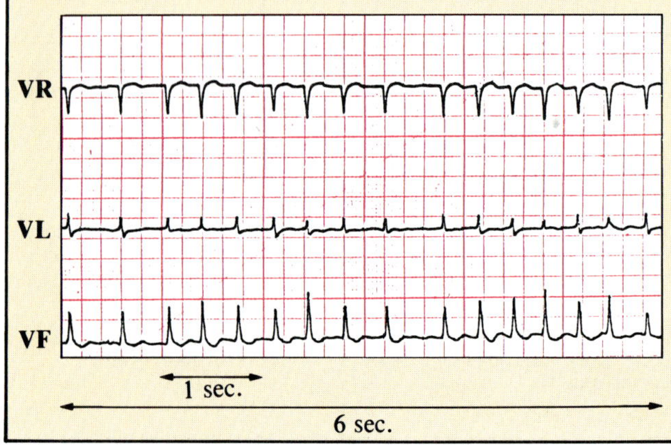

6

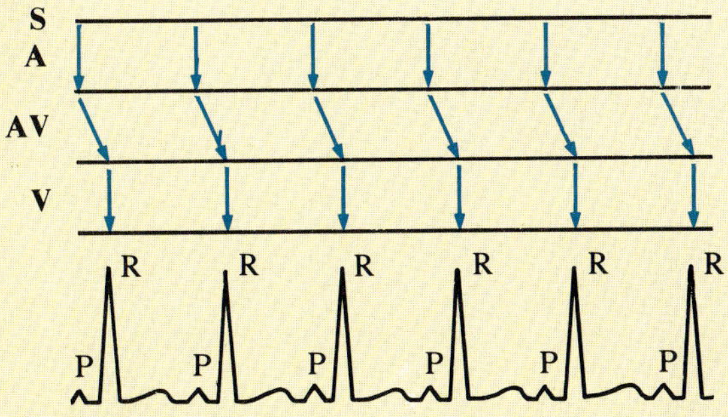

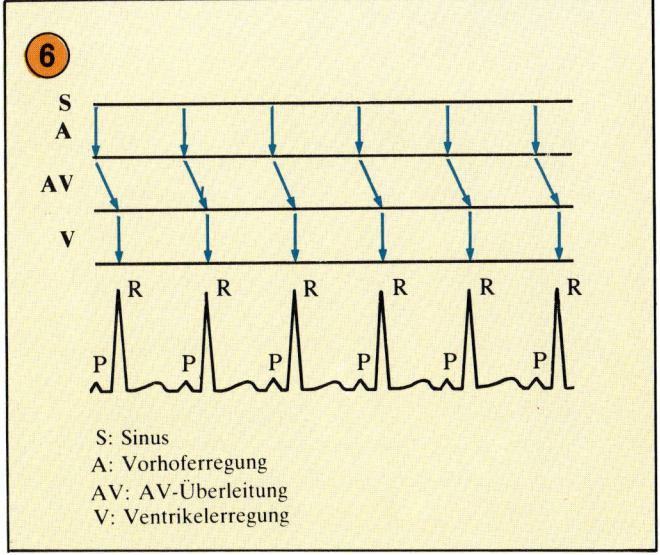

S: Sinus
A: Vorhoferregung
AV: AV-Überleitung
V: Ventrikelerregung

6

## Der normale Sinusrhythmus

Jeder Stimulus des Sinusknotens wird im selben Takt auf die Ventrikel übertragen. Die PP-Abstände, die PR-Intervalle und die RR-Abstände sind konstant. Die Frequenz beträgt annähernd 75 pro Minute.

7

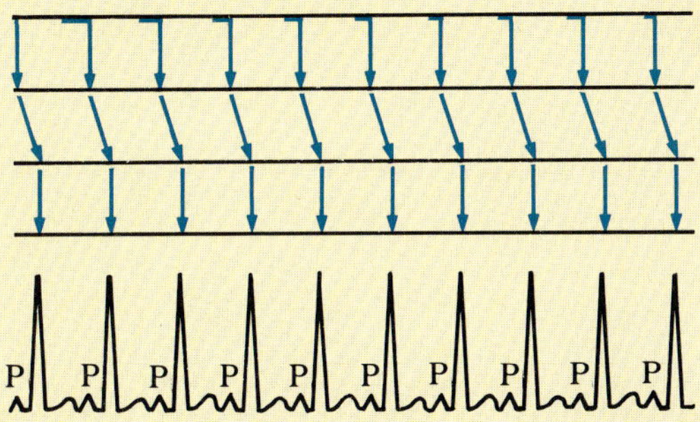


7

## Sinustachykardie

Dies ist ein beschleunigter Sinusrhythmus. Aber die P-Wellen bleiben bestehen und weisen ihr normales Abbildungsmuster auf, die PR-Intervalle sind verkürzt, aber konstant, die RR-Abstände sind gleich. Die Frequenz solch einer Tachykardie schwankt zwischen 100 und 120 pro Minute. Wenn sie sehr ausgeprägt ist, können die P-Wellen schwer erkennbar werden, denn sie sind mit dem Ende der vorangehenden T-Welle verbunden und manchmal in den absteigenden Abschnitt der T-Welle integriert. Im übrigen scheinen die Diastolen verschwunden zu sein. Die Feststellung vorhandener P-Wellen vom Sinustyp ist dennoch für die Diagnose einer Sinustachykardie unerläßlich und ermöglicht, die anderen Ursachen einer Tachykardie auszuschließen.

8

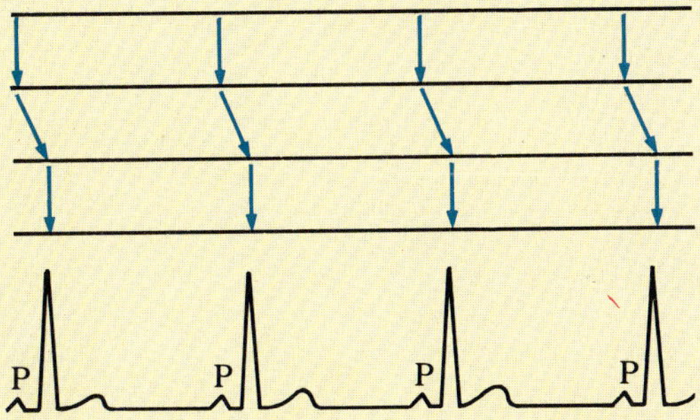


8

## Sinusbradykardie

Dies ist ein verlangsamter Sinusrhythmus. Die P-Wellen sind gut sichtbar, die PP- und RR-Abstände lang und konstant, die PR-Intervalle ebenfalls konstant, aber länger als normal. Die Frequenz beträgt ungefähr 60 in der Minute.

9

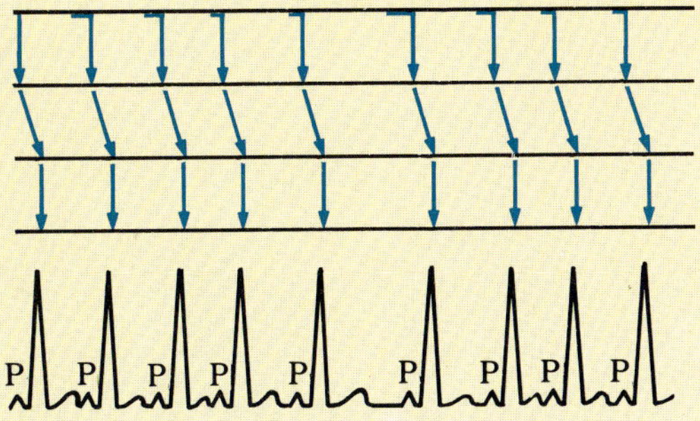


9

## Sinusarrhythmie

Ist sie respiratorisch bedingt, dann tritt die Unregelmäßigkeit allerdings zyklisch auf: Phasenwechsel von Beschleunigung und Verlangsamung in Abhängigkeit von der Atmung. Aber die P-Wellen behalten ihren Sinustyp bei; lediglich die PP- und RR-Intervalle variieren zyklisch.

# Pathologische Rhythmusformen

**Die Kenntnis des elektrischen Spannungsablaufs in der Herzzelle ist eine notwendige Voraussetzung für das Verständnis fundamentaler Gegebenheiten der Rhythmologie.**

## Das Aktionspotential

(1)

Man versteht unter diesem Begriff die elektrische Aktivität, die direkt im Innern der Herzzelle gemessen werden kann. Diese Aktivität repräsentiert den Ablauf einer Herzaktion auf zellulärer Ebene. Sie ist an das Ein- und Ausströmen der Ionen Natrium, Kalzium, Kalium und Magnesium durch die Zellmembran gebunden. Diese Ionen spielen in der kardialen Elektrogenese eine entscheidende Rolle (siehe erstes Kapitel in EKG-Fibel 1).

• Der initiale Anstieg dieses Potentials ist abrupt, fast vertikal; dieser Abschnitt des Aktionspotentials wird als Phase 0 bezeichnet. Sie ist gekennzeichnet durch:
— ein initiales Schwellenpotential;
— einen raschen intrazellulären Natriumeinstrom und einen langsamen Kaliumaustritt aus der Zelle;
— eine Umkehr der elektrischen Ladungen an der Zellmembran.

Das Schwellenpotential ist der Spannungswert, von dem aus sich die Zelle spontan depolarisiert. Dieser Schwellenwert bedingt die zelluläre Erregbarkeit, von der der Verlauf der gesamten Herzaktion abhängt. Wird der Schwellenwert angehoben (geringeres negatives Potentialniveau), verringert sich die Erregbarkeit, wird er gesenkt (Erhöhung der Negativität), erhöht sich die Erregbarkeit.

Der Ionenfluß erfolgt über spezifische Kanäle und mit verschiedenen Geschwindigkeiten, je nach Art der beteiligten Ionen. Natrium strömt schnell ein, Kalzium langsam. Mit dem schnellen Einstrom der Natrium-Ionen wird deren positive Ladung in das Zellinnere getragen; hierdurch wird die intrazelluläre Negativität vermindert (daraus erklärt sich das rasche Ansteigen in Richtung Positivität in Phase 0). Ergebnis ist die Umkehr des Ladungsverhältnisses an der Zellmembran.

Diese Ladungsänderung bewirkt eine Positivität im Innern der Zelle und eine Negativität an der Zelloberfläche. Der Erregungsablauf setzt sich nun in der Zelle und in den Nachbarzellen in einer exakt definierten Richtung fort.

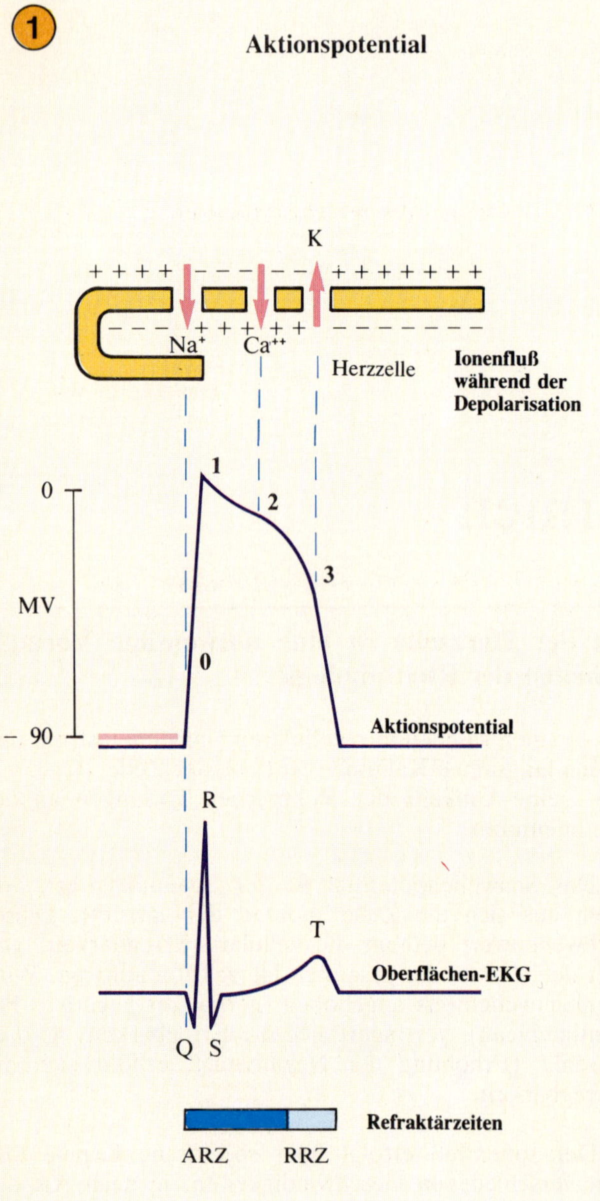


*Abb. 1*

• Phasen eins, zwei und drei entsprechen der Repolarisation zum Ruhepotential. Kalzium dringt während Phase 2 in die Zelle ein und hält dadurch das Aktionspotential auf einem relativ stabilen Niveau. Dies erklärt das Plateau in dieser Phase und die Repolarisationsverzögerung. Sobald Kalzium in die Zelle eindringt, tritt Kalium aus. Dieser Vorgang beschleunigt wiederum die Repolarisation, worauf der deszendierende steilere Verlauf des Aktionspotentials während Phase 3 bis zum Wiedereintritt des Ruhepotentials beruht. Diese drei Phasen entsprechen der Refraktärzeit und dem ST-Segment. In dieser Zeit bleibt die Zelle unerregbar; lediglich im terminalen Abschnitt (T-Welle) kann eine frühzeitige und stärkere Erregung die Zelle erneut depolarisieren.

• Während der horizontalen Phase des Aktionspotentials hat die Zelle ihr Ruhepotential mit positiver Ladung an der Oberfläche und negativer im Innern wiedererlangt.

Das Aktionspotential hat den niedrigsten negativen Wert (–70 bis –90 mV) erreicht, der mit dem Ausgangswert der Depolarisation identisch ist. Die Zelle ist und bleibt aktivierbar, bis das Schwellenpotential erreicht ist.

Dies ist der allgemeine Ablauf des Aktionspotentials. In Wirklichkeit sind die Dinge viel komplexer, da es mindestens zwei Arten von Aktionspotentialen gibt:

1. Das Aktionspotential der Vorhöfe, der Ventrikel und der Erregungsleitungsfasern, das dem Beschriebenen entspricht;

2. das des Sinusknotens und des Atrioventrikularknotens, die einen anderen Erregungsablauf zeigen und für das Verständnis der Arrhythmien von Bedeutung sind:

— Die Depolarisation ist abhängig vom langsamen Einstrom der Kalzium-Ionen und nicht mehr der Natrium-Ionen. Daraus erklärt sich die langsame Phase 0 und die verzögerte Überleitung.

— Der Schwellenwert für die Erregung ist weniger negativ (–50 mV), in Relation zu den benachbarten Herzmuskelfasern liegt er also höher. Folge ist verminderte Erregbarkeit.

— Das Ruhepotential entspricht keineswegs einer horizontalen, sondern einer schräg aufsteigenden Geraden, die in Phase vier wieder ihre Ausgangslage annimmt. Hierauf beruht die spontan fortschreitende diastolische Depolarisierung, die, ist der Schwellenwert erreicht, die folgende Depolarisation einleitet. Auf diesem Phänomen basiert der Prozeß der automatischen Erregungsbildung, der für die Zellen des Sinus- und Atrioventrikularknotens charakteristisch ist. Außerdem erklärt es ihre Rolle als sogenannte physiologische „pacemaker" in der Herzaktion. Die Autorhythmie des Sinusknotens ist der des Tawaraknotens übergeordnet; letzterer ist normalerweise außer Funktion. Wenn dagegen die Erregungsbildung des Sinusknotens ausfällt, „erwacht" jener.

## ② Ektopien durch gesteigerte Autorhythmie

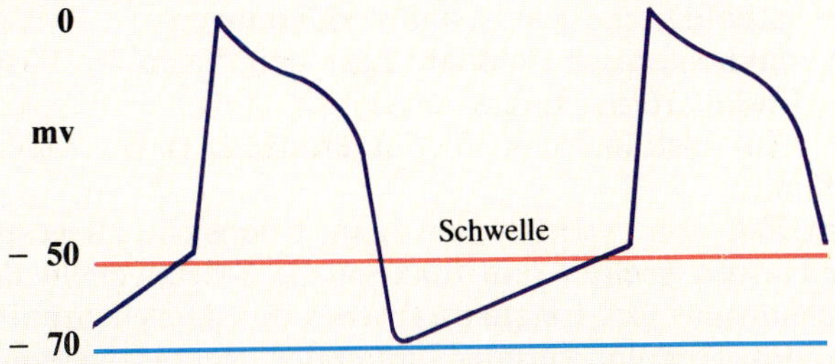


Normale Situation: Sobald die diastolische Depolarisation nach einer kurzen Verzögerung die Schwelle fortschreitend erreicht hat, wird die Erregung der nächsten Zelle ausgelöst.

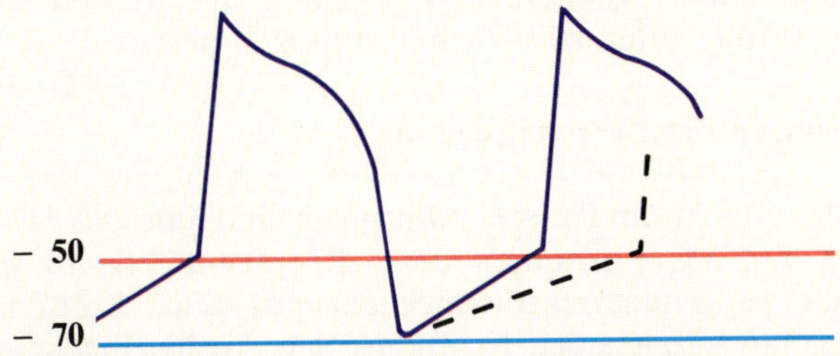


Die Depolarisation in der Diastole ist schneller, und der Schwellenwert wird früher erreicht: Die folgende Herzaktion erfolgt daher früher.

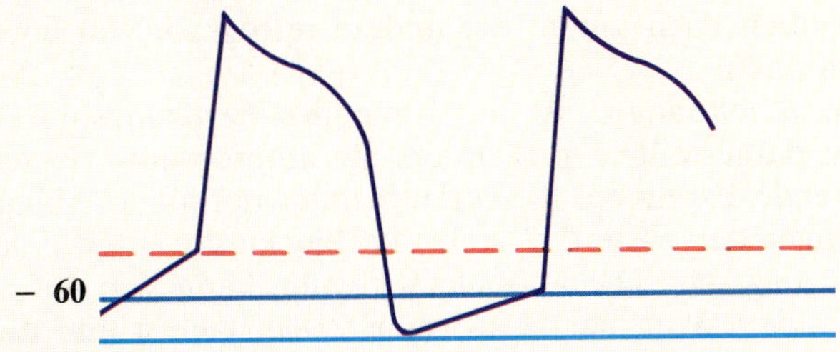


Der Schwellenwert ist abgesunken (negativer). Die Depolarisation in der Diastole ist unverändert, aber der Schwellenwert wird eher erreicht als im vorhergehenden Beispiel: Die folgende Erregung erfolgt früher.

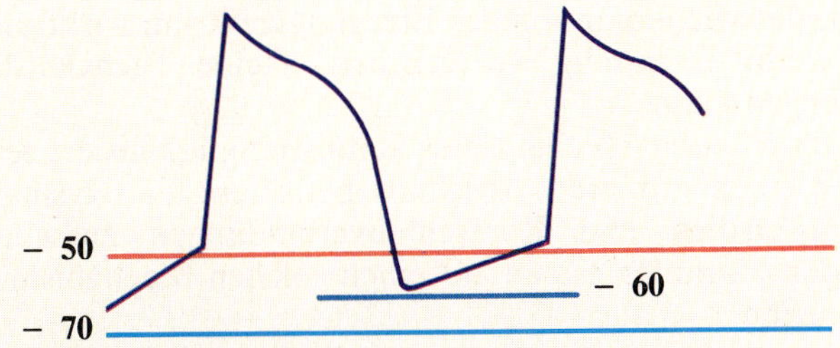


Das Ruhepotential ist vermindert (weniger negativ). Die diastolische Depolarisation und der Schwellenwert sind unverändert. Aber der Schwellenwert wird früher erreicht: Die folgende Erregung erfolgt auch früher.

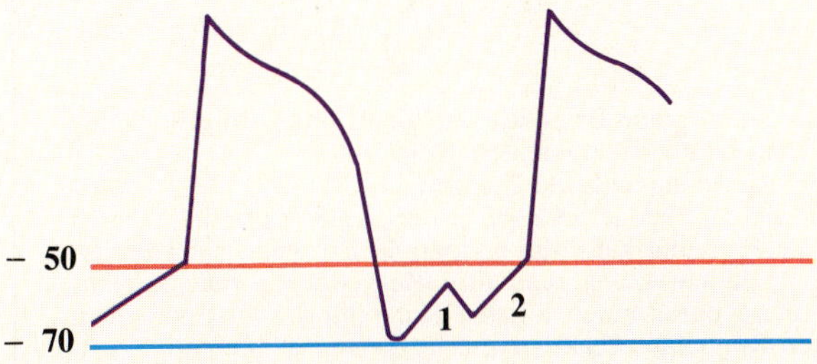


Diastolisches Nachpotential. Das erste (1) erreicht den Schwellenwert nicht, es erfolgt daher keine Reaktion; das zweite (2) erreicht die Schwelle und löst eine verfrühte Herzaktion aus.

**In diesen Situationen tritt, wenn sich jedes Phänomen wiederholt, eine kurz- oder längeranhaltende Tachykardie auf.**

*Abb. 2*

## Die drei wesentlichen Grundlagen

②

**Die Erregbarkeit des Herzens hängt von drei Faktoren ab:**

- Schwellenwert der Depolarisation: Je höher er liegt (Potential ist weniger negativ), desto schwerer wird eine Erregung ausgelöst;
- Dauer der Refraktärzeit: Je länger sie ist, desto weniger kann ein physiologisches oder pathologisches Potential Einfluß gewinnen;
- Physiologischer Asynchronismus der Refraktärzeiten: Weder Anfang noch Ende der Refraktärzeiten sind für alle Herzstrukturen identisch.

### Die Überleitung hängt von der Erregbarkeit ab

Die Anstiegsgeschwindigkeit in Phase 0 (Depolarisation) bestimmt die Überleitungsgeschwindigkeit. Sie ist nichts anderes als die Zeit, die die Erregung durch die Zelle benötigt — zum einen die Depolarisationszeit der benachbarten, bereits aktivierten Zellen, zum anderen die Zeit für die Überleitung der eigenen Erregung auf die folgenden Zellen.

### Autorhythmie des Herzens

Autorhythmie bedeutet spontan fortschreitende diastolische Depolarisation und eigene Depolarisationsschwelle. Unter physiologischen Bedingungen besitzen nur bestimmte Zellen die Fähigkeit zur automatischen Erregungsbildung, nämlich die des Sinus- und Atrioventrikularknotens; sie ist jedoch innerhalb des gesamten Reizbildungssystems latent vorhanden.

**Auslösemechanismen für einen pathologischen Aktionsrhythmus**

③

**Gesteigerte Autorhythmie**

Hierbei handelt es sich nicht um die Autorhythmie des Sinusknotens, die bereits besprochen wurde, sondern

- um eine im Normalzustand latente Autorhythmie, die unter gewissen pathologischen Bedingungen abläuft;
- oder um anormale Reizbildungszentren, die wegen ihres Ursprungs und ihrer Entstehungsbedingungen ektopische Zentren genannt werden.

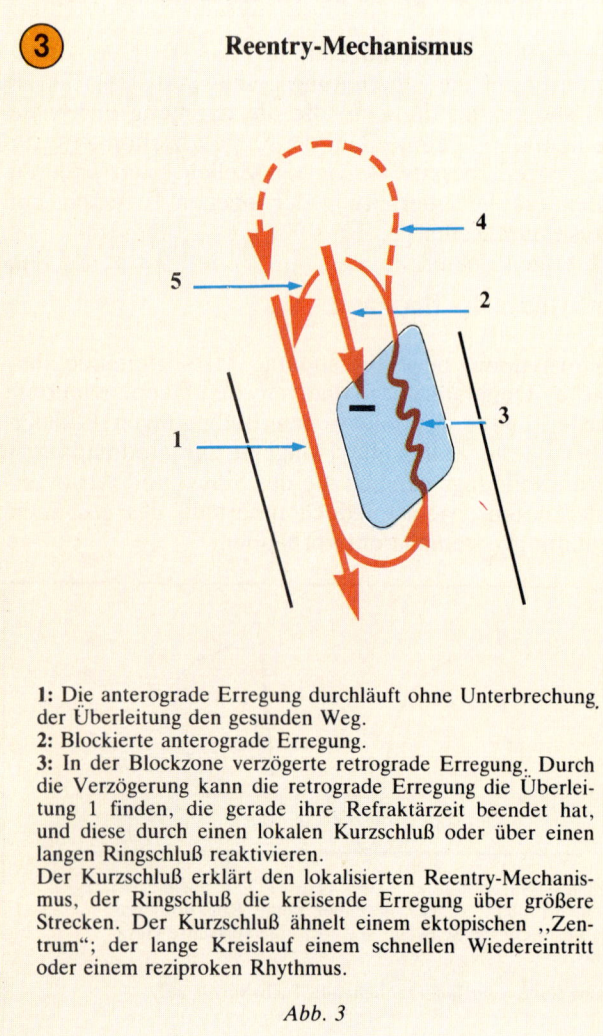

③ **Reentry-Mechanismus**

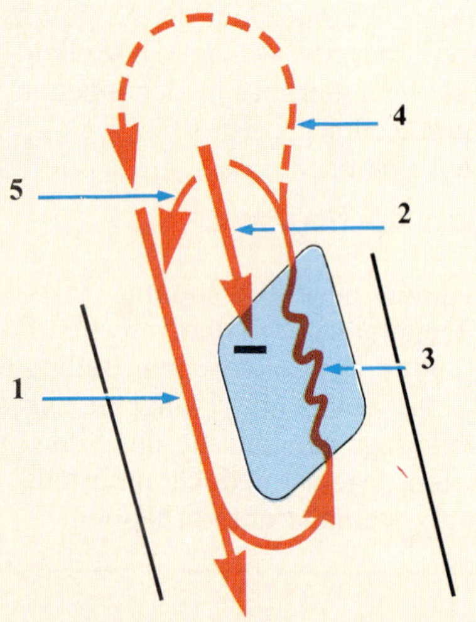


**1:** Die anterograde Erregung durchläuft ohne Unterbrechung der Überleitung den gesunden Weg.
**2:** Blockierte anterograde Erregung.
**3:** In der Blockzone verzögerte retrograde Erregung. Durch die Verzögerung kann die retrograde Erregung die Überleitung 1 finden, die gerade ihre Refraktärzeit beendet hat, und diese durch einen lokalen Kurzschluß oder über einen langen Ringschluß reaktivieren.
Der Kurzschluß erklärt den lokalisierten Reentry-Mechanismus, der Ringschluß die kreisende Erregung über größere Strecken. Der Kurzschluß ähnelt einem ektopischen „Zentrum"; der lange Kreislauf einem schnellen Wiedereintritt oder einem reziproken Rhythmus.

*Abb. 3*

Bei den ektopischen Erregungszentren kann es sich handeln um:

- pathologische Kurzschlußverbindungen;
- makroskopisch sichtbare Läsionen (valvuläre Läsionen, Endokarditis, Infarkt etc.);
- rein histologische Veränderungen (z.B. Ödem, Ischämie).

Im Fall von Arrhythmien beim offensichtlich gesunden Herzen greifen rein funktionelle Störungen in den Mechanismus des Ionenaustausches ein: Desynchronisation des Depolarisierungs- und/oder Repolarisierungsvorganges eines bestimmten Abschnittes in bezug auf das übrige Myokärd. Die Störung der Erregungsbildung ist hier nicht mehr die alleinige Ursache. Die damit verbundenen Anomalien der Erregbarkeit und der Überleitung rufen zusätzliche Störungen hervor.

**Störungen der Erregungsleitung**

Diese nicht eindeutigen Störungen sind eine der Ursachen für das Phänomen des „Reentry-Mechanismus" (auch als Wiedereintrittsmechanismus oder kreisende Erregung bezeichnet). Er erklärt den Auslösemechanismus und auch das Fortbestehen mancher Rhythmusstörungen. Hierbei kann es sich handeln um:

- eine lokalisierte Überleitungsstörung;
- zwei Wege der Erregungsleitung: einer anterograd von oben nach unten, der andere retrograd, von unten nach oben.

In Abbildung 3 ist die Zone des Erregungsblockes grau dargestellt. 1 präsentiert die anterograde, deszendierende Erregung. Sie verläuft unter normalen Ablaufbedingungen weiter; 2 stellt die blockierte anterograde Erregung dar. Die normale Erregung kann sich auf retrogradem Weg der blockierten Zone nähern und dort nur etwas verzögert sein. Am Ende dieser Zone kann sie ihren retrograden Weg von unten nach oben (4) fortsetzen, wenn Strecke 1 ihre Refraktärzeit beendet hat — dies hängt von der Stimulationsfrequenz ab. So kann ein lokalisierter Reaktivationsmechanismus entstehen, der wie ein anormales Erregungszentrum wirkt und — wenn er ständig wiederkehrt — eine Tachykardie erzeugen kann.

Der Reentry-Mechanismus kann streng lokalisiert sein oder einen größeren Abschnitt betreffen. Paroxysmale Tachykardien und Kurzschlußverbindungen zwischen beiden Vorhöfen lassen auf einen solchen Mechanismus schließen.

Dies sind, schematisch dargestellt, die üblichen Auslöse- und Erhaltungsmechanismen der aktiven Arrhythmien. Der Sinusrhythmus wird entweder durch einen kompetitiven Rhythmus gestört, oder er wird durch eine ektopische Erregung oder einen sich selbst unterhaltenden Reentry-Mechanismus supprimiert. Diese beiden Mechanismen findet man bei jeder Rhythmusstörung.

# Die Extrasystolen (1)

**Die Extrasystole ist eine zusätzliche Herzaktion, die ihren Ursprung in der Aktivität eines sogenannten „Zentrums“ hat. Die Erregung entsteht in irgendeinem Myokardbezirk außerhalb des Sinusknotens. Der Ausdruck „Zentrum“ wird hier in seinem klassischen und sehr allgemein gehaltenen Sinn verwendet, der entweder einen lokalisierten verstärkten Eigenrhythmus oder einen Mikro-Reentry-Mechanismus bezeichnen soll. Extrasystolen stellen einen Zustand intermittierender oder verlängerter Übererregbarkeit dar.**

1. Der Ursprung einer Extrasystole kennzeichnet sie als Vorhof-, Überleitungs- oder Kammer-Extrasystole und bedingt in der Mehrzahl der Fälle ihre elektrokardiographische Morphologie.

Der Augenblick des Auftretens einer Extrasystole im Rahmen des kardialen Grundrhythmus — wo auch immer der Ursprung sich befindet — bestimmt den zweiten Parameter, die Form der Extrasystole. Er kann gleichzeitig den Sinusgrundrhythmus stören oder aber auch nicht. Die meisten Extrasystolen treten verfrüht auf, d.h. sie erscheinen ganz am Anfang der Diastole; andere erfolgen später, in der Mitte oder am Ende einer Diastole.

Eine Extrasystole wird daher durch zwei Kriterien definiert:

— ein topographisches Kriterium, das Auskunft über ihre Lokalisation gibt;

— ein chronologisches Kriterium, das durch den Zeitpunkt des Auftretens innerhalb des Herzrhythmus bedingt ist.

1 **Topographie der Vorhof- und Ventrikelextrasystolen**

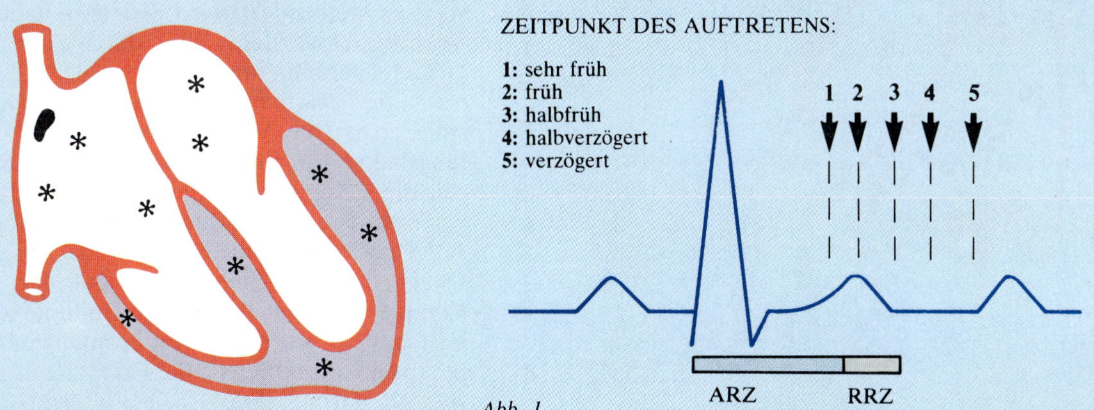


*Abb. 1*

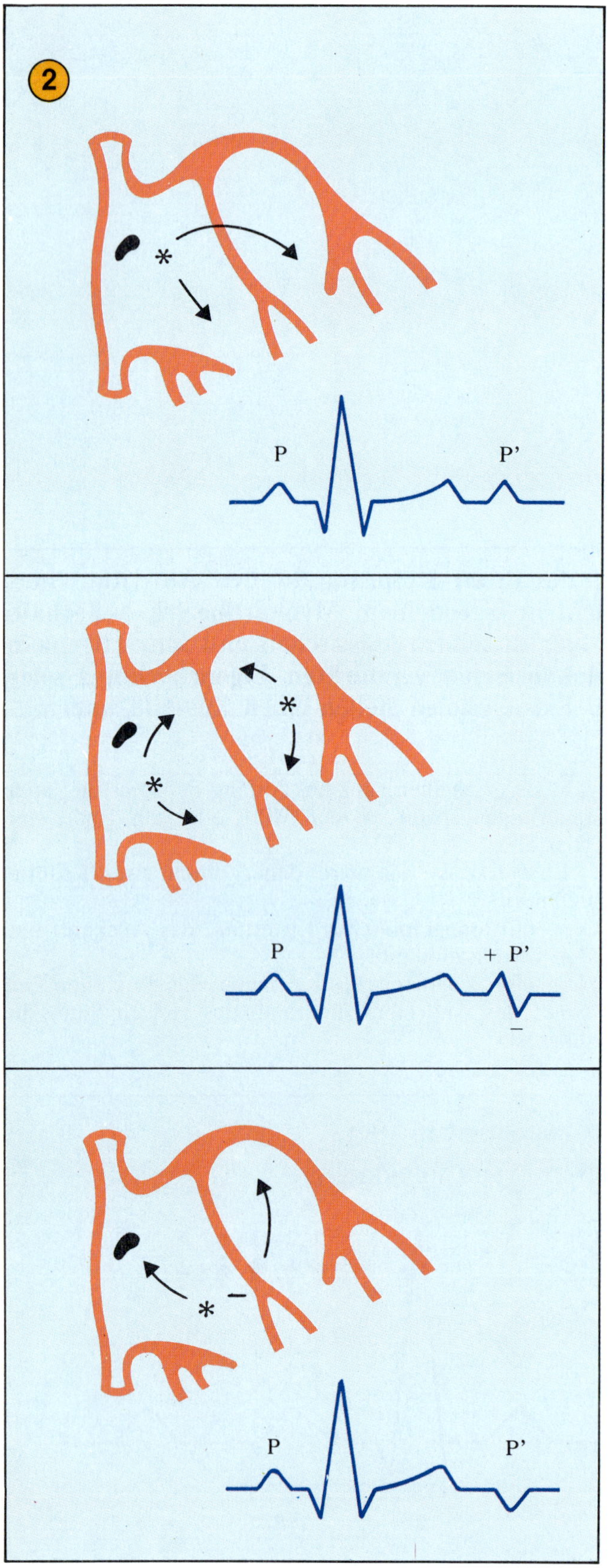


## VORHOFEXTRASYSTOLEN

### 2. Morphologischer Aspekt

Die atrialen Extrasystolen zeigen sich im Oberflächen-EKG als zusätzliche P-Wellen, die P' genannt werden.

— *Perisinodale Extrasystolen.* Sie entstehen in der Umgebung des Sinusknotens und erregen die Vorhöfe genauso wie der Sinusknoten, d.h. von oben nach unten und von rechts nach links. Sie stören daher den Aktionsablauf im Vorhof nicht sehr empfindlich. Die P'-Welle, die ihr entspricht, ist daher der vorangehenden P-Welle des Sinusknotens sehr ähnlich.

— *Extrasystolen rechts oder Mitte links.* Sie aktivieren die Vorhöfe oben und unten gleichzeitig. Daraus resultiert, wenn die Extrasystole im linken Vorhof entsteht, eine biphasische oder sogar in V5/V6 negative P-Welle.

— *Tief lokalisierte Extrasystolen.* Sie werden auch als Knoten- oder Überleitungsextrasystolen bezeichnet. Sie erregen die Vorhöfe in umgekehrter Richtung: von unten nach oben. In den Ableitungen, wo die P'-Welle normalerweise positiv ist, ist sie jetzt negativ: in D2, D3 und VF. Man nennt diese P'-Welle: P'-Welle vom retrograden Typ, die die aszendierende (retrograde) Aktivität der Vorhöfe wiedergibt.

### 3. Chronologische Aspekte

1. *Sehr früh* einfallende Extrasystolen. Sie treten nach der Beendigung der Vorhoferregung auf und stimulieren von neuem die Vorhöfe, ganz gleich, wo sich ihr Erregungsursprung befindet. Wenn sie dagegen auf die atrioventrikulären Überleitungsbahnen (grau) und/oder die Ventrikel in ihrer absoluten Refraktärzeit treffen, werden sie nicht auf die Ventrikel übergeleitet. Diese werden somit nicht erregt. Sie stellen sich als isolierte P'-Wellen dar, die oft schwer zu erkennen sind, da sie mit dem ST-Segment zusammenfallen, das dadurch spontan deformiert wird. Hierbei handelt es sich um Vorhofextrasystolen, die durch ein physiologisches Grundphänomen abgeblockt werden.

2. *Früh einfallende* Extrasystolen. Die erste Extrasystole erregt die Vorhöfe, trifft aber dann die Überleitungsbahnen in ihrer relativen Refraktärzeit: Sie pflanzen die Erregung auf die Ventrikel fort, allerdings mit einer gewissen Verzögerung, die länger als die normale AV-Überleitungszeit ist. Von da ab stellen sich die Dauer der P'R-Überleitung und der folgende QRS-Komplex in den Ableitungen normal dar. Die zweite Extrasystole trifft nur den rechten Schenkel in seiner relativen Refraktärzeit, die Erregung im linken Schenkel verläuft normal. Das EKG-Bild sieht daher folgendermaßen aus:

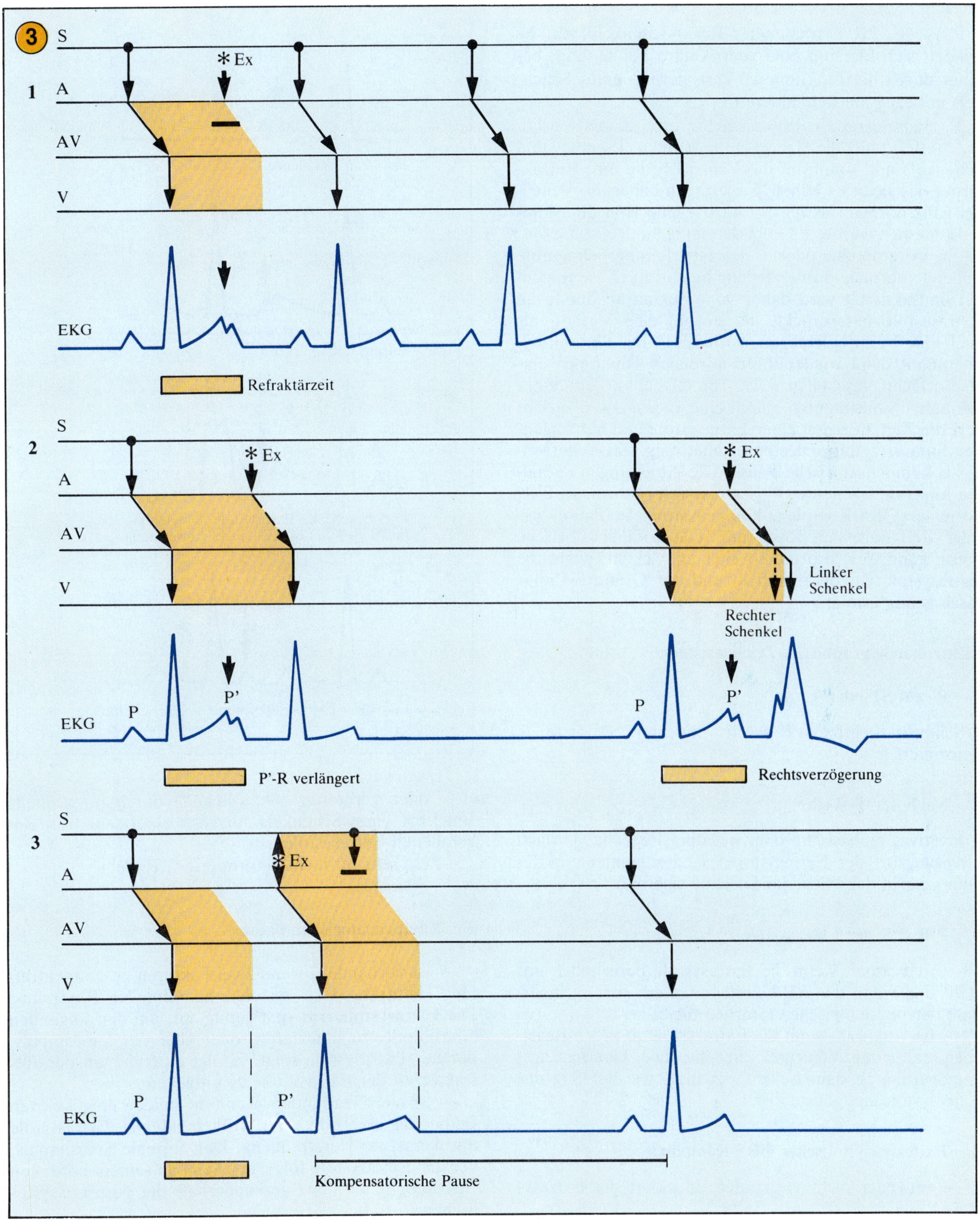
3
S
1
A
AV
V
* Ex
EKG
Refraktärzeit
2
* Ex
P
P'
Linker Schenkel
Rechter Schenkel
P'-R verlängert
Rechtsverzögerung
3
Kompensatorische Pause

P'-Welle, PR normal, aber Rechtsschenkelblock. Es handelt sich hier um eine ventrikuläre Fehlleitung, bedingt durch die funktionelle Verzögerung eines Schenkels in bezug auf den anderen.

3. *Verzögerte Extrasystolen.* Sie erregen die Vorhöfe, treffen auf die Überleitungsbahnen (Stamm und Schenkel) und somit auf die Ventrikel, die ihre Refraktärperiode beendet haben: Sie erregen daher die Ventrikel ganz normal, als ob die Aktivierung vom Sinusknoten stammen würde. Es folgt deren eigene Refraktärzeit, die in Vorhofebene oder in den Überleitungsbahnen die folgende normale Sinuserregung blockiert: Diese folgende Sinusaktivität wird daher vom Beginn an durch die Extrasystole unterdrückt, die sowohl eine Vorhof- als auch eine Ventrikelerregung verhindert. Die Sinusaktivität nimmt dann wieder ihren normalen Rhythmus ein, als ob nichts geschehen wäre. Die „Dehnbarkeit" eines normalen Sinusimpulses durch eine Extrasystole verlängert die Zeit zwischen einer Extrasystole und der folgenden Sinuserregung: Dies bezeichnet man klassischerweise als kompensatorische Pause. Die Ableitungen enthalten folgende Elemente: P' (Extrasystole), normales P'R, normaler QRS-Komplex, kompensatorische Pause, gefolgt vom normalen Rhythmus. Die kompensatorische Pause kann sich also um so eher entwickeln, wenn die Extrasystole verzögert auftritt und der Grundrhythmus rasch genug erfolgt.

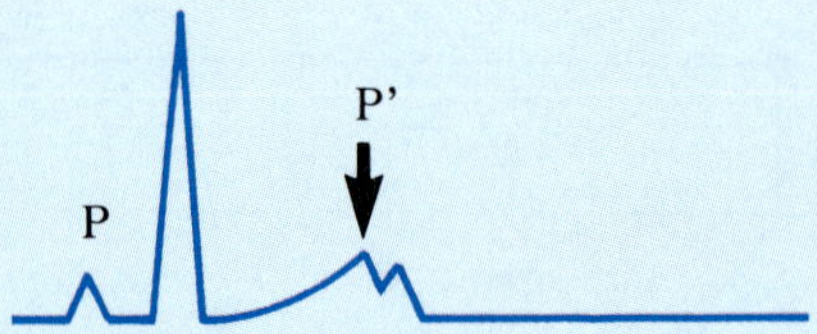

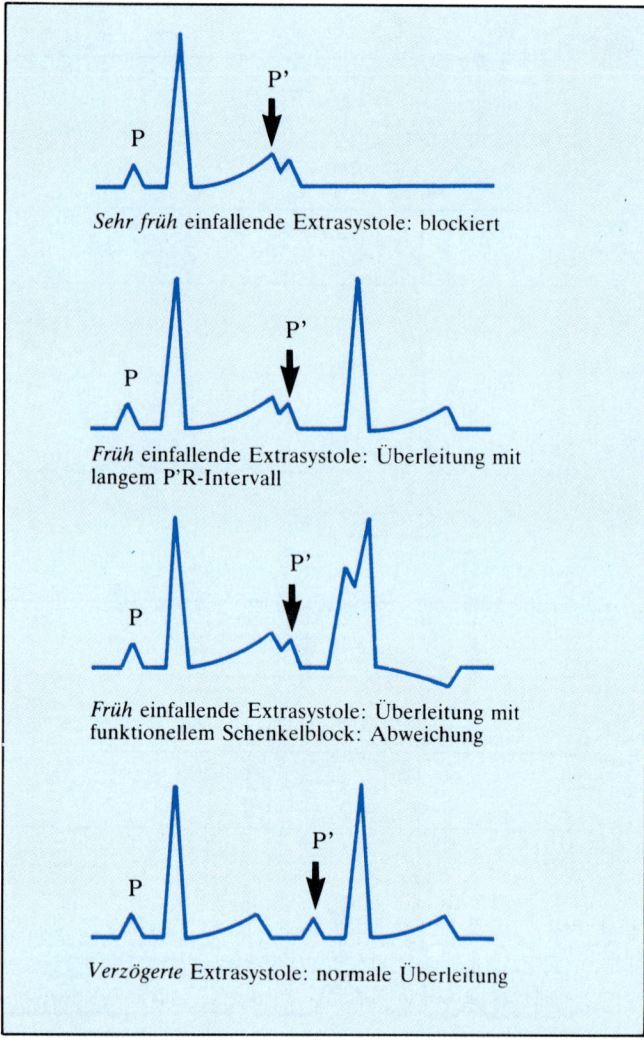

*Sehr früh* einfallende Extrasystole: blockiert

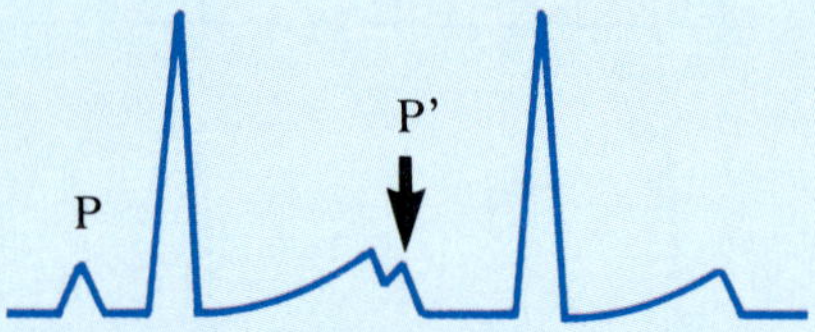

*Früh* einfallende Extrasystole: Überleitung mit langem P'R-Intervall

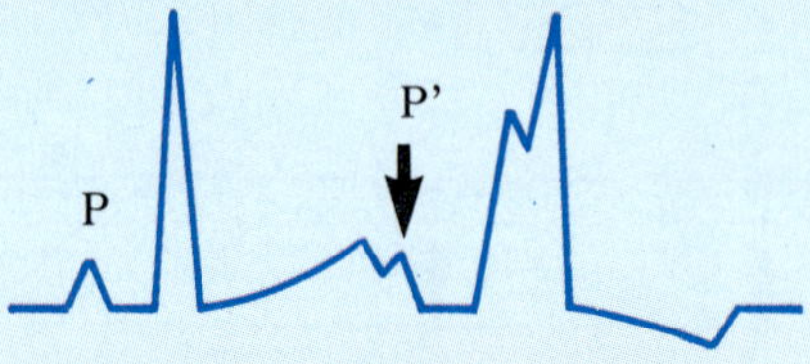

*Früh* einfallende Extrasystole: Überleitung mit funktionellem Schenkelblock: Abweichung

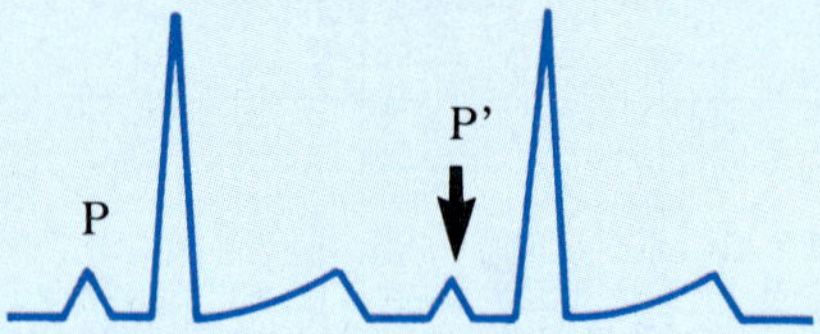

*Verzögerte* Extrasystole: normale Überleitung

**Elektrokardiographische Zeichensprache**

**1. P' auf ST oder T**

Schlecht sichtbare P'-Welle, die nur ST bzw. T deformiert.

**2. Nach der T-Welle:**

Positive, diphasische oder negative P'-Welle, je nach Ursprungsort der Extrasystole, ist aber immer am Beginn oder in der Mitte der Diastole sichtbar.

**3. P'R (PR der Extrasystole):**

— ist normal, wenn die Extrasystole perisinodal entsteht und wenn die AV-Überleitungsverzögerung innerhalb der physiologischen Grenzen bleibt.

— Ist verkürzt, wenn die Extrasystole in tiefen Bereichen nahe der Ventrikel entsteht. Die Überleitungsverzögerung ist dann soweit verkürzt, wie der Sitz der Extrasystole tief gelegen ist.

**4. Postextrasystolischer QRS-Komplex:**

— entweder nicht vorhanden, blockiert die Extrasystole,

— oder verbreitert, Abweichung durch funktionelle Blockade eines Schenkels aufgrund einer sehr früh eingefallenen Extrasystole,

— ein sehr oft nicht deformiertes „Ende".

**5. Kompensatorische Pause:**

— ist vorhanden, wenn zwei Faktoren zusammentreffen: Halbfrühe Extrasystole und schneller Rhythmus. Die Extrasystole tritt spät genug auf, um den folgenden Sinusimpuls zu blockieren, oder aber der Sinusimpuls, der der Extrasystole folgt, erfolgt zu früh, um der Refraktärzeit der Extrasystole zu entgehen;

— ist nicht vorhanden, wenn die beiden umgekehrten Bedingungen erfüllt sind: früheinfallende Extrasystole und langsame Herzfrequenz. Der normale Sinusimpuls, der der Extrasystole folgt, erscheint an seinem normalen chronologischen Platz und außerhalb der postextrasystolischen Refraktärzeit.

# Die Extrasystolen (2)

**Die Extrasystolen sind zusätzliche Herzaktionen, die ihren Ursprung in der Aktivität eines sogenannten „Zentrums" haben. Die Erregung entsteht in irgendeinem Myokardbezirk außerhalb des Sinusknotens. Der Ausdruck „Zentrum" wird hier im klassischen und sehr allgemeinen gehaltenen Sinn verwendet, der entweder einen lokalisierten verstärkten Eigenrhythmus oder einen Mikro-Reentry-Mechanismus bezeichnen soll. Extrasystolen stellen einen Zustand intermittierender oder verlängerter Übererregbarkeit dar. Im vorigen Kapitel haben wir die Vorhofextrasystolen besprochen.**

## Ventrikuläre Extrasystolen

Sie unterscheiden sich von den Vorhofextrasystolen in zwei Punkten:

— Sie folgen keiner Vorhofaktion, also keiner P-Welle;
— sie verändern meist den Ventrikelkomplex.

### Lokalisation

Sie können aus irgendeinem Bereich des Ventrikels kommen. Vier Ausgangspunkte sind in Abbildung 1 dargestellt. (Vergleiche hierzu Teil 1 der Extrasystolen im letzten Kapitel).

### 1. Morphologie

In Abbildung 1 sind drei Typen ventrikulärer Extrasystolen dargestellt.

*1. Ventrikuläre Extrasystole rechts*

Sie entsteht in der äußeren Wand des rechten Ventrikels, erregt zunächst den rechten Ventrikel, durchquert das Septum von rechts nach links und aktiviert dann den linken Ventrikel. Daraus resultiert eine frühe Erregung des rechten Ventrikels in bezug auf den linken.

1

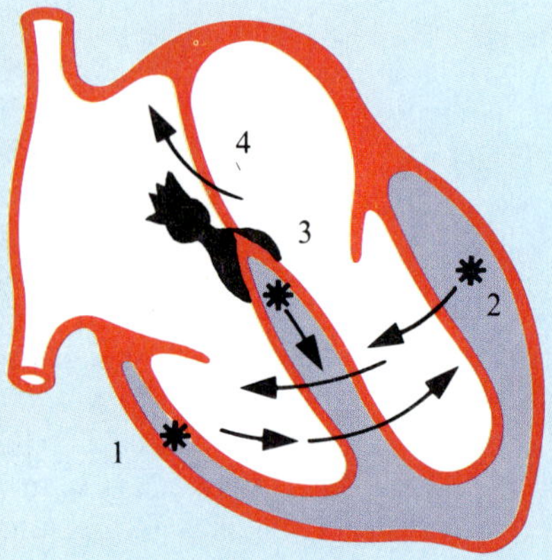


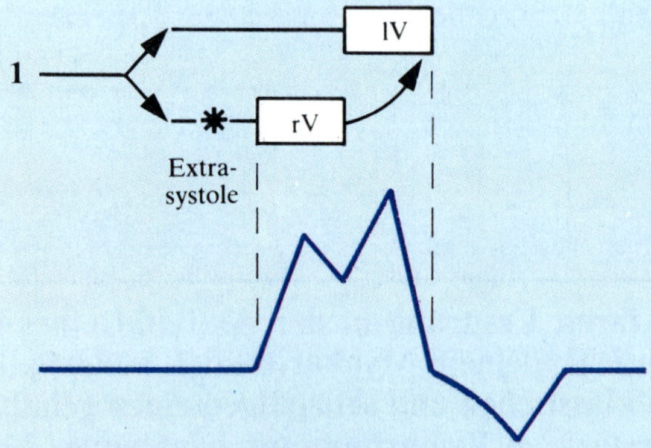


**Scheinbarer Linksschenkelblock im linken Ventrikel**

*2. Ventrikuläre Extrasystole links*

Sie entsteht in der äußeren Wand des linken Ventrikels, erregt zunächst den linken Ventrikel, durchquert das Septum von links nach rechts und aktiviert dann den rechten Ventrikel. Daraus resultiert eine frühe Erregung des linken Ventrikels in bezug auf den rechten.

In beiden Fällen bewirkt die frühe Erregung des einen Ventrikels eine Erregungsverzögerung des anderen. Die Folgen davon sind:

— ventrikulärer Asynchronismus,

— QRS-Verbreiterung,

— ein scheinbarer Rechtsschenkelblock durch eine linke Extrasystole,

— ein scheinbarer Linksschenkelblock durch eine rechte Extrasystole.

*3. Septale Extrasystole*

Nur unter der Bedingung, daß die ventrikuläre Extrasystole zum Zeitpunkt des Erregungsbeginns genau in der Mitte oder weit oben gelegen ist, findet eine simultane Erregung beider Ventrikel statt. Der QRS-Komplex wird dann nicht verzögert, und es entsteht das Bild einer Knotenhemmung. Allerdings liegt eine septale Extrasystole nie genau median und erzeugt daher einen leichten Ventrikelasynchronismus vom Typ der inkompletten Rechts- oder Linksherzverzögerung.

4. Der gegen die Vorhöfe aszendierende Vektor zeigt die Möglichkeit der ventrikulären Extrasystole, eine gegen die Vorhöfe retrograde Erregung auszulösen.

— Schließlich wird jede ventrikuläre Extrasystole von einer Richtungsänderung der Repolarisation begleitet.

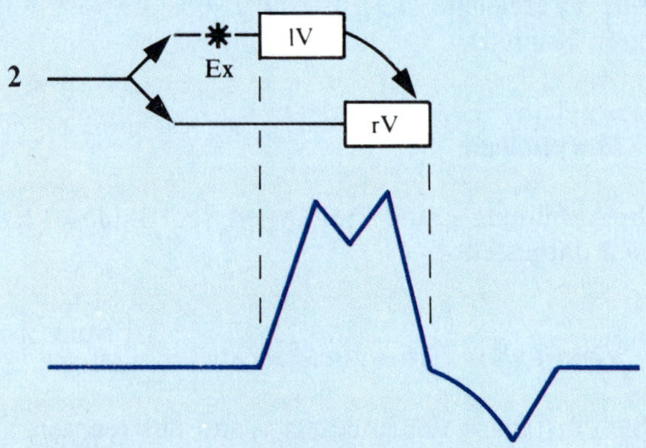


**Scheinbarer Rechtsschenkelblock im rechten Ventrikel**

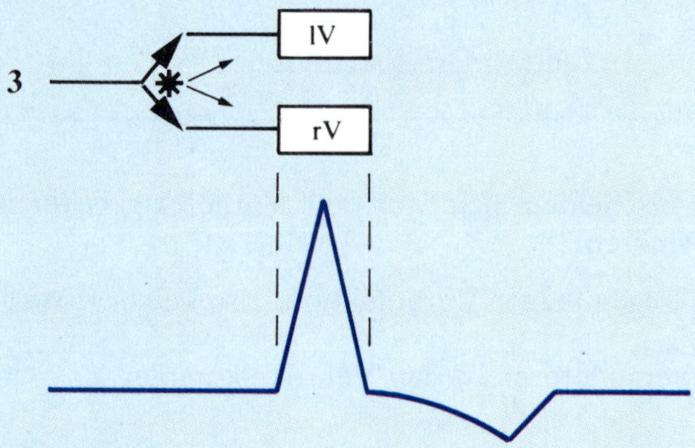


**keine QRS-Deformation**

*Abb. 1*

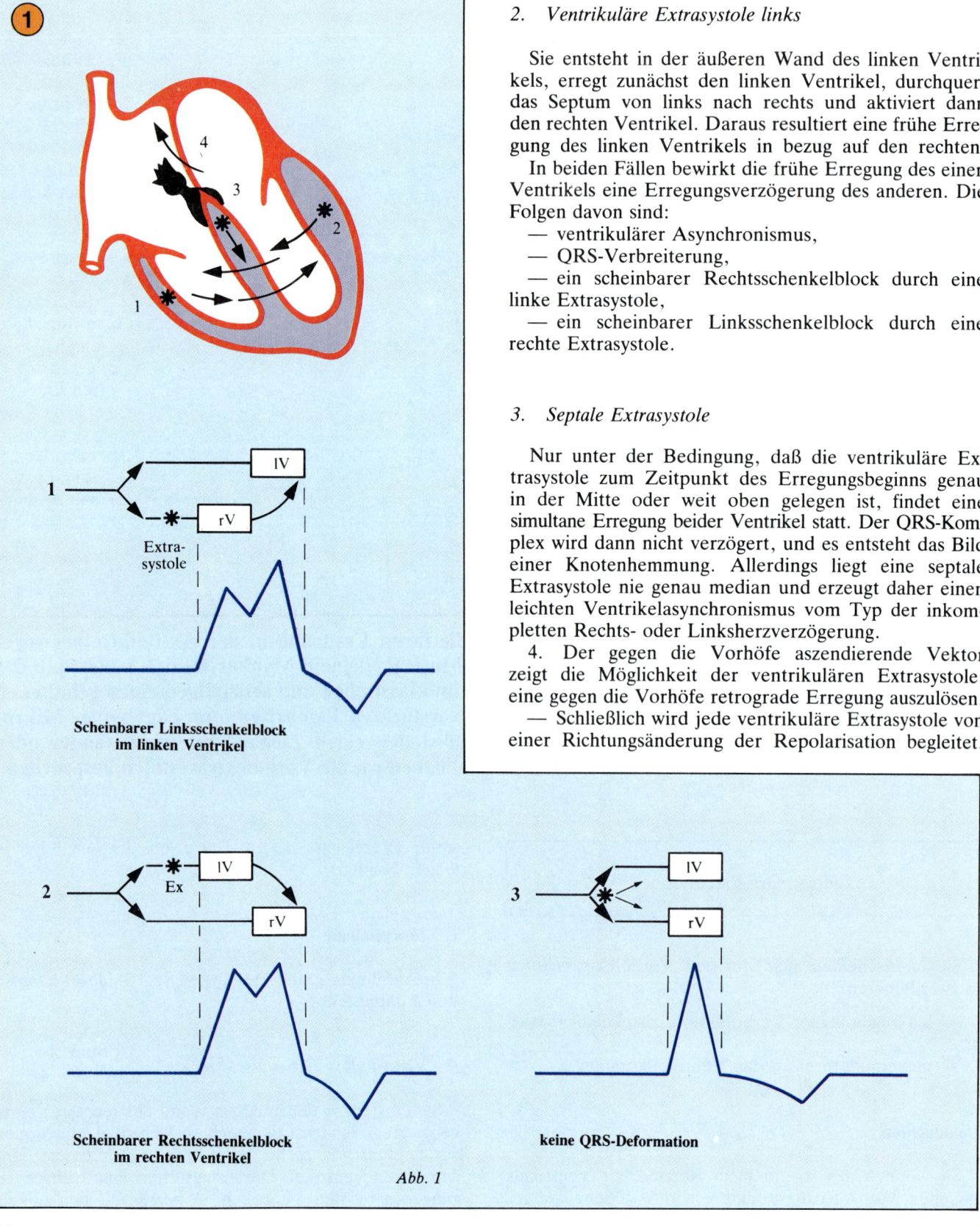

Dies wird an der inversen T-Welle der Extrasystole deutlich.

## 2. Chronologie

Eine ventrikuläre Extrasystole kann genauso wie die Vorhofextrasystole sehr früh, früh, halbverzögert oder verzögert auftreten.

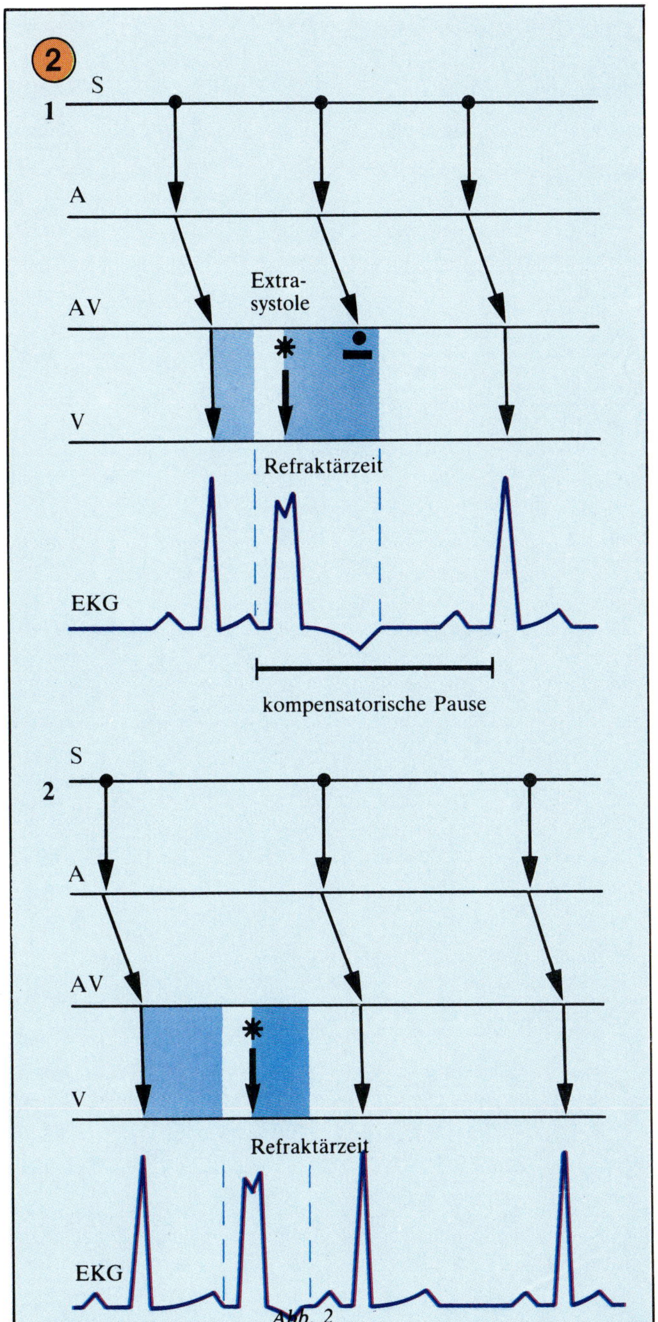

Abb. 2

*1. Ventrikuläre Extrasystolen (rechts oder links) mit kompensatorischer Pause.* Die erste Systole entsteht normal im Sinusknoten. Es fällt eine frühe Extrasystole ein, die den Ventrikel aktiviert und desynchronisiert. Ihr folgt die eigene Refraktärzeit. Die zweite Sinussystole erregt die Vorhöfe, läuft über die AV-Überleitung weiter, wird aber in den Ventrikeln durch die Refraktärzeit der Extrasystole blockiert. Die dritte Sinussystole erfolgt wieder an normaler Stelle. Zwischen der ventrikulären Extrasystole und der folgenden Sinussystole entsteht ein längeres Intervall, das die Summe einer normalen Diastole, die Dauer der ventrikulären Extrasystole und ihrer Refraktärzeit darstellt.

*2. Interpolierte (rechte und linke) ventrikuläre Extrasystole.* Die erste Systole stammt aus dem Sinusknoten. Es folgt eine Extrasystole mit Refraktärzeit. Aber in diesem Falle ist die Sinusfrequenz niedriger und die zweite Sinussystole — welche der ventrikulären Extrasystole folgt — trifft auf die Überleitungswege und auf die Ventrikel außerhalb der Refraktärzeit der Extrasystole: Sie erregt die Ventrikel ganz normal. Daher entsteht keine Pause und keine Verschiebung des Grundrhythmus. Die dritte Sinussystole erfolgt normal.

**Elektrokardiographische Terminologie**

— keine vorzeitige P- oder P′-Welle,
— vorzeitiges, manchmal verzögertes Auftreten,
— QRS-Deformation,
— Inversion der T-Welle,
gefolgt oder nicht gefolgt von einer kompensatorischen Pause.
— Verdoppelung: zwei mit gleicher Morphologie verbundene Extrasystolen.
— Verdreifachung: drei verbundene Extrasystolen.
— Bigeminus: paarweises Auftreten einer Extrasystole mit einer vorangehenden normalen Systole, die durch ein festes Zeitintervall charakterisiert ist.
— Monofokale Extrasystolen: Extrasystolen mit gleicher Morphologie, die von einem einzigen Zentrum ausgehen.
— Multifokale Extrasystolen: Extrasystolen mit verschiedener Morphologie, die die Existenz mehrerer Zentren anzeigen.
— Salvenartige Extrasystolen: Auftreten mehrerer Extrasystolen hintereinander, im allgemeinen mit gleicher Morphologie. Der Ausdruck „Garbe“ wäre hier bildhafter und realistischer.

# Pathologischer Aktionsrhythmus (1)

**Während ektopisch bedingte Extrasystolen meistens vorübergehend sind, erzeugen ektopisch induzierte Dauererregungen anhaltende und sehr oft paroxysmale echte Tachykardien:**

- **— Vorhoftachykardie**
- **— Überleitungstachykardie**
- **— Vorhofflattern**
- **— Vorhofflimmern**

## EKTOPISCH INDUZIERTE DAUERERREGUNGEN

**Gemeinsame Charakteristika dieser vier Varianten:**

— der supraventrikuläre Ausgangspunkt der Dysrhythmie,
— die Vorhofventrikelverbindung mit gleicher oder meistens durch die Refraktärzeit der Überleitungswege verminderter Frequenz,
— synchrone Ventrikelaktivitäten, die im EKG schmale QRS-Komplexe vom supraventrikulären Typ erzeugen.

## VORHOFTACHYKARDIE

*Synomyma:* Vorhoftachysystolie, atriale Tachykardie.

### 1. VORHOFAKTIVITÄT

Sie hängt nicht vom Sinusknoten, sondern entweder von einem fokalen Reentrymechanismus oder einem ektopischen Zentrum, das in einem bestimmten Vorhofbereich gelegen ist, ab: äußere Wand des rechten Vorhofes (1), unterer Bereich des rechten Vorhofes (2), Vorhofseptum (3), linker Vorhof (4).

Diese Erregungsfrequenz variiert sehr stark: 140 bis 200 Impulse pro Minute in regelmäßiger Folge.

Die Richtung des Vorhofaktionsverlaufes hängt von der Lokalisation des Erregungszentrums ab: von oben nach unten bei hoher Lokalisation, von unten nach oben im umgekehrten Fall. Daher ergeben sich verschiedene P-Wellenmuster: positiv und einer Sinus-P-Welle ähnlich für eine deszendierende (in $D_2$, $D_3$, VF), negativ (in $D_2$, $D_3$ und VF) für eine aszendierende Erregung.

**Vorhoftachykardien**

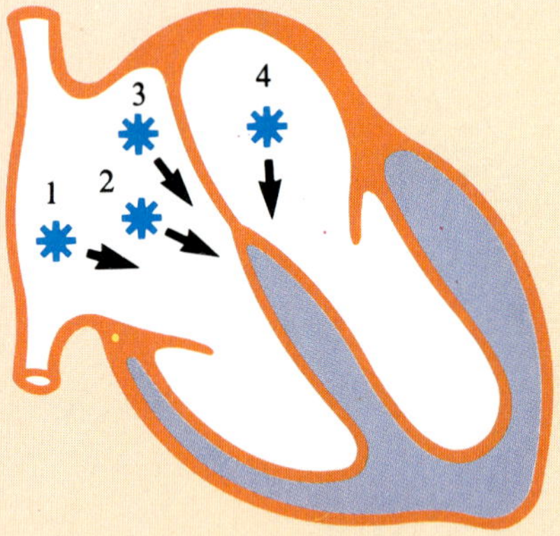


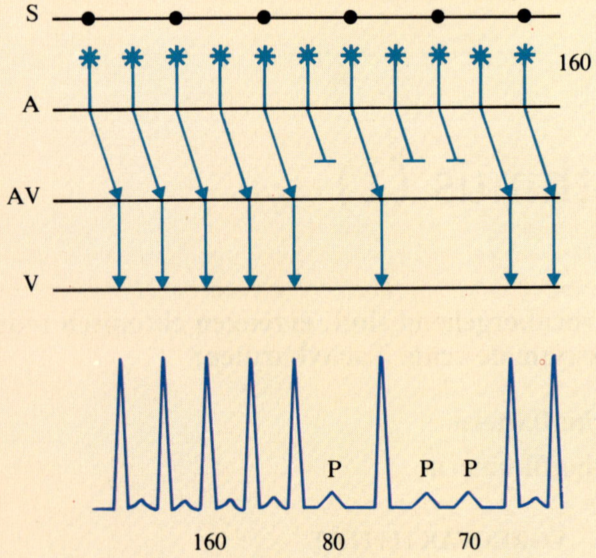


**Oberes Schema**

Vier mögliche Ursprungsorte einer Vorhoftachykardie sind dargestellt. Der Sinusknoten wird durch die schnellere Tachykardiefrequenz unterdrückt. Die Vorhoferregung, durch Pfeile gekennzeichnet, richtet sich von seinem Zentrum gegen die Ventrikel. Diese werden wie vom Sinusknoten her aktiviert. Ihre Erregung bleibt synchron, nur die Frequenz steigt an.

**Diagramm:**

In S:
Der Knoten beherrscht nicht mehr die Vorhöfe.

In A:
Die Vorhoferregung folgt einem Zentrum außerhalb des Sinusknotens, mit einem regelmäßigen Rhythmus von 160/min.

In AV:
Die AV-Überleitung erfolgt für die ersten fünf Komplexe im gleichen Rhythmus. Die Vorhofwellen sind zwischen die QRS-Komplexe eingeschoben, aber oft schlecht erkennbar. Die sechste, achte und neunte Vorhoferregung ist blockiert und wird nicht auf die Kammern übergeleitet.

In V:
Die Erregung beider Ventrikel bleibt synchron. Nur ihre Frequenz variiert. Die ersten fünf Kammerkomplexe haben die gleiche Frequenz wie die der Vorhöfe. Danach wird die Kammerfrequenz durch eine funktionelle Überleitungsblockade vermindert. Dies kann einmal durch zwei Vorhofaktivitäten (Frequenz 80) oder durch zwei oder drei aufeinanderfolgende Vorhoferregungen (Frequenz 70) bedingt sein. Die Vorhofwellen, charakteristisch für die Tachykardie, werden dann gut sichtbar.

## 2. DIE ATRIOVENTRIKULÄRE ÜBERLEITUNG

Mehrere Möglichkeiten:

● Wenn die Frequenz der Tachykardie nicht so sehr ausgeprägt ist, erfolgt die Aktionsübertragung vom Vorhof auf die Ventrikel mit der gleichen Frequenz: Der Ventrikel antwortet auf die Vorhoferregung (Eins-zu-eins-Überleitung).

● Wenn die Frequenz der Tachykardie ausgeprägter ist, befinden sich die Überleitungsbahnen und die Ventrikel noch in ihrer Refraktärphase, die von der vorangehenden Stimulation herrührt, und die AV-Überleitung ist meistens bei jedem zweiten Stimulus blockiert: Das bedeutet, daß von zwei Vorhoferregungen nur eine auf die Ventrikel übergeleitet wird, die andere kann durch die Refraktärzeit nicht weitergegeben werden (Zwei-zu-eins-Überleitung).

● Wenn die Tachykardie durch ein negativ-chronotropes Medikament behandelt wird (Digitalis, Verapamil, usw.), kann die AV-Überleitung drei- oder viermal hintereinander blockiert sein (Drei- oder Vier-zu-eins-Überleitung).

## 3. VENTRIKELERREGUNG

Sie hängt ab von:
— der Vorhoffrequenz,
— der AV-Überleitung.

● Eins-zu-eins-Überleitung: Die Kammerfrequenz ist regelmäßig und mit der Vorhoffrequenz identisch.

● Zwei-zu-eins-Überleitung: Die Kammerfrequenz ist regelmäßig aber halb so schnell wie die der Vorhöfe.

● Drei- oder Vier-zu-eins-Überleitung: Die Kammerfrequenz kann normal, regelmäßig oder unregelmäßig sein.

## Vorhoftachysystolie

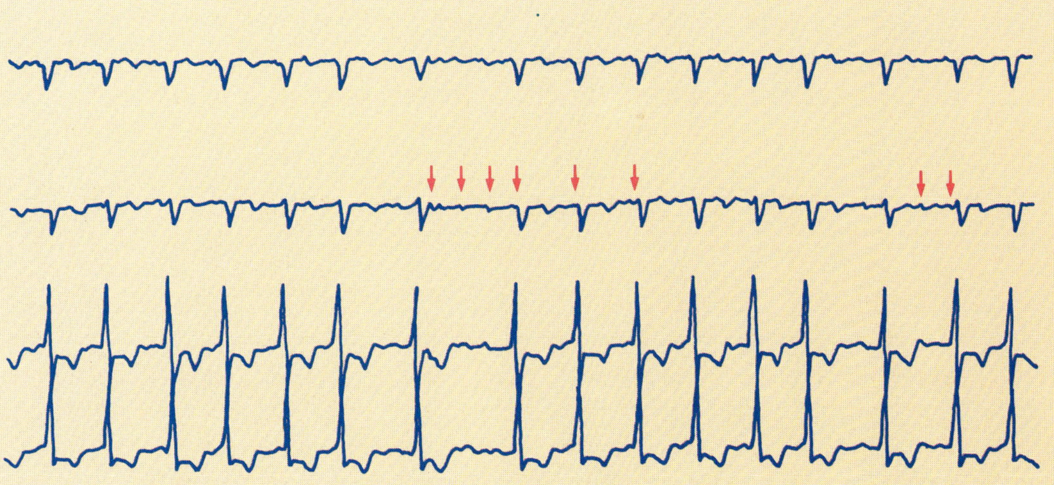

Die der Tachykardie entsprechenden Vorhofwellen sind nur in der längeren Diastole des zentralen Ableitungsabschnittes sichtbar.

## Elektrokardiographische Terminologie

Vorhoffrequenz: Variabel, von 140 bis 200 pro Minute.

Kammerfrequenz: Entweder genauso oder geringer, regelmäßig oder unregelmäßig.

P-Wellen:

Die „Sinus"-P-Wellen sind verschwunden. Sie werden durch monomorphe (von gleichem Aussehen), spannungsgeminderte Vorhofwellen ersetzt, die in $D_2$, $D_3$ und VF je nach der Vorhoferregung positiv oder negativ sind.

PR-Intervall:

Im engeren Sinn gibt es kein PR-Intervall mehr, da die P-Wellen nicht mehr vom Sinusknoten stammen. Es gibt nur ein scheinbares, verkürztes PR, da der Ursprungsort der Vorhoferregung außerhalb des Sinusknotens liegt. Je näher er bei den Ventrikeln liegt, desto kürzer ist der Weg, der zu durchlaufen ist und desto kürzer ist die Überleitungszeit in die Ventrikel.

PP-Intervall:

Zwei Vorhofwellen werden durch ein isoelektrisches Intervall unterbrochen, das für diesen Tachykardietyp ziemlich charakteristisch ist. Die Länge dieses PP-Zyklus erlaubt, wenn zwei aufeinanderfolgende P-Wellen gut sichtbar sind, die Herzfrequenz leicht zu berechnen.

QRS-Komplex:

Die Form der Kammerkomplexe ist normal (abgesehen von damit vergesellschafteten Anomalien), mit schmalem QRS-Komplex. Das beweist den atrialen, sprich supraventrikulären, Ursprung der Tachykardie.

Vagale Stimulation:

Sie kann die Tachykardie unterbrechen, wenn es sich um einen Reentrymechanismus handelt. Wenn dagegen ein „Zentrum" Ursache der Tachykardie ist, ist sie wirkungslos. Im allgemeinen vermindert sie die Kammerfrequenz, weil sie die Überleitung auf natürliche Weise hemmt. Während einer längeren Kammerdiastole können die charakteristischen Vorhofwellen dieser Tachykardie sichtbar gemacht werden durch:

— ihr monomorphes Aussehen,

— ihre Frequenz,

— ihr eingeschobenes, isoelektrisches Intervall.

# Pathologischer Aktionsrhythmus (2)

**Während ektopisch bedingte Extrasystolen meistens vorübergehend sind, erzeugen ektopisch induzierte Dauererregungen anhaltende und sehr oft paroxysmale echte Tachykardien. Im letzten Kapitel haben wir die Vorhoftachykardien besprochen.**

## EKTOPISCH INDUZIERTE DAUERERREGUNGEN

### Überleitungstachykardien

*Synonym:* Knotentachykardie

*Mechanismen:*

— fokal: Ein einziges Zentrum, das sich an der atrionodulären Überleitung, nahe der Verbindung zum AV-Knoten befindet, erregt gleichzeitig von oben nach unten (anterograde Richtung) die Ventrikel und von unten nach oben (retrograde Richtung) die Vorhöfe.

— Reentrymechanismus oder reziproker Rhythmus: Dasselbe Zentrum an selber Stelle erregt die Ventrikel anterograd und die Vorhöfe retrograd. Der einzige Unterschied zu dem erstgenannten Mechanismus betrifft die retrograde Erregung, die zu den Ventrikeln zurückgeleitet wird und sie nochmals aktiviert, nachdem die nötige Zeit vergangen ist, um von den Vorhöfen zurückzukehren und die Ventrikel nach ihrer Refraktärzeit anzutreffen.

#### 1. Vorhoferregung

Die Sinusaktivität wird wie bei der Vorhoftachykardie durch die Aktivität eines „Zentrums" ersetzt, das im

**Überleitungstachykardie**

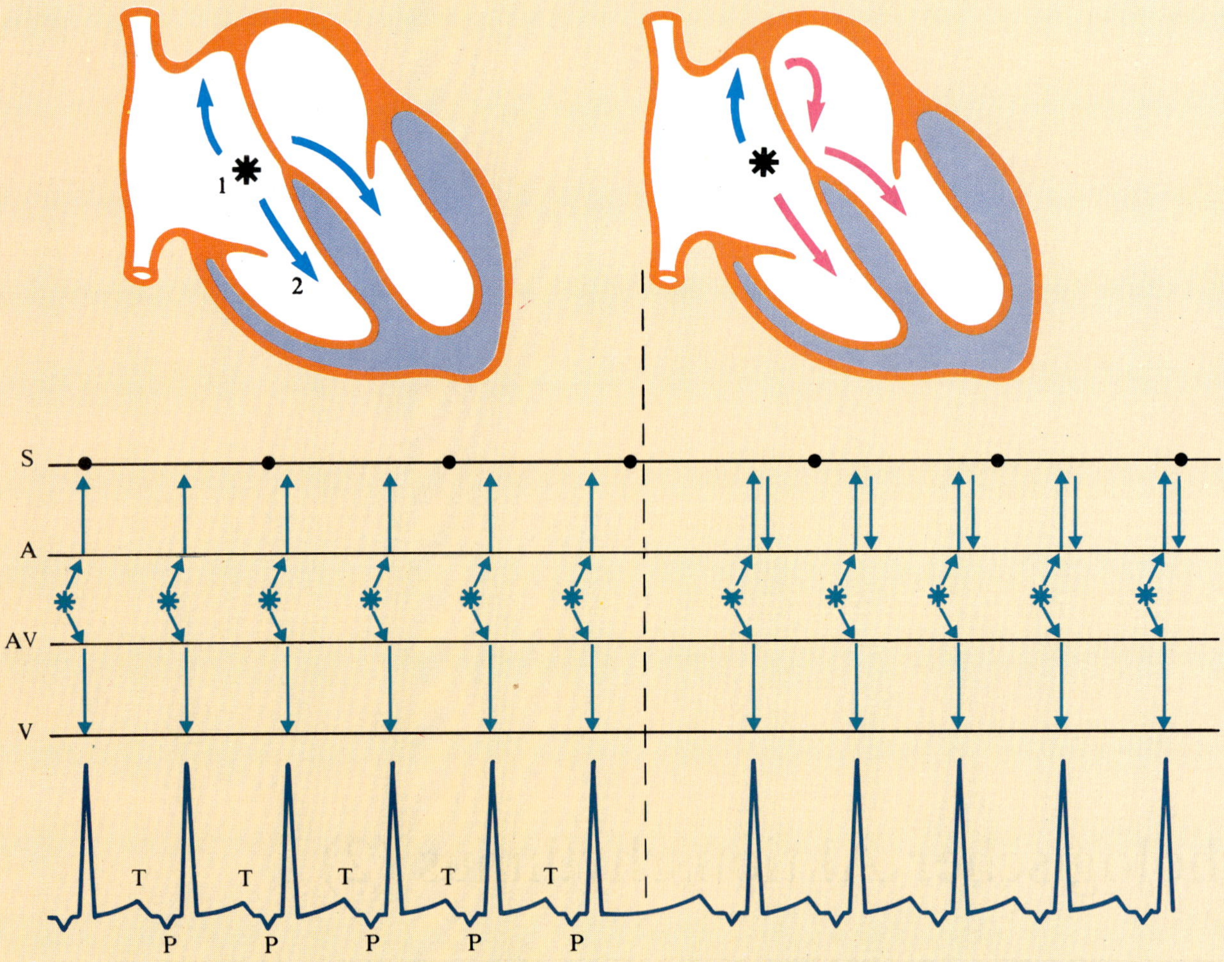


**Oberes Schema**

*Links:* Ein nodales Zentrum erregt gleichzeitig die Vorhöfe (von unten nach oben) und die Ventrikel (von oben nach unten) üblicherweise mit derselben Frequenz.

*Rechts in blau:* Retrograde Vorhoferregung vom Zentrum ausgehend; *in rot:* Reflektion der Vorhoferregung, die anterograd erfolgt, auf die Überleitungswege übergeht und dann die Ventrikel reaktiviert.

**Diagramm:**

*Links:* Simultane Vorhof- und Kammererregung. Die retrograden Vorhofwellen stellen sich vor dem QRS-Komplex dar. Sie sind negativ, weil sie einer retrograden Vorhoferregung entsprechen.

*Rechts:* Jede retrograde Vorhoferregung hat eine anterograde Vorhofaktivierung und dann durch den Reentrymechanismus der Überleitungsbahnen eine anterograde Kammeraktion zur Folge. Dies ist ein reziproker Rhythmus, der die Tachykardie unterhält.

unteren Abschnitt des rechten Vorhofes nahe des AV-Knotens liegt. Dieses ektopische Zentrum erregt gleichzeitig die Vorhöfe von unten nach oben, und die Ventrikel von oben nach unten. Die Erregungsfrequenz dieses Zentrums hat eine Größenordnung von 180 bis 200 pro Minute und ist regelmäßig.

**2. Atrioventrikuläre Überleitung**

Sie bleibt normal und überträgt daher die Vorhofaktivität auf die Ventrikel mit derselben Frequenz nach der Eins-zu-eins-Überleitung (eine Ventrikelantwort nach jeder Vorhoferregung). Das ektopische Zentrum befindet sich im unteren Bereich des rechten Vorhofes und sehr nahe an den Ventrikeln; der Weg, der zu durchlaufen ist, ist sehr kurz: Die AV-Überleitungszeit ist daher extrem gering, und es wird praktisch kein PQ-Intervall sichtbar.

### 3. Ventrikelerregung

Sie spiegelt exakt die Vorhoferregung durch eine Eins-zu-eins-Überleitung des AV-Bereiches wider:
— Die Kammerfrequenz ist die gleiche wie die der Vorhöfe,
— die Ventrikelkontraktion bleibt synchron und bildet schmale Komplexe vom supraventrikulären Typ ab.

### 4. Das Fortbestehen der Tachykardie ist gesichert:

— entweder alleine durch die automatisierte Erregung des ektopischen Zentrums mit rascher Frequenz; sie wird an Vorhöfe und Ventrikel gleichzeitig weitergeleitet (oben beschriebener und im linken Diagrammabschnitt dargestellter Mechanismus),

— oder durch das Dazwischenschalten eines Reentrymechanismus vom Typ des großen Reizkreislaufes. Jede Vorhofstimulation erregt, nachdem sie den Vorhof von unten nach oben (retrograd) stimuliert hat, die Vorhöfe wieder von oben nach unten (anterograd) und stimuliert anschließend die Ventrikel, usw. Ein solcher Prozeß, der einen Reentrymechanismus beinhaltet, wird auch „reziproker Überleitungsrhythmus" genannt, weil:
— er die Ventrikel erneut erregt,
— von einem Zentrum im Bereich der Überleitung ausgeht,
— selbst durch die Vorhöfe neu weitergeleitet wird.

### 5. Die vagale Stimulation erfolgt nach dem „Alles-oder-nichts-Prinzip":

— entweder durch eine plötzliche Unterbrechung der Tachykardie; der Reentrymechanismus wird blockiert,
— oder durch einen Erregungsstop, wenn es sich um ein einfaches Zentrum ohne Reentrymechanismus handelt.

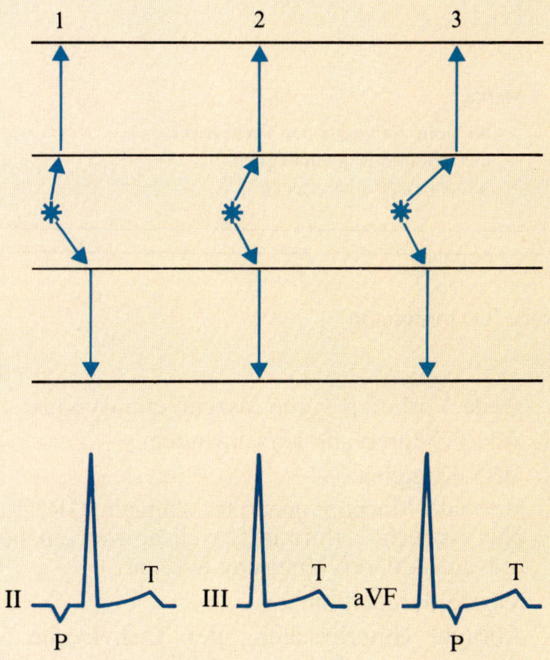


Dieses Diagramm zeigt, wie bei einer Überleitungstachykardie infolge der unterschiedlichen Uberleitungszeiten vom ektopischen Zentrum auf die Vorhöfe die P-Wellen sein können:
— in 1: Vor dem QRS-Komplex;
— in 2: im QRS-Komplex verborgen und im Oberflächen-EKG nicht sichtbar.
— in 3: nach dem QRS-Komplex.

In allen drei Fällen ist die P-Welle in II, III und aVF negativ. Diese drei Formen wurden früher genannt:
— in 1: superiorer Knotenrhythmus
— in 2: mittlerer Knotenrhythmus
— in 3: inferiorer Knotenrhythmus

Unten: Die Sichtbarkeit der P-Welle und ihr Platz in bezug auf den QRS-Komplex hängt zusätzlich vom Sitz des Zentrums, vorwiegend aber von der Überleitungsverzögerung der ektopischen Erregung auf die Vorhöfe, ab.

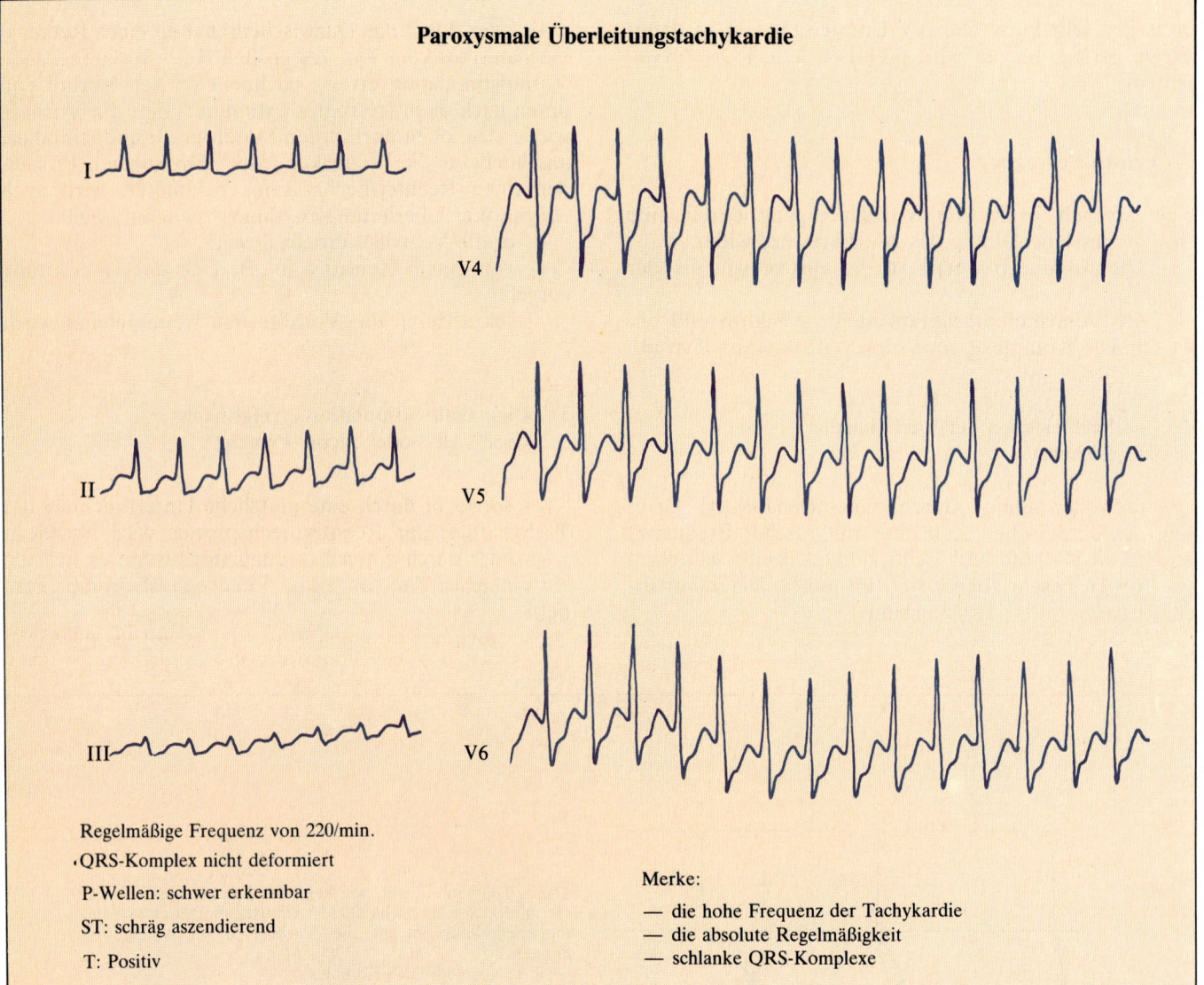

## Paroxysmale Überleitungstachykardie

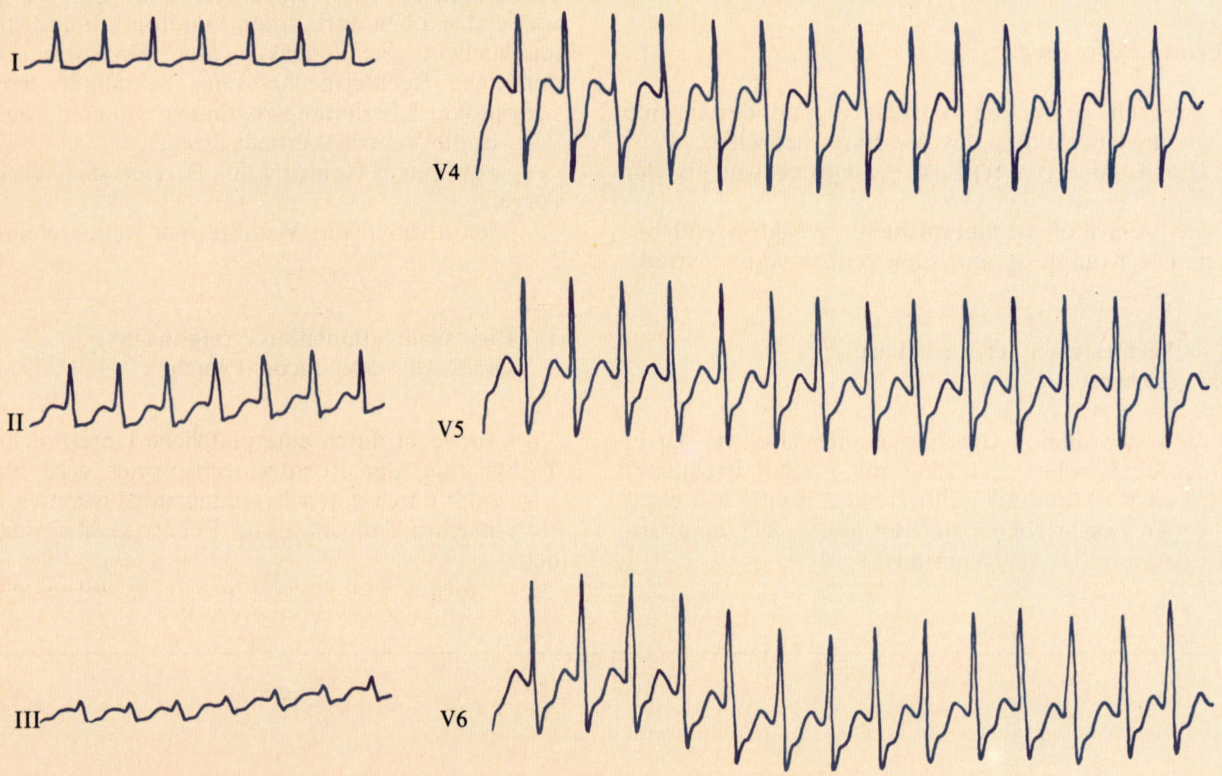


Regelmäßige Frequenz von 220/min.
QRS-Komplex nicht deformiert
P-Wellen: schwer erkennbar
ST: schräg aszendierend
T: Positiv

Merke:
— die hohe Frequenz der Tachykardie
— die absolute Regelmäßigkeit
— schlanke QRS-Komplexe

## Elektrokardiographische Terminologie

Vorhoffrequenz: 180 bis 200/min.
Kammerfrequenz: identisch mit der Vorhoffrequenz und regelmäßig.
P-Wellen: Die P-Wellen des Sinusknotens verschwinden.
„Ektopische" P-Wellen sind:
— entweder scheinbar nicht vorhanden, da sie im Ventrikelkomplex verborgen sind;
— oder (schwer) sichtbar und zwar sofort vor oder nach jedem QRS-Komplex. Sie sind in II, III und aVF negativ, denn sie spiegeln die retrograde Vorhoferregung (aszendierend) wider.
Alle PQ-Intervalle verschwinden.

QRS-Komplex:
Normale Morphologie. Der schmale QRS-Komplex ist nicht deformiert, weil er von einem supraventrikulären Ursprung ausgeht.

Vagale Stimulation:
Abrupte Unterbrechung der Tachykardie oder Fehlen einer Reaktion (Alles-oder-nichts-Gesetz).

# Pathologischer Eigenrhythmus

**Beim Vorhofflattern sind sehr wahrscheinlich beide Mechanismen, die Vorhofrhythmen auslösen und unterhalten, vereinigt:**
**— ektopisches Zentrum oder ein kleiner Reentry-Kreislauf**
**— ektopisches Zentrum mit großem Reentry-Kreislauf, bedingt durch eine intra- und interatriale Überleitungsstörung.**

**1. VORHOFERREGUNG**

Sie wird durch ein ektopisches Zentrum ausgelöst, das meistens im unteren Bereich des rechten Vorhofes nahe der Mündung des Sinus coronarius gelegen ist. Die Frequenz beträgt 300/min, und der Entladungsrhythmus ist sehr regelmäßig.

Von diesem Anfangspunkt aus:

— werden der linke Vorhof (1), das Septum (2) und die Hinterwand des rechten Vorhofes (3) von unten nach oben erregt;

— wird danach die Vorderwand des rechten Vorhofes, langsam von oben nach unten aktiviert;

— wird das Initialzentrum schließlich auf dem Weg, der die Tachykardie mit derselben Frequenz selbst unterhält, neu erregt;

— befindet sich ein großer Reentry-Kreislauf in einer zirkulären Überleitungsbewegung, die die Vorhöfe gegen den Uhrzeigersinn durchläuft.

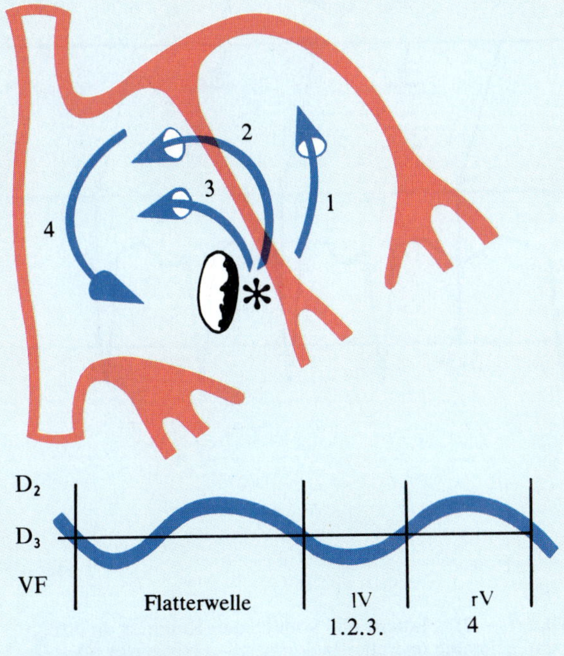


**Oberes Schema**

1, 2 und 3 repräsentieren die aszendierende Erregung bezüglich des linken Vorhofes (1), des Vorhofseptums (2) und der Hinterwand des rechten Vorhofes (3), Nummer 4 stellt die deszendierende Erregung der Vorderwand des rechten Vorhofes schematisch dar. Das ganze verdeutlicht ziemlich genau eine kreisförmige Rotationsbewegung, die vom Ursprungsort aus gegen den Uhrzeigersinn verläuft.

**Unteres Diagramm**

Es repräsentiert zwei Vorhofflatterwellen. Jedes beinhaltet (in D2, D3 und VF) zwei Komponenten: eine initialnegative, die der Erregung ins 1, 2 und 3 entspricht; eine längere, positive, die der Erregung in 4 entspricht und nach unten weist. Die regelmäßige Folge dieser beiden Anteile bestimmt in der Vorhofableitung zwischen den beiden Kammerkomplexen das sinusoidale Tempo des Vorhofflatterns.

**2. DIE ATRIOVENTRIKULÄRE ÜBERLEITUNG**

— Meistens ist die Erregungsüberleitung von den Vorhöfen auf die Ventrikel durch den Einfluß der Refraktärzeit 1:2 blockiert: Eine Stimulation mit atrialem Ursprung wird übergeleitet, die nächste wird blockiert usw., dies in regelmäßiger Folge.

— Manchmal wird die Überleitung häufiger blockiert, sei es spontan, sei es durch den Einfluß eines Überleitungshemmers (Digitalis, Verapamil, Betablocker).

— Selten wird die AV-Überleitung auch durch jede Vorhoferregung stimuliert: entweder weil die Frequenz des ektopischen Zentrums langsam genug ist, um die Überleitungswege jedesmal außerhalb ihrer Refraktärzeit anzutreffen, oder weil akzessorische Überleitungswege bestehen, die die normalen Wege kurzschließen.

**3. VENTRIKELERREGUNG**

Sie wird weiterhin durch die Vorhöfe bestimmt. Daher hat sie einen supraventrikulären Ursprung. Die Ventrikelkomplexe bleiben also in ihrem Abbildungsmuster normal und schmal.

Die Ventrikelfrequenz hängt von der AV-Überleitung ab:

— Sie ist mit der der Vorhöfe identisch, wenn die Überleitung ohne Hemmung durch die Refraktärzeit mit

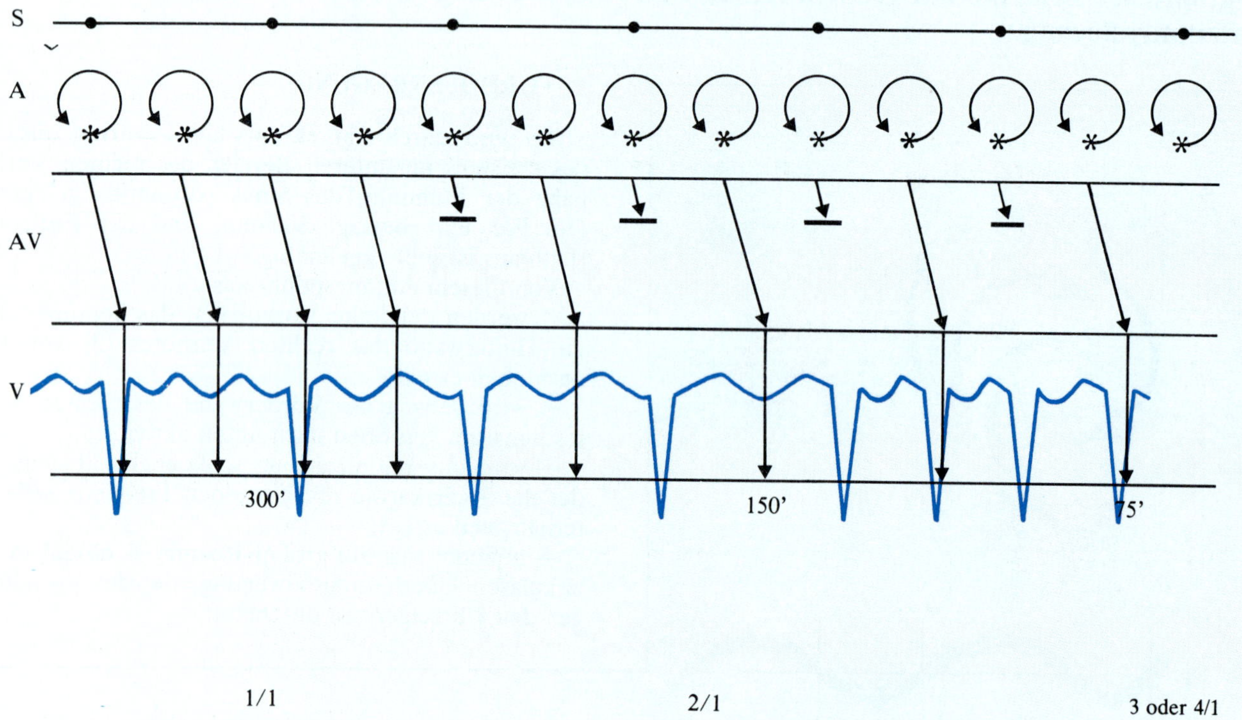


**In S:** Der Sinusknoten erregt die Vorhöfe nicht mehr.

**In A:** Zyklische Flatterfrequenz von 300/min. Jeder Kreis schließt eine Flatterwelle ein, die die ganze Vorhoferregung beinhaltet. Der Rhythmus ist regelmäßig. Das Zentrum liegt im unteren Bereich der Vorhofetage.

**In AV:** Die AV-Überleitung erfolgt in den ersten vier Komplexen, „Schlag auf Schlag": Flattern vom 1:1 Typ. In den drei folgenden Komplexen ist die AV-Überleitung 1:2 blockiert — 2:1 Flattern und vom letzten Komplex an erfolgt sie unregelmäßig und/oder langsamer — verzögertes oder unregelmäßiges Flattern.

**In V:** Die Kammererregung bleibt supraventrikulär: „schmale" QRS-Komplexe. Die Kammerfrequenz folgt exakt den AV-Überleitungsmodalitäten. Daher sieht man verschiedene Arten des Flatterns. Die Morphologie der Flatterwellen ist deutlich sichtbar und die Kammerfrequenz geringer.

derselben Frequenz erfolgt: Vorhofflattern mit 1:1-Überleitung, 300 Schläge pro Minute.

— Sie ist im Vergleich zu den Vorhöfen um die Hälfte verringert, wenn die Erregung 2:1 übergeleitet wird: Flattern vom 2:1-Typ, die häufigste Variante.

Die Kammerfrequenz beträgt 150/min, und der Kammerrhythmus ist regelmäßig.

— Sie ist drei- oder viermal geringer als die Vorhofaktivität, wenn die Überleitungshemmung stärker ausgeprägt ist: Typ 3:1 oder 4:1, die Kammerfrequenz ist normal oder sogar niedriger, der Kammerrhythmus ist regelmäßig. Er kann unregelmäßig sein, wenn die Überleitung selbst unregelmäßig gehemmt wird: 2:1, 3:1 oder 4:1 Typ.

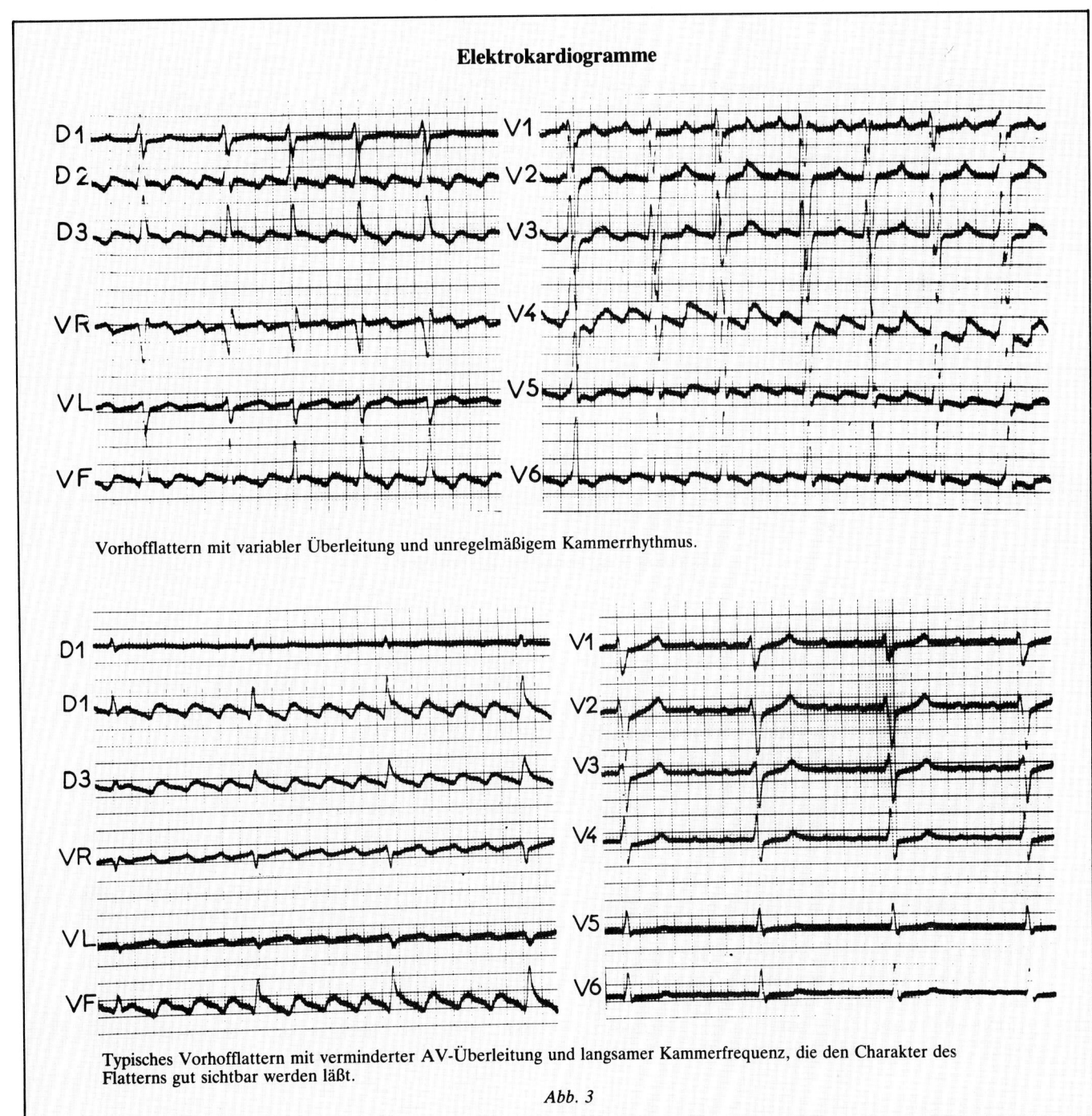

**Elektrokardiogramme**

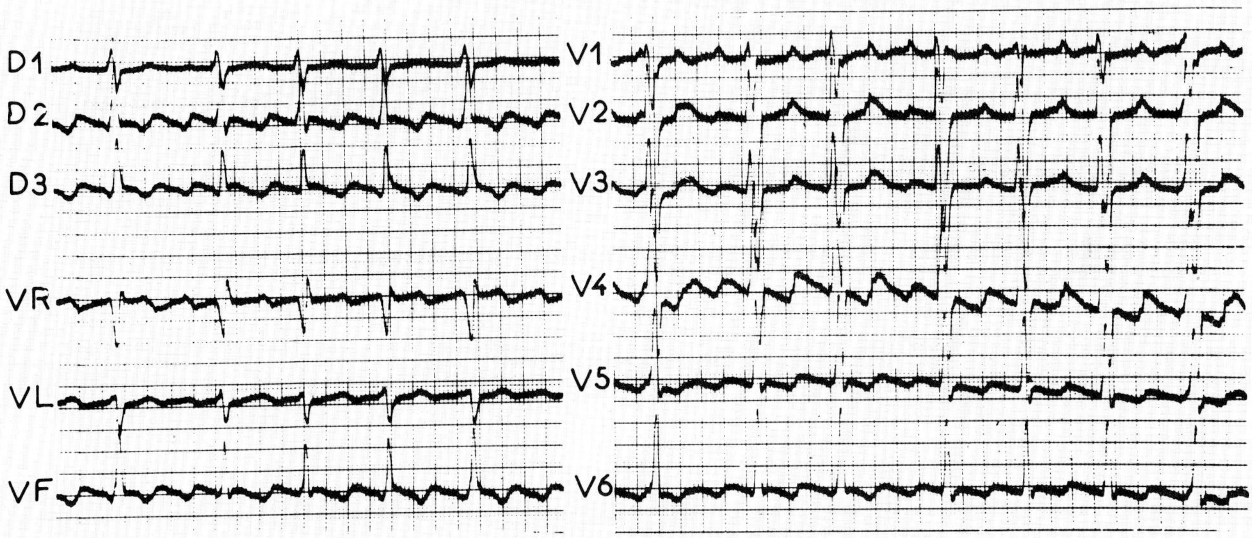


Vorhofflattern mit variabler Überleitung und unregelmäßigem Kammerrhythmus.

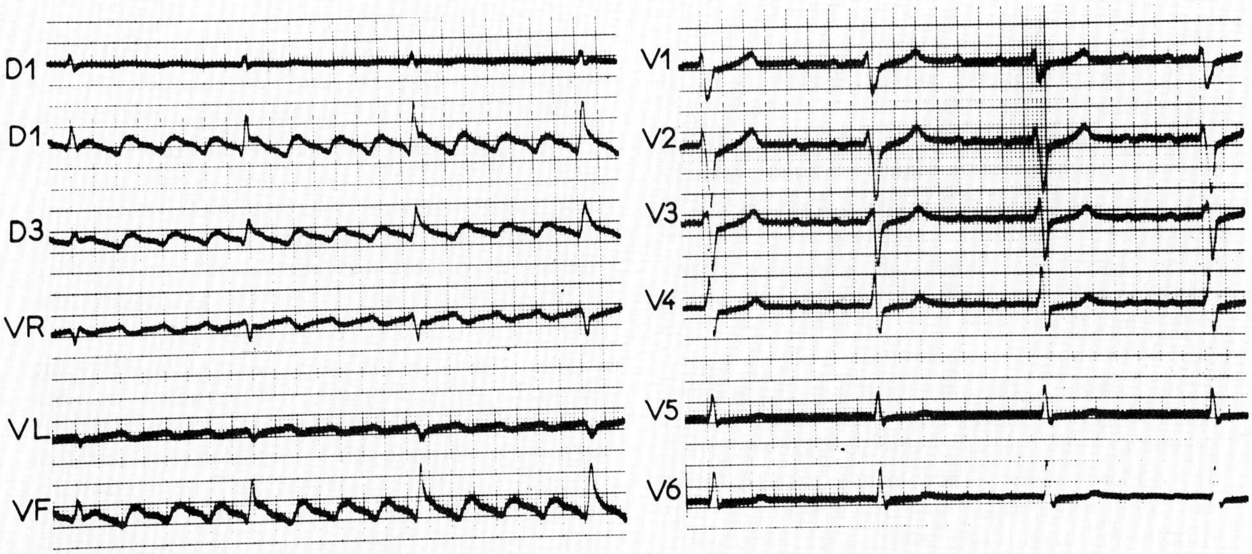


Typisches Vorhofflattern mit verminderter AV-Überleitung und langsamer Kammerfrequenz, die den Charakter des Flatterns gut sichtbar werden läßt.

*Abb. 3*

**Vorhofflattern mit variabler atrioventrikulärer Überleitung**

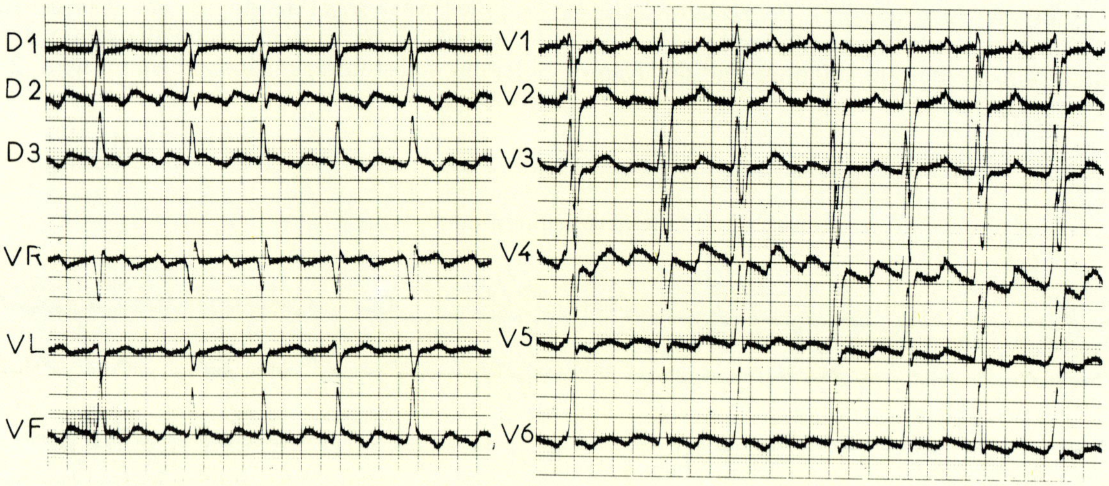


Der Charakter des Flatterns ist in D2, D3, VF, V5 und V6 besonders dann gut zu erkennen, wenn sich die Kammerfrequenz mäßig verlangsamt.

*Abb. 4*

**Elektrokardiographische Terminologie**

Es besteht kein Sinusrhythmus mehr.

Die Vorhoffrequenz beträgt 300/min, und ist regelmäßig.

Die Kammerfrequenz beträgt meistens 150/min, ausnahmsweise auch 300/min, manchmal nahe der Norm, wenn das Flattern dem Typ 3:1 oder 4:1 angehört.

Der Kammerrhythmus ist entweder regelmäßig: konstante 1:1- oder 2:1-Überleitung; oder unregelmäßig, in derselben Ableitung 2:1- und 3:1-Überleitungen in wechselnder Folge.

Die P-Wellen sind verschwunden. Sie werden durch Vorhofwellen ersetzt, deren erster Anteil negativ und der zweite positiv ist. Der eine folgt dem anderen ohne gerades isoelektrisches Intervall wie bei einer Vorhoftachysystolie. Das Atriogramm zeigt das Flattern mit charakteristischen Girlanden- und Sägezahnmustern an. Dieses spezielle Abbildungsmuster des Vorhofflatterns ist in D2, D3 und VF deutlich, in den anderen Ableitungen weniger klar zu erkennen.

Die QRS-Komplexe haben ein normales Aussehen, sie sind nicht verbreitert. Sie sind nur bei vorausgegangenem Schenkelblock, einer vorübergehenden ventrikulären Abweichung oder einem Preexzitationssyndrom deformiert. Meistens erscheinen sie schmal, was den supraventrikulären Ursprung der Tachykardie beweist.

Die vagale Stimulation kann ohne Wirkung sein oder die Kammeraktivität vermindern, wenn sie die Überleitung hemmt. In diesem Fall werden die unveränderten Vorhofflatterwellen durch gleichzeitige Verbreiterung der Kammerkomplexe als charakteristische Wellenform besser sichtbar. In diesen Fällen ist der ,,Bremsschlag" im allgemeinen nur passager.

# Aktive Heterotopien:

## Vorhofflimmern

**Vorhofflimmern zählt neben Extrasystolen zu den häufigsten Herzrhythmusstörungen.**

### VORHOFERREGUNG

**1B (Abschnitt A des Diagramms)**

Die Erregungsbildung des Sinusknotens (S) ist supprimiert. Die Vorhofmuskulatur unterliegt nicht mehr der Steuerung des Sinusknotens, sondern wird völlig unkoordiniert erregt.

Die atrialen Impulse setzen regellos ein; jede Vorhofmuskelfaser (oder isolierte Fasergruppe) wird kontinuierlich (kreisend) erregt. Die hochfrequenten und unregelmäßigen Vorhofaktionen lassen sich pathogenetisch durch multiple ektopische Zentren (Foci) erklären, die unabhängig voneinander im gesamten Vorhof lokalisiert sind.

Typisch für diese supraventrikuläre Herzrhythmusstörung ist die totale Desynchronisation der gesamten Vorhofmuskulatur (im Gegensatz zur physiologischen Vorhoferregung, die regelmäßig verläuft und sich nach jedem Sinusimpuls geordnet von einem Punkt des Vorhofs zum nächsten ausbreitet). Die Frequenz der Flimmerwellen ist schnell und sehr unregelmäßig: 300 bis 600/min. Daraus folgt:

— elektrokardiographisch: Suppression der p-Welle, des einzigen Kriteriums für eine synchronisierte Vorhofaktivität;

— mechanisch und hämodynamisch: Fortfall aller koordinierten Vorhofkontraktionen.

**1 A**

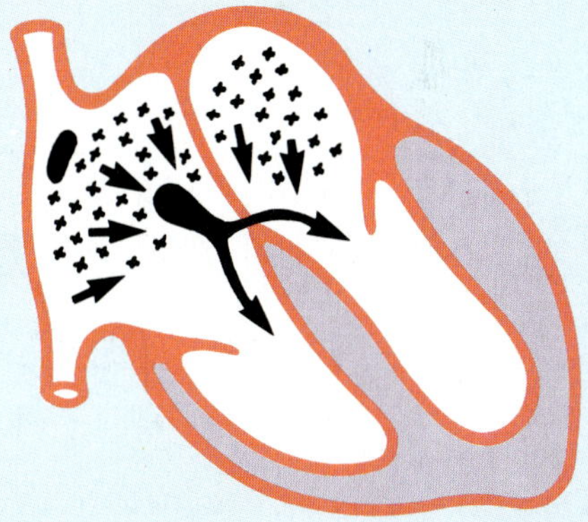

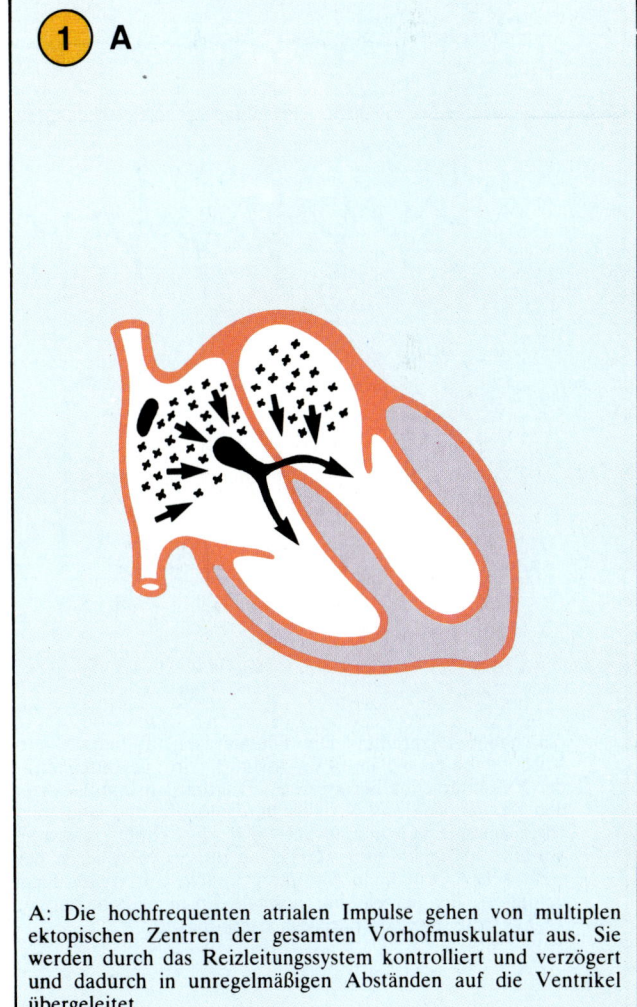

A: Die hochfrequenten atrialen Impulse gehen von multiplen ektopischen Zentren der gesamten Vorhofmuskulatur aus. Sie werden durch das Reizleitungssystem kontrolliert und verzögert und dadurch in unregelmäßigen Abständen auf die Ventrikel übergeleitet.

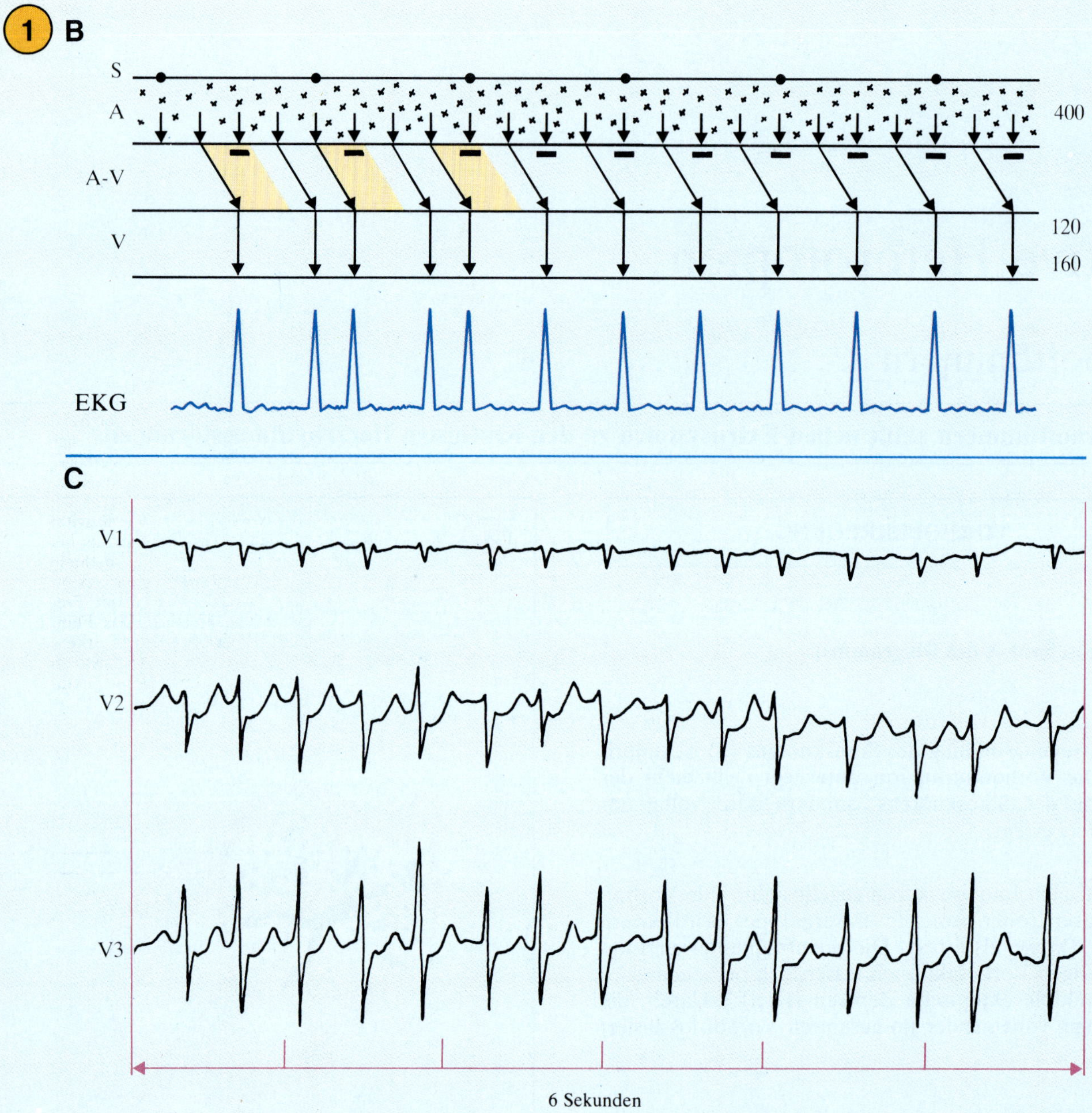


Anschauungsdiagramm: Die Flimmeraktivität betrifft nur den Vorhofabschnitt A; im AV-Abschnitt wird sie durch das Spiel der Refraktärzeiten herabgesetzt. Die atrialen Impulse erreichen den Kammerabschnitt V daher unregelmäßig und langsamer. Im Oberflächen-EKG manifestiert sich die Flimmeraktivität der Vorhöfe als mehr oder weniger sichtbares Fibrillieren der isoelektrischen Grundlinie und unregelmäßig auftretende Kammerkomplexe, die jedoch ihre normale Form beibehalten, da die Tachykardie supraventrikulären Ursprungs ist.

C: Absolute Tachyarrhythmie in den Brustwandableitungen ($V_1/V_2/V_3$). Innerhalb von sechs Sekunden erscheinen 15 Kammerkomplexe: Die mittlere Frequenz beträgt also 150 in der Minute. Wegen der Tachykardie ist das Flimmern schwer zu erkennen. Die elektrokardiographische Diagnostik des Vorhofflimmerns beruht im wesentlichen auf der absoluten Arrhythmie der Ventrikel.

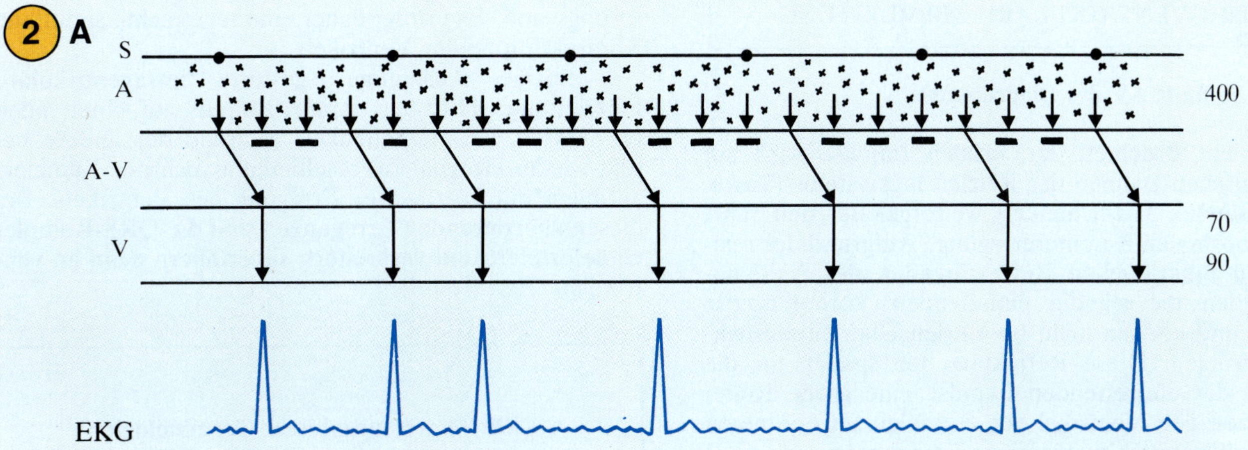


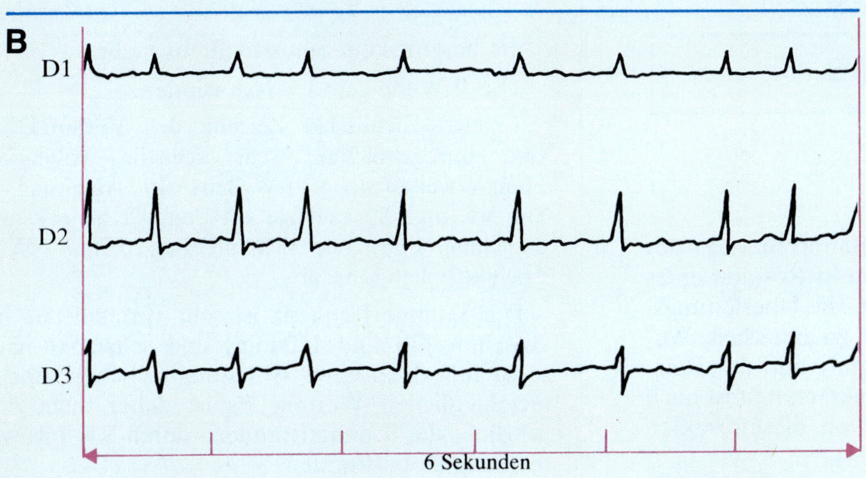


Beispiel für eine Bradyarrhythmia absoluta: Hier wirkt sich die atrioventrikuläre Verzögerung bedeutend auf die Kammerfrequenz aus; sie ist — bei unveränderter Flimmeraktivität — wesentlich langsamer als bei absoluter Tachyarrhythmie (acht Komplexe in sechs Sekunden, dies entspricht einer Frequenz von 80/min). Das Flimmern ist viel leichter zu erkennen, da die Kammerdiastolen länger sind. Der Kammerrhythmus bleibt unregelmäßig.

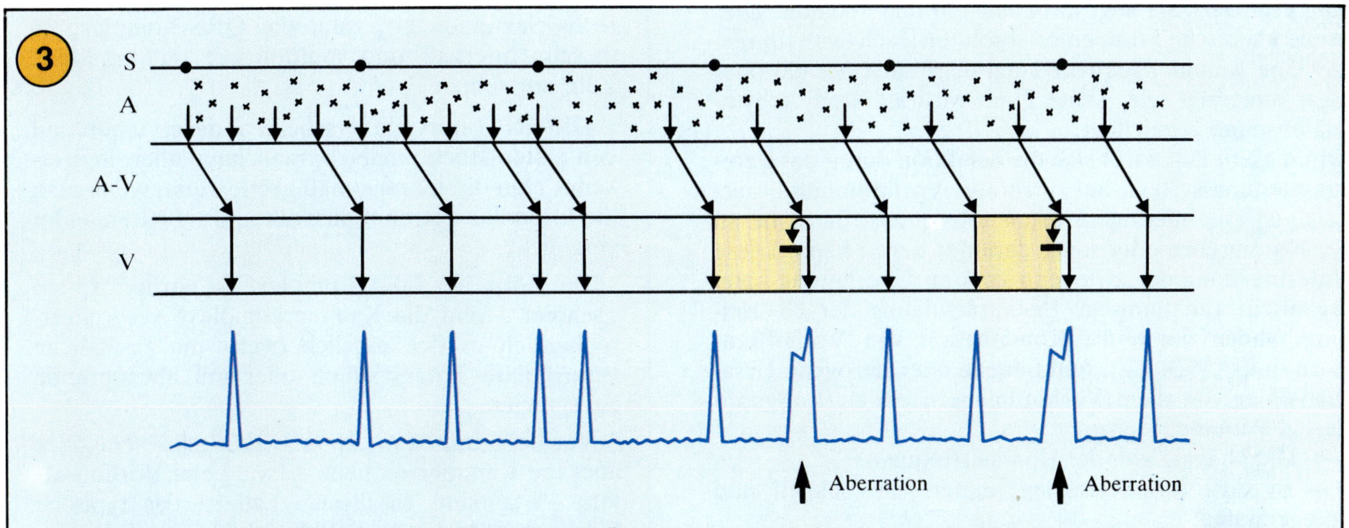

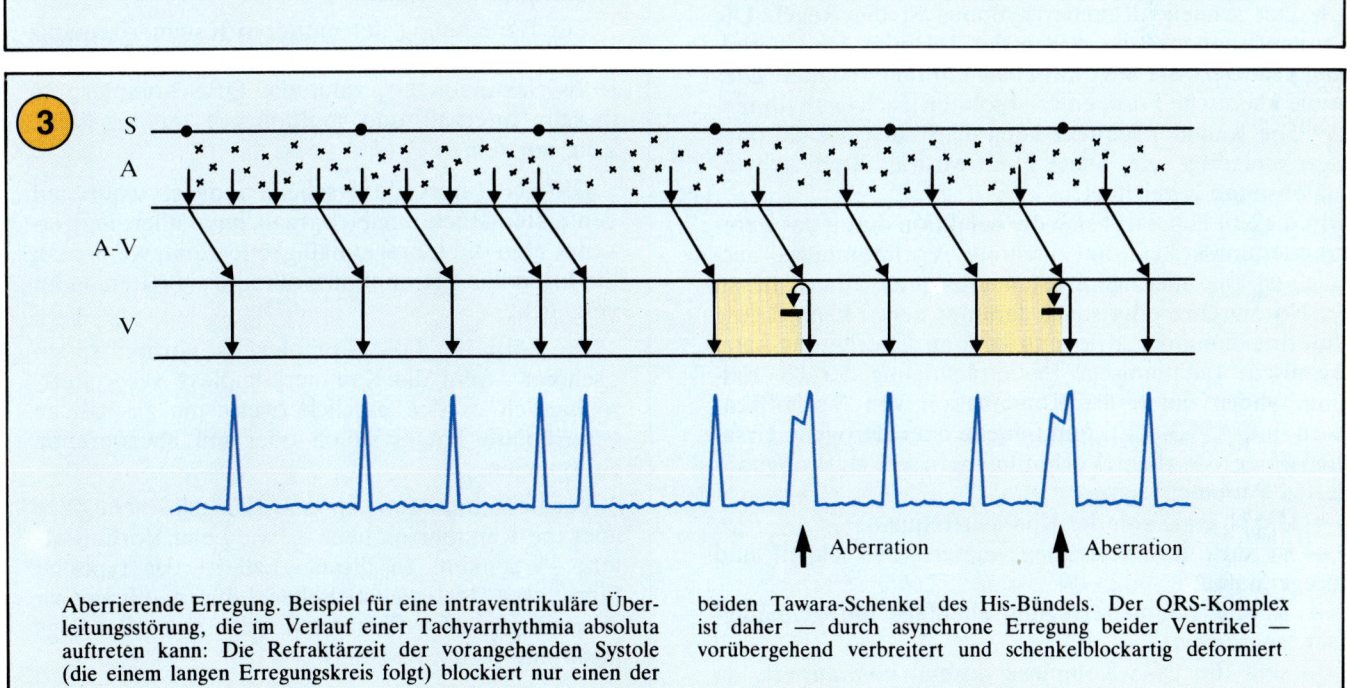

Aberrierende Erregung. Beispiel für eine intraventrikuläre Überleitungsstörung, die im Verlauf einer Tachyarrhythmia absoluta auftreten kann: Die Refraktärzeit der vorangehenden Systole (die einem langen Erregungskreis folgt) blockiert nur einen der beiden Tawara-Schenkel des His-Bündels. Der QRS-Komplex ist daher — durch asynchrone Erregung beider Ventrikel — vorübergehend verbreitert und schenkelblockartig deformiert

## ATRIOVENTRIKULÄRE ÜBERLEITUNG

**1B (Abschnitt AV des Diagramms)**

• Nur ein Bruchteil der atrialen Impulse wird auf physiologischen Bahnen des Reizleitungssystems (Tawara, His-Bündel, His-Schenkel) weitergeleitet und führt zu einer normalen Kammererregung. Aufgrund der relativ langen funktionellen Refraktärzeiten des AV-Knotens werden die ständig einfallenden Vorhofimpulse blockiert und können nicht bis zu den Überleitungsbahnen vordringen. Diese Refraktärzeiten spielen für die Selektion der eintreffenden Impulse eine große Rolle; sie schützen den Ventrikel vor zu vielen ungeordneten und hämodynamisch ungünstigen Erregungen.

## KAMMERRHYTHMUS

**1B (Abschnitt V des Diagramms)**

Er ist schnell und unregelmäßig.

• Diese absolute Arrhythmie ist Hauptkriterium des Vorhofflimmerns. Jede Kammeraktion ist Resultat eines atrialen Impulses, dem es gelungen ist, die Überleitungsbahnen zwischen zwei Refraktärzeiten zu erreichen. Wegen der unkoordinierten Vorhoferregung und der Reizselektion durch unterschiedliche Refraktärzeiten ist auch die Schlagfolge des Ventrikels, die von diesen beiden Faktoren abhängt, unregelmäßig.

• Der schnelle Kammerrhythmus ist die Regel. Die Kammerfrequenz (die wegen der 1:4 oder 1:5-Überleitung reduziert ist) liegt zwischen 120 und 160/min. Dies ist die klassische Form einer absoluten Tachyarrhythmie.

• Die Kammerfrequenz kann aber auch normal oder sogar erniedrigt sein. Diese Form wird als Bradyarrhythmia absoluta bezeichnet.

In diesem Fall wirkt sich die Selektion durch das Erregungsleitungssystem auf mehrere Vorhofimpulse aus. Folge ist eine niedrigere Kammerfrequenz, die nahe an der Normgrenze oder sogar darunter liegen kann. Diese Unterbrechung der atrioventrikulären Überleitung kann organische (anatomische Beeinträchtigung der Überleitungsbahnen durch die Kombination von Vorhofflimmern und AV-Block), funktionelle oder iatrogene Ursachen (hier vor allem Vorhofflimmern bei stark digitalisierten Patienten) haben.

• Unabhängig von der Kammerfrequenz:

— ist die Vorhoferregung immer sehr schnell und unregelmäßig;

— ist die Kammererregung ebenfalls unregelmäßig, aber langsamer;

— sind die QRS-Komplexe normal konfiguriert, da die Ventrikelkontraktionen supraventrikulären Ursprungs sind. Es erfolgt daher eine regelrechte simultane Kontraktion beider Ventrikel;

— einzige Ausnahme: gestörte intraventrikuläre Überleitung. Trifft ein atrialer Impuls auf einen noch refraktären Tawara-Schenkel, während der andere bereits wieder erregbar ist, resultieren asynchrone Kammeraktionen mit verzögerter Erregung des Ventrikels. Bei diesen aberrierenden Erregungen sind die QRS-Komplexe deformiert und verbreitert, sie erinnern dann an ventrikuläre Extrasystolen.

**Elektrokardiographische Terminologie**

Es besteht kein Sinusrhythmus mehr.

Die P-Wellen sind verschwunden.

Einziges sichtbares Zeichen der Vorhofaktivität sind unregelmäßige, sehr schnelle polymorphe Flimmerwellen (sog. f-Wellen). In Ableitung $D_2$, $D_3$, VF und $V_1$ sind sie oft deutlich zu erkennen, manchmal heben sie sich allerdings kaum von der isoelektrischen Linie ab.

Die Kammerfrequenz ist sehr variabel (sie liegt zwischen 120 und 160/min) und schwankt häufig sogar innerhalb einer Ableitung zwischen sehr unterschiedlichen Werten. Es ist daher nicht mehr möglich, die Kammerfrequenz durch RR-Intervallmessung zu bestimmen.

Zur Berechnung der mittleren Kammerfrequenz grenzt man auf der Ableitung einen Zeitraum von sechs Sekunden ab, zählt die QRS-Komplexe in diesem Intervall und multipliziert die erhaltene Zahl mit zehn.

Die RR-Intervalle erscheinen meist schon auf den ersten Blick ungleich; manchmal allerdings erkennt man die Unregelmäßigkeiten erst, wenn man die Intervalle getrennt ausmißt und sie miteinander vergleicht.

Die Form der QRS-Komplexe ist normal, sprich „schmal". Sind die Kammerkomplexe verbreitert, so handelt es sich möglicherweise um zusätzliche ventrikuläre Extrasystolen oder um aberrierende Erregungen.

Vagale Stimulation kann wirkungslos sein oder aber die Kammerfrequenz — wie beim Vorhofflattern — senken. In diesem Fall ist das typische Fibrillieren der isoelektrischen Linie deutlicher zu erkennen (dieses Phänomen zeigt sich allerdings meist nur vorübergehend).

# Aktive Heterotopien:

## Tachykarde ventrikuläre Rhythmusstörungen

**Ventrikuläre Extrasystolen sind sporadisch auftretende, ektopische Kammeraktionen, ventrikuläre Tachykardien dagegen (PV) kontinuierlich einfallende, salvenartige Impulse. Ursache hier ist meist eine Steigerung der ventrikulären Autorhythmie, die sich wie ein ektopisches Zentrum verhält.**

**KAMMERAKTION**

**1**

Je nach Lokalisation des ektopischen Zentrums können zwei verschiedene Erregungsabläufe unterschieden werden.

**1A** **Linksventrikuläres Zentrum**

Das ektopische Zentrum liegt in der Außenwand des linken Ventrikels; dieser wird daher zuerst erregt (1). Die Reizausbreitung im rechten Ventrikel erfolgt dagegen mit einer gewissen Verzögerung (2). Der Hauptvektor ist — entsprechend der Richtung der Kammererregung — von links nach rechts orientiert. Hieraus resultiert eine asynchrone Kammererregung (und somit auch unkoordinierte Kontraktion der Herzmuskelfasern) mit frühzeitiger links- und verzögerter rechtsventrikulärer Aktivierung. Elektrokardiographisch finden sich daher:

— Verbreiterung und Deformierung des QRS-Komplexes;

— vorwiegend negative Kammerkomplexe über dem linken, meist positive Ausschläge über dem rechten Ventrikel;

— rechtsschenkelblockartiges Bild (Asynchronismus!), besonders in Ableitung $V_1$.

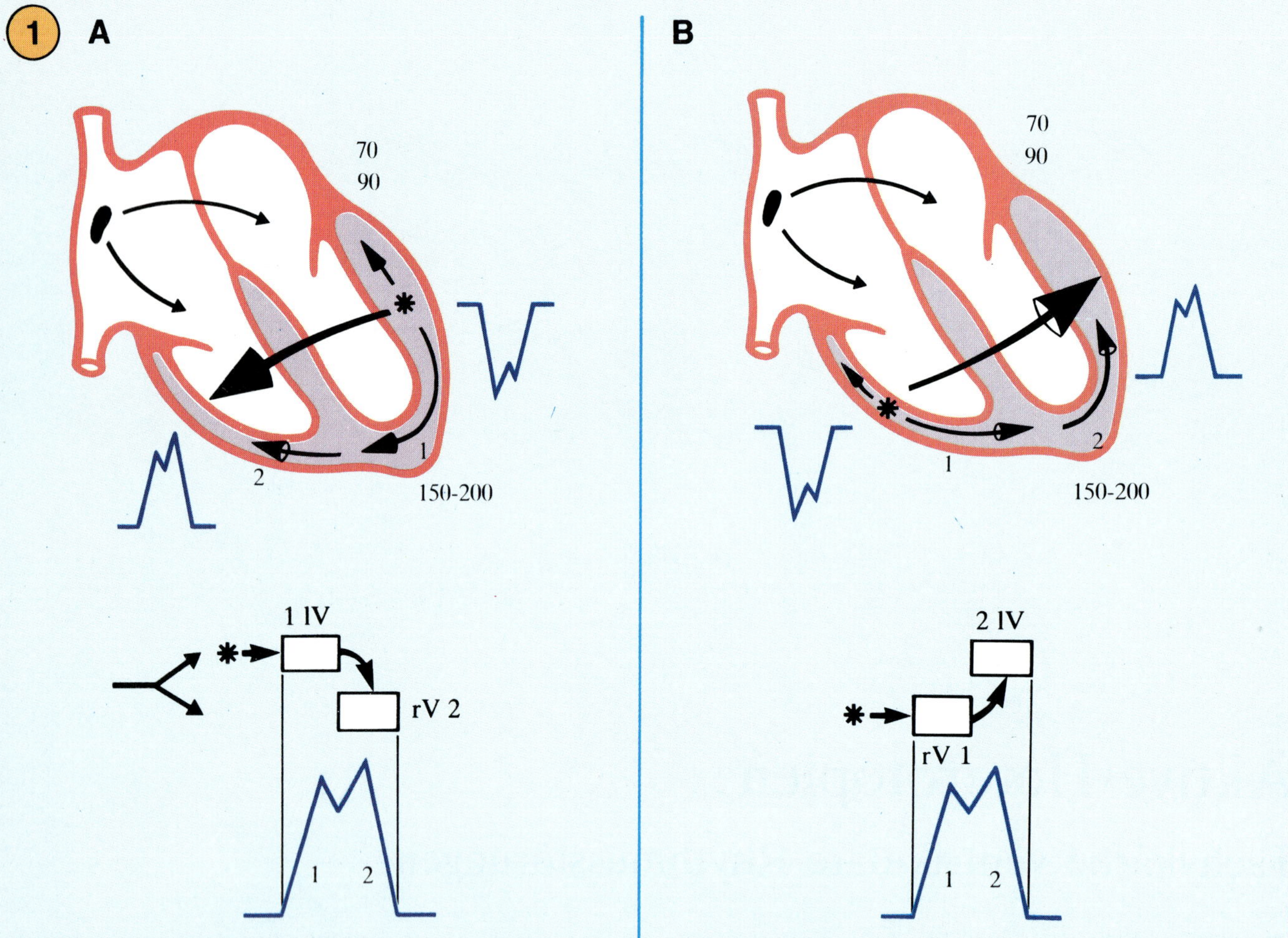


Rechtsschenkelblockartige Deformierung (wie bei Rechtsschenkelblock oder linksventrikulärer Extrasystole).

* Linksventrikuläres Zentrum

Linksschenkelblockartige Deformierung (wie bei Linksschenkelblock oder rechtsventrikulärer Extrasystole).

* Rechtsventrikuläres Zentrum

**1B Rechtsventrikuläres Zentrum**

Rechtsventrikuläre ektopische Zentren sind seltener; elektrokardiographisch verhalten sie sich spiegelbildlich zu den linksventrikulären Foci:

— ektopisches Zentrum in der Außenwand des rechten Ventrikels;
— vorzeitige Erregung des rechten Ventrikels;
— linksventrikuläre Verzögerung;
— linksschenkelblockartiges Bild.
In beiden Fällen besteht:
— vorzeitige Erregung eines Ventrikels;
— Kammerasynchronismus;
— QRS-Verbreiterung;
— paroxysmale Erhöhung der Kammerfrequenz: 150 bis 200/min.

**VORHOFTÄTIGKEIT**

— Reizbildungszentrum ist weiterhin der Sinusknoten; seine Frequenz ist normal oder nur leicht erhöht: 70 bis 90/min;
— die Vorhoferregung ist unabhängig von der Kammeraktion (fehlende zeitliche Zuordnung von p-Wellen und Kammerkomplexen);
— es kommt zur kompletten atrioventrikulären Dissoziation.

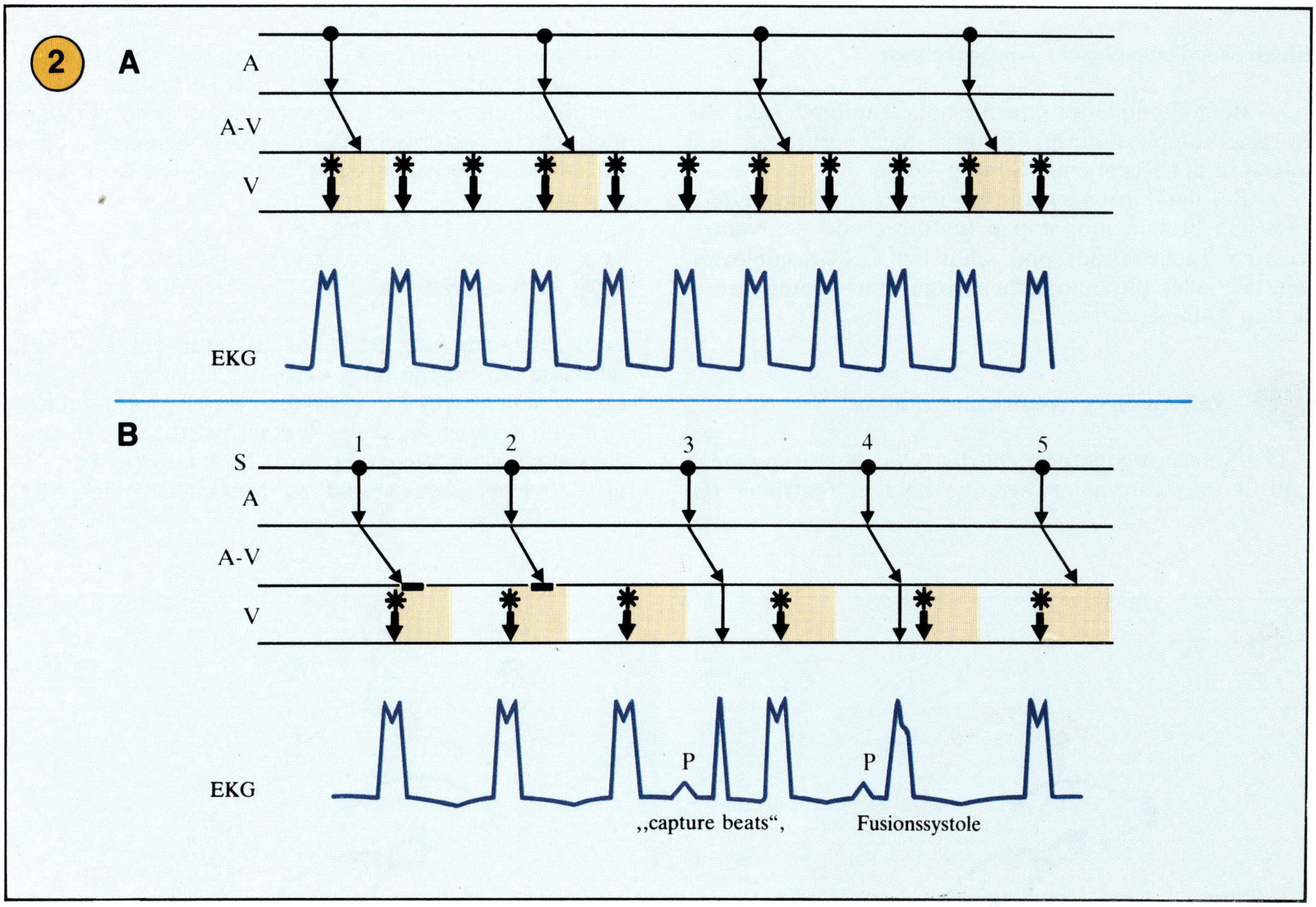


**ATRIOVENTRIKULÄRE ÜBERLEITUNG**

**2**

Sie kann blockiert oder erhalten sein.

**2A**

Bei der kompletten AV-Dissoziation ist die atrioventrikuläre Überleitung in anterograder Richtung (Vorhöfe-Kammern) ständig blockiert. Kein einziger Sinusimpuls wird auf die Kammern übertragen. Diese Unterbrechung der Erregungsüberleitung hängt von den Refraktärzeiten der Ventrikel ab: je höher die Kammerfrequenz, desto ausgeprägter die Blockade. Aufgrund der beschleunigten Herzaktion befinden sich die Ventrikel zum Zeitpunkt der Vorhofstimulation schon wieder in der nächsten Refraktärphase.

**2B**

Die AV-Überleitung in anterograder Richtung ist großenteils erhalten und wird nur zeitweilig unterbrochen.

— Jeder dritte Sinusimpuls wird nach Stimulation der Vorhöfe auf das Ventrikelmyokard übergeleitet: Er löst eine normale Kammeraktion aus.

Dieses Phänomen wird als „ventricular capture beat" bezeichnet. Es handelt sich hierbei also um intermittierende regelrechte Sinusimpulse zwischen zwei ektopischen Kammeraktionen mit normalem QRS-Komplex und intakter diastolischer Repolarisationsphase.

— Die vierte Sinuserregung führt ebenfalls zur „ventricular capture", erreicht aber die Ventrikel im Gegensatz zum vorhergehenden Impuls erst etwas später. Hat zu diesem Zeitpunkt die ektopische Erregung bereits begonnen, so resultieren Mischbilder zwischen normal konfiguriertem Kammerkomplex und schenkelblockartiger Deformierung. Da diese Kammeraktion aus zwei verschiedenen Aktivitäten resultiert, wird sie auch Fusions- oder Kombinationssystole genannt.

Ventricular capture beats können also komplett oder inkomplett (Fusion) sein.

Diese Mischformen sind häufiger bei niedrigerer Kammerfrequenz anzutreffen, (im Gegensatz zur Situation in 2 A), da die Ventrikel hier öfter in der vulnerablen Phase angetroffen werden.

**Elektrokardiographische Konsequenzen**

— Beim kompletten ,,ventricular capture" sind die Kammerkomplexe normal geformt, nicht verbreitert und folgen in der Regel einer Sinus-p-Welle.

— Bei der Fusionssystole kommt es zu Mischbildern zwischen breiten monotopen (entsprechend der ventrikulären Tachykardie) und schmalen QRS-Komplexen, wie bei jeder physiologischen, vom Sinusknoten stimulierten Kammeraktion.

### 3A Vollständiges ,,ventricular capture"

Die Sinuserregung erreicht die AV-Überleitungswege und aktiviert normalerweise die beiden Ventrikel, die sich nicht mehr in der Refraktärzeit befinden, simultan. Daraus resultiert ein normaler QRS-Komplex mit rein ventrikulärem Beginn. ,,Capture beats" sind pathognomonisch für ektopische Kammeraktionen und können deshalb das Vorliegen einer ventrikulären Tachykardie beweisen.

### 3B Fusionssystolen

Die Sinuserregung greift auf die Ventrikel über, wenn sie schon am Beginn ihrer ektopischen Erregung stehen: Das Kammermyokard wird teils durch das ektopische Zentrum (Außenwand des linken Ventrikels), teils auf physiologischem Wege aktiviert. So kommt es zur ,,Fusion" beider Impulse und zu Mischbildern im EKG.

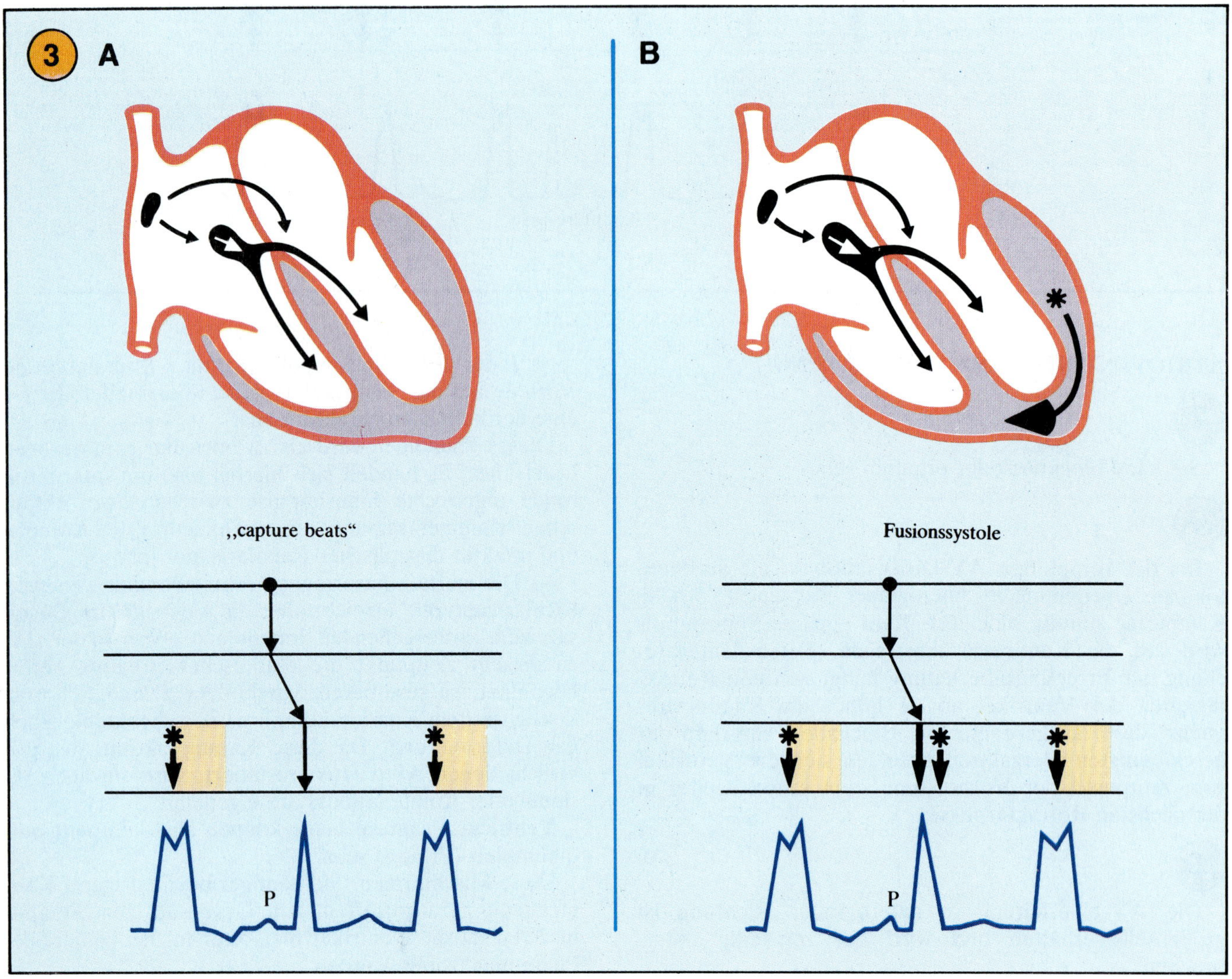

**Elektrokardiographische Terminologie**

Drei wesentliche Kennzeichen:

1. **QRS-Komplex**

breit (Dauer 0,12 Sekunden oder mehr);
— rechts- oder linksschenkelblockartig deformiert;
— monomorph, das heißt, die Kammeraktionen sind gleichartig konfiguriert;
— schnell: 150 bis 200/min, inverse T-Welle.

2. **AV-Dissoziation**

Bei erkennbaren p-Wellen werden weniger Vorhofaktionen als Kammerkomplexe registriert (weil die Sinusfrequenz normal bleibt);

sind keine p-Wellen zu sehen, kann die Diagnose „AV-Dissoziation" nur durch Spezialuntersuchungen gesichert werden:

durch intrakardiale Ableitungen
— mit einer Ösophagussonde hinter den linken Ventrikel,
— mit einer intrakavitären Sonde im rechten Ventrikel.

3. **„Capture beats" oder Fusionskomplexe**

„Capture beats": normale Komplexe, die intermittierend zwischen deformierten ektopischen Komplexen auftreten;

Fusion: Mischbilder zwischen stark verbreiterten und normalen QRS-Komplexen.

Bei stark beschleunigter Herzfrequenz kann dieses Phänomen ebenfalls diagnostische Schwierigkeiten bereiten.

4

**Typische Kammertachykardie**

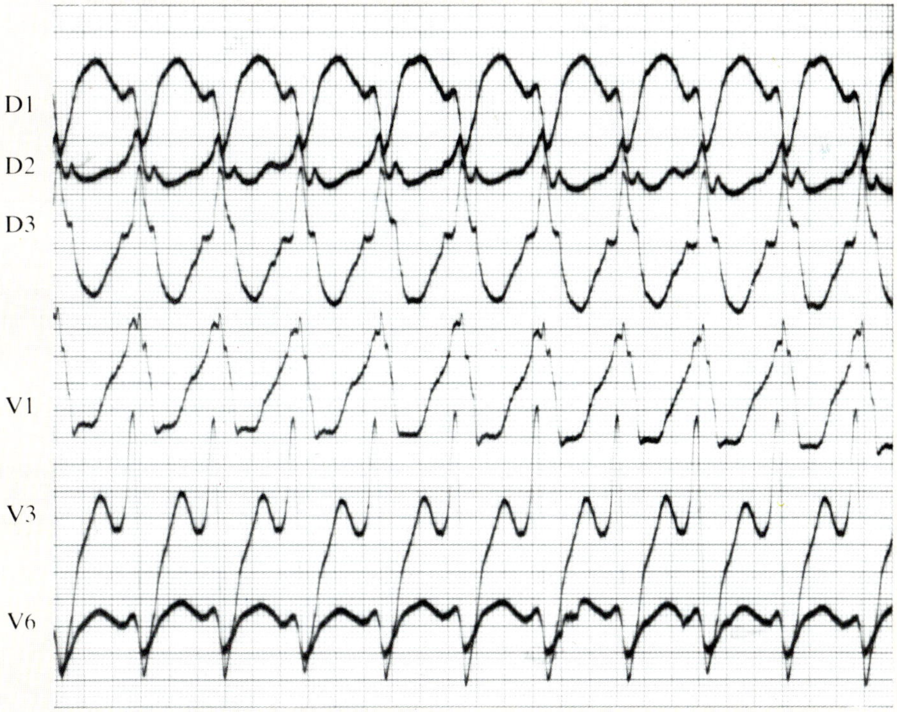


Merke:
— Monomorph verbreiterte QRS-Komplexe
— Rechtsschenkelblockartiges Bild (QRS-Komplex in $V_1$ positiv, in $V_6$ negativ)
— Frequenz nur mäßig beschleunigt (100 in der Minute)
— Gegensinnige T-Wellen
— Fehlende P-Wellen

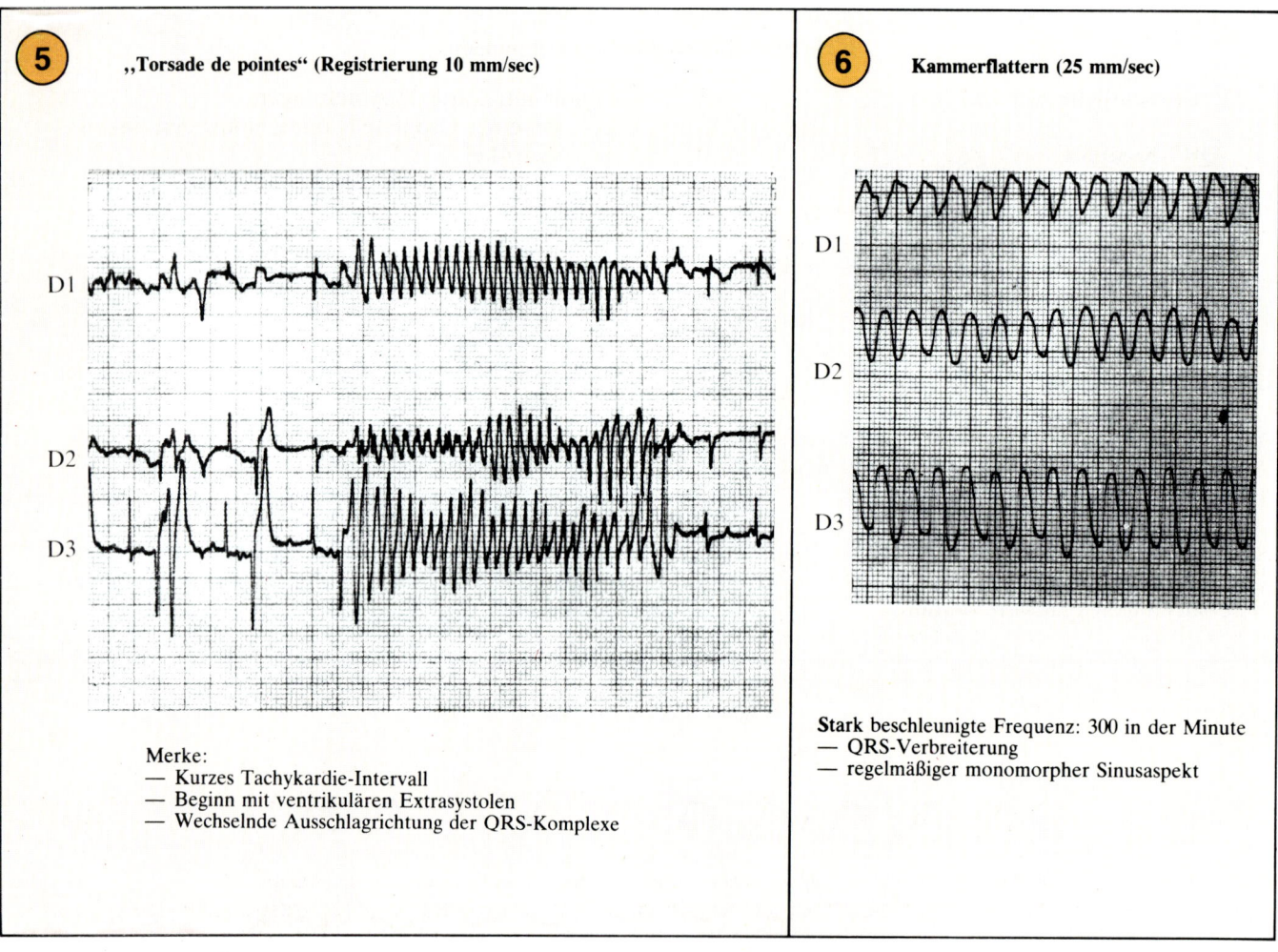

**5** „Torsade de pointes“ (Registrierung 10 mm/sec)

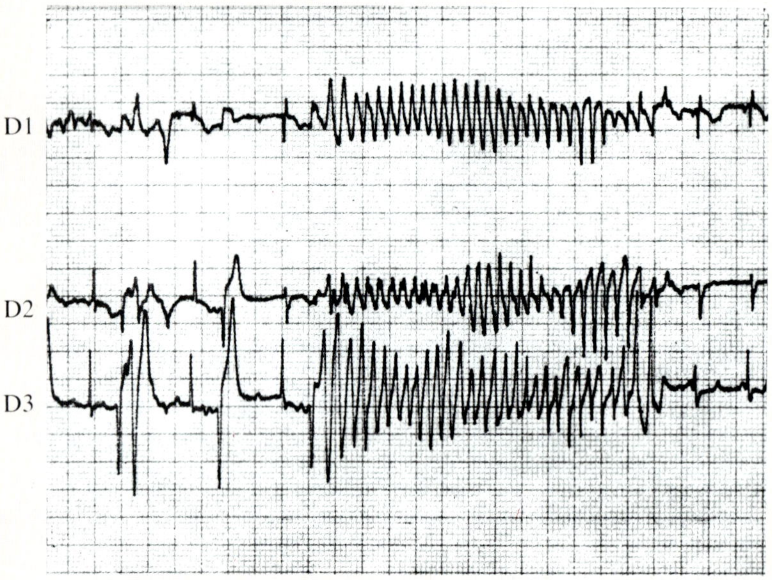


Merke:
— Kurzes Tachykardie-Intervall
— Beginn mit ventrikulären Extrasystolen
— Wechselnde Ausschlagrichtung der QRS-Komplexe

**6** Kammerflattern (25 mm/sec)

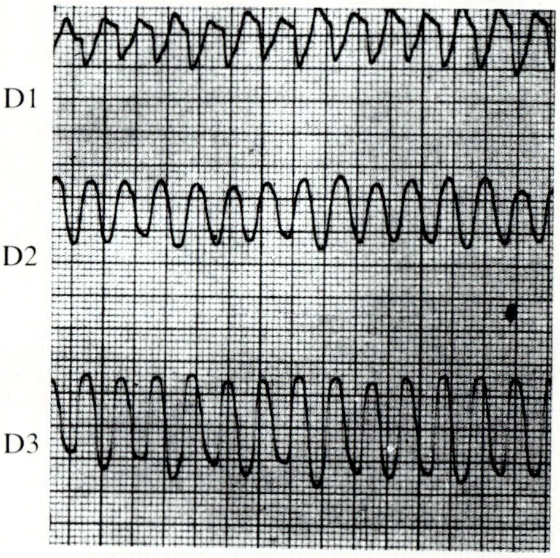


Stark beschleunigte Frequenz: 300 in der Minute
— QRS-Verbreiterung
— regelmäßiger monomorpher Sinusaspekt

*Sonderfall*

**Beschleunigter Kammereigenrhythmus**

Diese ventrikuläre „Tachykardie“ könnte man „langsam“ nennen, würde nicht die Assoziation beider Begriffe ein sprachliches und wissenschaftliches Paradoxon beinhalten.

Es handelt sich dennoch um eine Kammertachykardie, allerdings mit

— niedrigerer Kammerfrequenz zwischen 80 und 110 in der Minute;

— vermehrten „capture beats“ und Kombinationssystolen als bei einer ventrikulären Tachykardie im herkömmlichen Sinn.

**Kammerflattern**

Ektopischer Kammerrhythmus mit stark erhöhter Frequenz (250/min), bei dem:

— keine p-Wellen sichtbar sind;

— die QRS-Komplexe haarnadelkurvenartig aneinandergereiht sind.

**„Torsade de pointes“**

(Wechselnde Ausschlagrichtung der QRS-Zacken.)

Ektopischer Kammerrhythmus mit erhöhter Frequenz (200 bis 250/min), bei dem:

— keine p-Wellen sichtbar sind,

— die QRS-Komplexe eng aneinandergereiht und deformiert sind und mit abwechselnder Ausschlagrichtung um die Null-Linie tanzen (Richtungsänderung — von positiv auf negativ und umgekehrt — in kurzen Perioden, meist nach jeweils zehn RR-Intervallen).

**Kammerflimmern**

Sehr schneller Kammerrhythmus, mit völlig ungeordneten, ungleich hohen und breiten QRS-Komplexen. Elektrokardiographisches Korrelat:

— Fehlen sichtbarer p-Wellen;

— Fehlen der üblichen QRS-Komplexe, die durch regellose, unkoordinierte und polymorphe Kammeraktionen ersetzt sind. Die Oszillationen ähneln den Ableitungen eines Elektroenzephalogramms.

# Elektrokardiographische Diagnostik paroxysmaler Tachykardien (Teil 1)

**Dieses Kapitel faßt die vorangegangenen Beiträge über pathologische Eigenrhythmen noch einmal zusammen. Um eine paroxysmale Tachykardie im Elektrokardiogramm zu erkennen, ist es unabdingbar, sich der Begriffe zu erinnern, die**
**— die hämodynamischen Folgen dieser Tachykardie**
**— und ihre klinische Manifestation betreffen.**
**Der zweite Teil über paroxysmale Tachykardien, dieses Mal dann wirklich elektrokardiographisch, wird in der nächsten Ausgabe erscheinen.**

## HÄMODYNAMISCHE FOLGEN

Die kardiale Leistung hängt von zwei Faktoren ab: Herzfrequenz und Auswurfmenge in jeder Systole. Diese beiden Parameter bedingen sich wiederum gegenseitig: Die systolische Auswurffraktion ist eine Funktion des diastolischen Füllungsvolumens, das von der Frequenz abhängig ist.

Wenn sich die Frequenz fortschreitend bis zu einer gewissen Höhe (120 bis 150/min) steigert, steigt auch die Herzleistung mäßig an, es entstehen aber keine nachteiligen hämodynamischen Folgen. Es handelt sich dabei um ein normales, physiologisches Phänomen, das während Anstrengung auftritt.

Wenn die Frequenz plötzlich ansteigt und auf Anhieb ein sehr hohes Niveau (200/min und mehr) erreicht, treten mehrere Erscheinungen zu Tage:

1. Die sofortige Wahrnehmung eines schnellen Herzschlages ohne Prodromalerscheinungen durch den Patienten in Form von Palpitationen.
2. Die mögliche Auslösung einer ganzen Reihe neurovegetativer Reaktionen, deren Bedeutung vom Gesundheitszustand des Patienten abhängt.
3. Eine Minderung der Herzleistung, abhängig von der Verkürzung, ja sogar Unterdrückung der Diastolen (also auch des systolischen Volumens). Dies betrifft prinzipiell zwei Bereiche:

— den Bereich des zentralen Nervensystems mit kortikaler Ischämie, deren klinische Folge die Bewußtlosigkeit ist;

— den Bereich der Koronarien mit einfacher funktioneller Koronarinsuffizienz in einem normalen anatomischen Geflecht oder eine organisch-funktionelle Insuffizienz, die eine vorbestehende anatomische Stenose verstärkt und klinisch relevant werden läßt, ganz egal, ob sie bekannt oder nur latent vorhanden war. Klinische Folge ist ein Angina pectoris-Anfall durch plötzliche Reduktion des Sauerstoffangebotes.

— Die abrupte und anhaltende Minderung der systolischen Auswurfleistung kann schließlich eine plötzliche Steigerung der diastolischen Füllungsdrucke in einem Ventrikel hervorrufen. Klinische Folge ist akute Herzinsuffizienz.

## KLINISCHE MANIFESTATION

### Funktionelle Anzeichen

Die Symptome der paroxysmalen Tachykardie können entweder sehr deutlich oder trügerisch sein.

*Eindeutige Zeichen:* Palpitationen

— mit abruptem oder fortschreitendem Beginn,
— regelmäßig oder unregelmäßig,
— schnell,
— ausschließlich während der ganzen Dauer des Anfalls (ohne andere Begleitsymptome),

— vorherrschend (die Begleitsymptome sind geringer).

*Trügerische Symptomatik*

1. Es fehlen Palpitationen.
2. Palpitationen bestehen, sind aber entweder durch neurovegetative Störungen (Nausea, Druckgefühl im Brustraum, Angst, Beschwerden beim Wasserlassen, häufig Pollakisurie) oder durch Komplikationen im Zusammenhang mit der Minderung der Herzleistung maskiert:

— zentralnervös: Bewußtlosigkeit, Synkope oder transitorisch-ischämische Attacke;
— koronar: Angstkrise, die kurz nach Beginn der Tachykardie erscheint und sich zur selben Zeit wie die Palpitationen entwickelt;
— kardial: akute Herzinsuffizienz, sehr oft unter dem Aspekt eines akuten oder subakuten Lungenödems zu Beginn der Tachykardie.

**Grundlagen der Untersuchung**

Kann eine paroxysmale Tachykardie allein durch die klinische Untersuchung während einer akuten Krise identifiziert werden? Manche Faktoren haben einen Orientierungswert, bringen aber keine Gewißheit:

*Regelmäßigkeit des Rhythmus*

— Eine unregelmäßige Tachykardie legt an erster Stelle Vorhofflimmern nahe. Es kann sich aber auch um Vorhofflattern oder um eine Vorhoftachykardie mit variabler AV-Überleitung handeln.
— Eine regelmäßige Tachykardie kann einer beliebigen Tachykardieform entsprechen.

*Die Karotissinus-Kompression*

Man muß sie der Augapfelkompression vorziehen, die schmerzhaft ist und vom Patienten schlecht vertragen wird.

Sie besteht aus der Massage der Sinusregion. Man beginnt von der rechten Seite und führt sie ziemlich lange durch.

Es ist besser, dieses Verfahren mit dem Elektrokardiogramm zu koppeln. Doch hat diese Tätigkeit ohne simultane Ableitung auch einen gewissen Orientierungswert und manchmal gelingt dieses therapeutische Vorhaben, wenn Krisen zum Stillstand gebracht werden sollen.

— Keine Reaktion: Es kann sich um eine Vorhof- (von einem Zentrum aus), eine Überleitungs- oder Kammertachykardie handeln.
— Deutlicher Abbruch: Überleitungs- oder Vorhoftachykardie (Reentry-Mechanismus).
— Passagere Unterbrechung: Die Tachykardie wird langsamer, kehrt aber nach einigen Minuten zurück. Es kann sich um Vorhofflattern, Vorhofflimmern, Vorhof- oder Sinustachykardie handeln. In diesem Fall ist die Anwendung von EKG und vagaler Stimulation nützlich, denn es begünstigt die Verlangsamung des Kammerrhythmus, und die Vorhofwellen der Tachykardie werden wieder sichtbar.

*Rö-Durchleuchtung*

Es kann befremdend erscheinen, die Tachykardie-Diagnostik röntgenologisch durchzuführen, aber dennoch: Vorhöfe und Kammern sind ebenso wie das wechselseitige Schlagen am Leuchtschirm sichtbar.
— Eine Tachykardie, die den Vorhöfen entspringt, also supraventrikulär ist, hat eine gewisse Frequenz in diesen Vorhöfen, und die Kammern haben entweder dieselbe Frequenz, wenn sie 1:1 übergeleitet wird, oder eine niedrigere, wenn die Überleitung zeitweise blockiert ist.
— Eine Tachykardie, die den Kammern entstammt, also ventrikulär ist, bewirkt in den Ventrikeln eine höhere Frequenz als in den Vorhöfen, die man dann langsamer schlagen sieht.

*Das Patientengut*

— Eine Tachykardie bei einem jungen Mann mit neurotoner Veranlagung und bei einer Frau mit spasmophilen Eigenschaften berechtigt zur Annahme einer Sinus- oder Überleitungstachykardie.
— Eine Tachykardie bei bekanntem Klappenfehler ist wahrscheinlich ein Flattern oder Flimmern, bei einem Koronarpatienten eine Kammertachykardie, bei einem digitalisierten Patienten vielleicht eine Vorhoftachykardie.

**Schlußfolgerung**

Zusätzlich zum EKG bestehen gewisse klinische Kriterien, die für die Diagnose „paroxysmale Tachykardie" richtungweisend sein können. Aber keines bietet absolute Gewißheit: Daher ist das EKG unerläßlich; dies ist Gegenstand der zweiten Folge zu diesem Themenkomplex.

# Elektrokardiographische Diagnostik paroxysmaler Tachykardien (Teil 2)

**Im Falle einer Krisensituation bei paroxysmaler Tachykardie ist es angebracht, sofort ein EKG anzufertigen. Dies hat zweifache Bedeutung:**
**— In den meisten Fällen kann man so den Tachykardietyp identifizieren, und**
**— man erhält ein wichtiges Dokument, das der Kardiologe später interpretieren kann, auch wenn die Krise vorüber ist.**

**EINTEILUNG**

Zwei verschiedene Arten können je nach dem Sitz des ektopischen Zentrums — Vorhöfe oder Kammern — unterschieden werden. Im ersten Fall handelt es sich um eine supraventrikuläre Vorhoftachykardie im weitesten Sinne, im zweiten Fall um eine ventrikuläre Tachykardie.

**Supraventrikuläre Tachykardien**

— Sinustachykardie
— Vorhofflimmern
— Vorhofflattern
— Knoten- oder Überleitungstachykardie
— Vorhoftachykardie oder atriale Tachykardie.

All diese Tachykardien haben einen gemeinsamen Punkt: Die Nichtbeeinträchtigung des QRS-Komplexes, denn die ektopische Aktivität entsteht in den Vorhöfen und breitet sich normalerweise simultan in den Ventrikeln aus. Die Kammerkomplexe sind nicht verbreitert, da kein ventrikulärer Asynchronismus vorhanden ist. Aus diesem Grunde sind die QRS-Komplexe „schmal".

**Kammertachykardie**

Das ektopische Zentrum befindet sich im Ventrikel, die Kammeraktivität erfolgt nicht mehr simultan, sondern asynchron. Die grundlegende elektrokardiographische Charakteristik dieser Tachykardie ist daher die Deformation des QRS-Komplexes durch ventrikulären Asynchronismus. Die Vorhoftätigkeit ist manchmal sichtbar, manchmal nicht vorhanden, aber erhalten.

1 Sinustachykardie

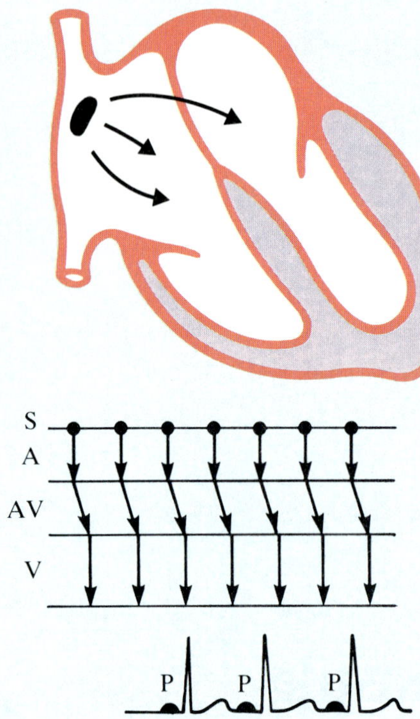


2 Vorhoftachykardie

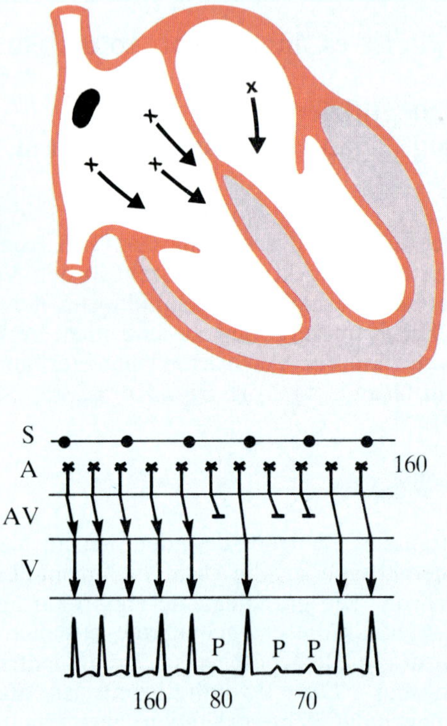


## EKG-DIAGNOSTIK

Die elektrokardiographische Diagnostik paroxysmaler Tachykardien beruht auf drei Grundprinzipien:

• Das QRS-Muster: Die Kammerkomplexe sind bei einer supraventrikulären Tachykardie nicht verändert, bei einer ventrikulären Tachykardie sind sie verbreitert.

• Die Vorhofwellen:

— Sichtbar: Sie erlauben, die Tachykardie zu identifizieren;

— nicht sichtbar: Sie können durch Karotissinusdruck sichtbar gemacht werden.

• Die Regelmäßigkeit oder Irregularität des Kammerrhythmus.

## DAS MUSTER DER QRS-KOMPLEXE

Dies ist der wichtigste elektrokardiographische Parameter, er erscheint als erster in den ersten paar Zentimetern der Ableitung und ist am ehesten sichtbar.

„SCHMALER" QRS-KOMPLEX = SUPRAVENTRIKULÄR

### 1. Sinustachykardie

Jede Sinusstimulation (S) erregt die Vorhöfe im selben regelmäßigen Tempo, die Vorhof-Ventrikel-Überleitung und die Kammererregung, die ihr folgt, hat ebenfalls dieselbe Frequenz. Daher sieht man vor jedem QRS-Komplex eine P-Welle, und das P-R-Intervall bleibt konstant und unverändert. Die Frequenz von paroxysmalen Sinustachykardien kann variabel sein, manchmal sehr beschleunigt zwischen 150 und 200 in der Minute, meistens bewegt sie sich zwischen 100 und 150. Wenn die Frequenz erhöht ist, liegen die P-Wellen dicht neben den vorangehenden T-Wellen, schwer unterscheidbar und manchmal nicht sichtbar. Die Sinustachykardien rufen dann eine Überleitungstachykardie hervor. Sie sind auf vagale Stimulation in Form eines passageren Abbruches empfindlich.

Vorkommen: gesundes Herz, Neurotonie, Spasmophilie

### 2. Vorhoftachykardie

Ein Zentrum, das sich an einer beliebigen Stelle in den Vorhöfen befindet, erregt diese in regelmäßigem, aber beschleunigtem Rhythmus. Die Atrioventrikularverbindung hat dasselbe regelmäßige Tempo, kann aber mit 1:2 oder zwei oder drei aufeinanderfolgenden Schlägen blockiert sein. Die Kammertätigkeit hat also dieselbe Geschwindigkeit oder ist erniedrigt. Im letzteren Fall erscheinen die P-Wellen als Sinus-P-Wellen, und sie sind voneinander durch ein gerades isoelektrisches Intervall getrennt. Wenn die P-Wellen aufgrund einer 1:1-Überleitung zwischen Vorhöfen und Ventrikel nicht mehr sichtbar sind, erscheinen diese Tachykardien wie Überleitungstachykardien. Die Vagusstimulation erreicht entweder nichts, oder bringt die Tachykardie zum Stillstand bzw. bremst nur die Kammertätigkeit, wobei die Vorhoftätigkeit unberührt bleibt.

Vorkommen: pathologische Herzformen und oft bei Digitalisintoxikation.

### 3. Vorhofflimmern

Die Vorhöfe sind Sitz einer Erregung mit kompletter Desynchronisation. Die mittlere Vorhoffrequenz schwankt zwischen 300 und 500/min. Sie ist absolut unregelmäßig. Die AV-Überleitung ist vermindert, aber regellos. Daraus resultiert eine Kammertätigkeit mit geringerer, aber grundsätzlich unregelmäßiger Frequenz. Die Vorhoftätigkeit ist in der Ableitung in Form eines Zitterns der Grundlinie erkennbar. Wenn aufgrund der hohen Frequenz des Kammerrhythmus und der damit verbundenen Verkürzung der Diastolen die Vorhoftätigkeit schlecht sichtbar ist, bleibt der unregelmäßige Kammerrhythmus das Hauptkriterium dieser Arrhythmie. Zwei Schwierigkeiten: die Möglichkeit ventrikulärer Abweichungen und die zusätzlicher ventrikulärer Extrasystolen. In beiden Fällen sind einige Kammer-Komplexe verbreitert.

Zugunsten von Abweichungen: Die QRS-Verbreiterung tritt besonders während der Phase der ventrikulären Frequenzbeschleunigung auf, und die deformierten QRS-Komplexe sind nicht alle identisch, manche der QRS-Komplexe sind breiter als andere, die eine Zwischenstellung einnehmen.

Zugunsten von Extrasystolen: Die breiten QRS-Komplexe der Extrasystolen treten sporadisch, intermittierend und unabhängig von der Kammerfrequenz auf. Im allgemeinen haben alle dasselbe Aussehen.

Vagale Stimulation kann vorübergehend die Kammertätigkeit verzögern. Dies erleichtert die Sichtbarkeit der Vorhoftätigkeit, da die Diastolen sich verlängern. Dasselbe Ergebnis erhält man zehn Minuten nach einer Digitalisinjektion.

Vorkommen: manchmal beim gesunden Herzen, meistens bei valvulärer oder koronarer Kardiomyopathie.

### 4. Vorhofflattern

Ein ektopisches Zentrum in den Vorhöfen, das mit einer Überleitungsstörung kombiniert ist, bewirkt eine Kreisbewegung, die in den linken Vorhof auf- und in den rechten absteigt.

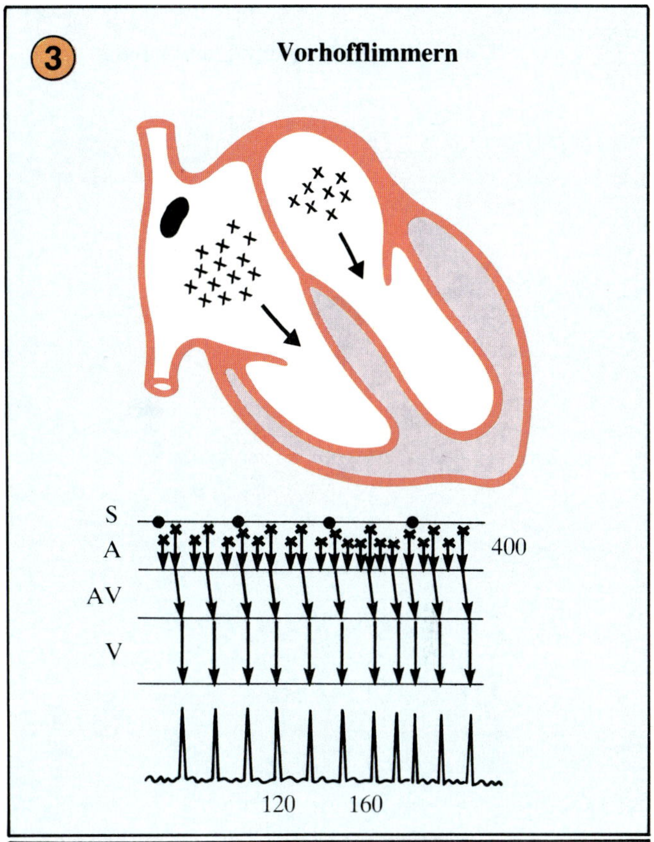


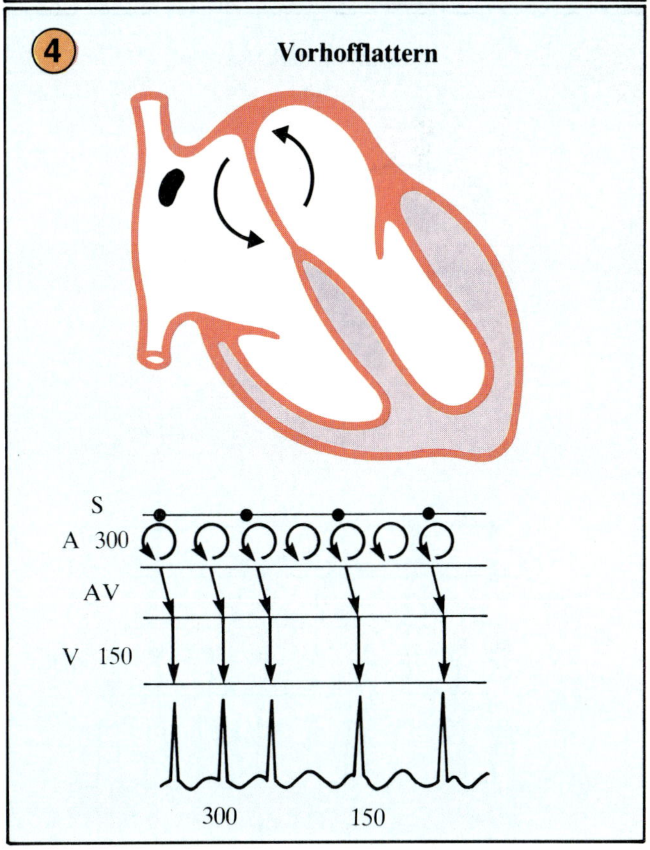

(5) **Überleitungs-(Knoten-)Tachykardie**

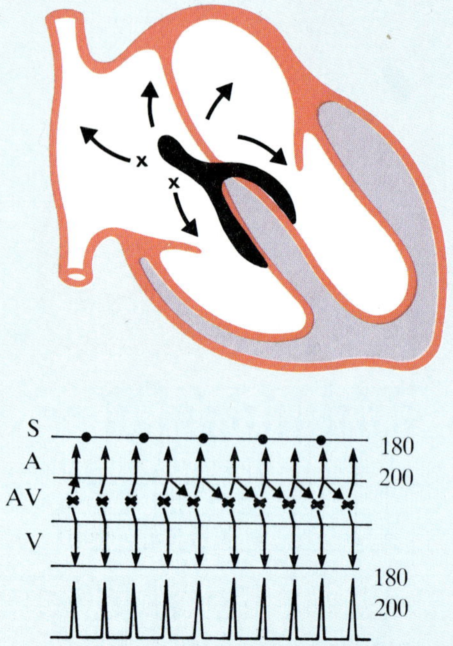


(6) **Kammertachykardie**

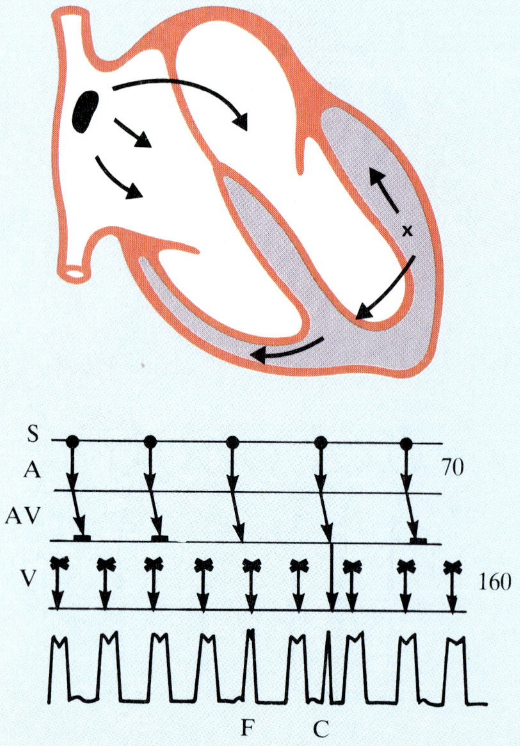


Daraus resultiert eine zyklische Aktivität und abwechselnd negative, dann positive Vorhofwellen. Die Atrioventrikular-Verbindung erfolgt mit einer 1:1- oder meistens 2:1-Überleitung, eine Vorhofkontraktion wird weitergeleitet, die nächste blockiert. Die Kammerfrequenz ist hierbei halb so schnell wie die Vorhoffrequenz, die im allgemeinen 300 in der Minute beträgt. Vagale Stimulation (oder eine Digitalis-Injektion) kann vorübergehend die Kammertätigkeit reduzieren und die Vorhofaktivität in Form eines „Sägezahns", der für diese Arrhythmie charakteristisch ist, sichtbar werden lassen.

Vorkommen: gesundes Herz, Klappenvitien und koronare Herzerkrankung.

### (5.) Überleitungstachykardie

Ein ektopisches Zentrum in den Knotenbezirken (Reentry-Phänomen), das mit einer Überleitungsstörung kombiniert ist, erregt gleichzeitig die Vorhöfe von unten nach oben und die Ventrikel von oben nach unten in schnellem und regelmäßigem Rhythmus von 180 bis 200 pro Minute. Die Eigenerhaltung der Tachykardie wird durch das Reentry-Phänomen erklärt. Im Oberflächen-EKG erscheinen die Kammerkomplexe normal, nicht deformiert und regelmäßig, die Vorhofwellen sind im allgemeinen nicht zu erkennen. Man kann hier an Sinustachykardie mit beschleunigter Frequenz und/oder Vorhoftachykardie mit ebenfalls erhöhter Kammerfrequenz und nicht sichtbaren Vorhofwellen denken. Die vagale Stimulation erlaubt eine Unterscheidung: keine Wirkung oder deutlicher Stopp bei einer Überleitungstachykardie.

Das Auftreten dieser Tachykardien hat besondere Bedeutung: gesundes Herz, Neurotonie, Spasmophilie.

## „BREITE" QRS-KOMPLEXE = VENTRIKULÄRE ODER PSEUDOVENTRIKULÄRE TACHYKARDIE

### (6.) Ventrikuläre Tachykardie

Ein Zentrum in den Ventrikeln erregt diese mit einer Frequenz von 160 in der Minute. Im allgemeinen besteht eine frühe Kontraktion des Ventrikels, in dem sich das Zentrum befindet, in Bezug zum anderen; daraus resultiert ein Asynchronismus der Kammerkontraktionen, der die QRS-Verbreiterung im Elektrokardiogramm erklärt. Die „Fusion": unerwartetes Zusammentreffen einer Erregung mit Sinusursprung und einer ektopischen Kammererregung. Die „Fesselung": Durchbruch einer normalen Ventrikeltätigkeit durch eine Sinusknotenstimulation als Ursprung. Die Vorhoftätigkeit erfolgt unabhängig von der der Kammern und hat eine geringere Frequenz. Manchmal kann man die Vorhofwellen in der Ableitung mit einer Frequenz unterhalb der Ventrikel erkennen; die Vorhofaktivität ist im Oberflächen-EKG bisweilen nicht sichtbar.

Vorkommen; koronare Herzerkrankung in der akuten; subakuten oder chronischen Phase eines Myokardinfarktes.

### 7. Pseudoventrikuläre Tachykardie

Es handelt sich hierbei um eine echte supraventrikuläre Tachykardie (Sinustachykardie, Knotentachykardie, Vorhofflimmern, Vorhofflattern). Die QRS-Komplexe sind momentan oder konstant deformiert oder verbreitert. Dies täuscht eine Kammertachykardie vor. Zwei Gründe sind dafür verantwortlich zu machen:

Ein Schenkelblock, der bereits vor der Tachykardie bestand. In diesem Fall ist die tachykarde Herzaktivität mit atrialem Ursprung in einem der Schenkel blockiert und kann nur auf den anderen übergreifen. Es entstehen ein Asynchronismus der Ventrikelerregung mit verfrühter Kontraktion des nichtblockierten Ventrikels, Verzögerung des anderen und Verbreiterung des QRS-Komplexes.

Besonderheit: Die Ableitungen zeigen alle vor und nach der Tachykardie dasselbe QRS-Muster.

Ein Schenkelblock, der durch die Tachykardie erzeugt wird. Einer der beiden Schenkel ist noch in seiner Refraktärzeit, während der andere sie bereits beendet hat. Daraus entwickelt sich eine Aktivitätsverzögerung auf der Seite des noch blockierten Schenkels und eine verfrühte Kontraktion im anderen Ventrikel mit Deformierung des QRS-Komplexes. Dieser funktionelle Schenkelblock durch Tachykardie wird „ventrikuläre Abweichung“ (v. Aberration) genannt.

Besonderheit: Die Ableitungen zeigen vor und nach der Tachykardie keine Zeichen eines Schenkelblocks und die QRS-Komplexe werden bei Verschwinden der Tachykardie wieder schmal.

Diese Unterscheidung zwischen wirklicher Kammertachykardie und pseudoventrikulärer Tachykardie ist für das therapeutische Konzept wesentlich, mit dem Oberflächen-EKG aber nicht immer leicht zu treffen. In diesem Fall kann die Kompression des Karotissinus sehr nützlich sein, um bei verlangsamter Kammertätigkeit, auch wenn sie nur vorübergehend ist, gleichzeitig die charakteristische Vorhoftätigkeit einer supraventrikulären Tachykardie und die fortschreitende Verschmälerung der QRS-Komplexe zum Zeitpunkt der Frequenzverlangsamung der Kammer zu zeigen. Wenn sich weder die Kammerfrequenz erniedrigt noch eine Vorhofaktivität sichtbar wird, werden spezielle Untersuchungen unabdingbar, um Sicherheit über den supraventrikulären Ursprung der Tachykardie (ösophageale oder intrakavitäre Untersuchung) zu erlangen.

**7 Supraventrikuläre Tachykardie mit Schenkelblock**

- **Vorher**
- **Prätachykard. Breiter QRS-Komplex**

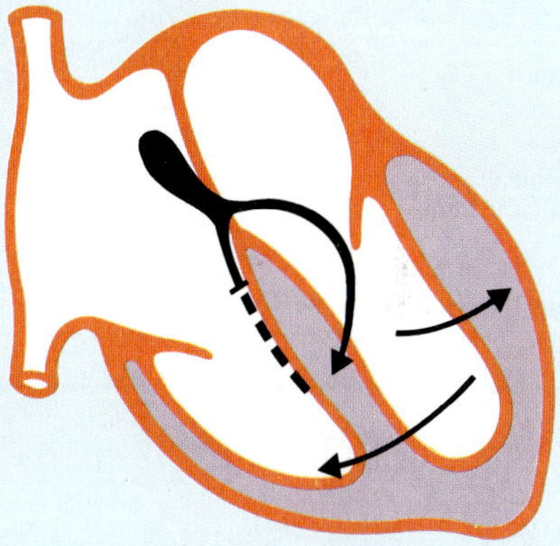

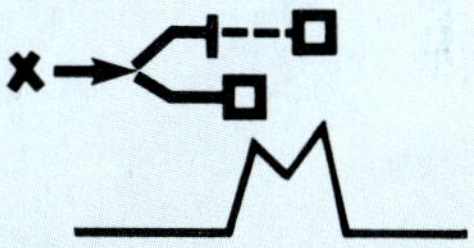

QRS-Verbreiterung

Darstellung einer supraventrikulären Tachykardie kombiniert mit einem Schenkelblock, der vor der Tachykardie bereits bestehen kann (und der im allgemeinen organische Ursache hat) oder aber durch die hohe Tachykardiefrequenz hervorgerufen wurde (dann ist es ein funktioneller Block). Der rechte Schenkel ist noch nicht ganz außerhalb seiner Refraktärzeit. In beiden Fällen resultiert daraus eine QRS-Verbreiterung, die eine Kammertachykardie vortäuscht.

**(8) Schmaler — breiter QRS-Komplex**

SUPRAVENTRIKULÄRE TACHYKARDIE

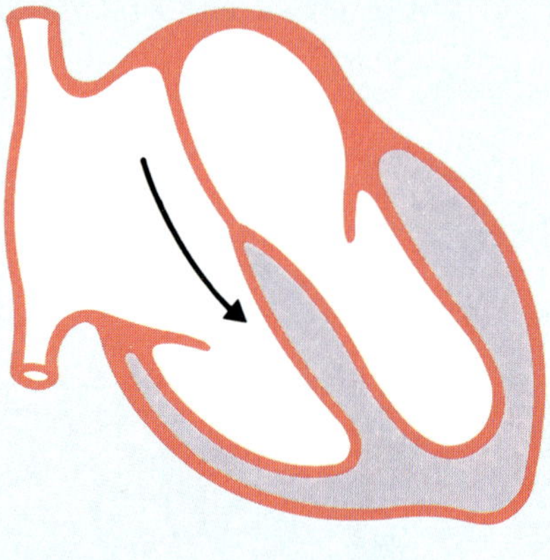

Sinustachykardien,
Vorhoftachykardien,
Flattern,
Flimmern,
Überleitungstachykardien

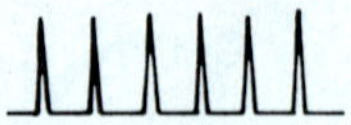

SCHMALER QRS-KOMPLEX

VENTRIKULÄRE TACHYKARDIE

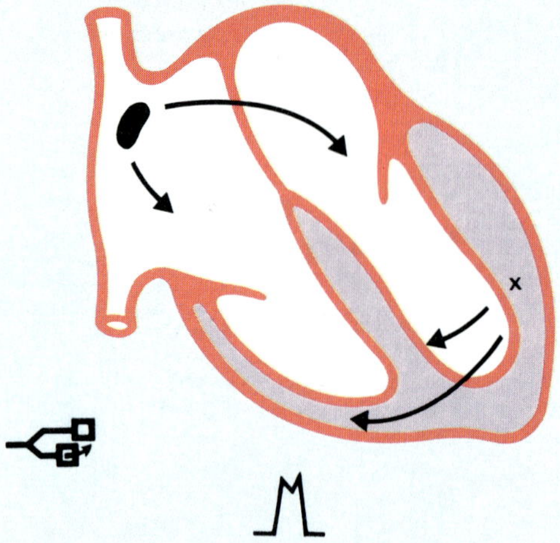

BREITE QRS-KOMPLEXE

Das obige Schema zeigt, weshalb eine supraventrikuläre Tachykardie ohne Überleitungsstörung normale, nicht deformierte QRS-Komplexe ergibt. Die Erregung mit supraventrikulärem Ursprung trifft beide Ventrikel zur gleichen Zeit. Dagegen haben ventrikuläre Tachykardien, deren Ausgangspunkt in der Außenwand eines Ventrikels (meistens die linke) liegt, eine Asynchronisation der Kammererregung und eine konstante QRS-Verbreiterung zur Folge. Fesselungen und Fusionen ändern dieses Abbildungsmuster. Eine Fesselung normalisiert es ganz, eine Fusion schafft Zwischenstufen der QRS-Komplexe.

## VORHOFWELLEN

Sie können auf Anhieb sichtbar oder nicht zu sehen sein.

### SICHTBAR

Polymorph, sehr zahlreich, Typ eines zarten und ungeordneten Zitterns der isoelektrischen Grundlinie: Es handelt sich um Vorhofflimmern.

Wellenförmig oder Sägezähne, ohne ein dazwischenliegendes isoelektrisches Intervall: Es handelt sich um Vorhofflattern.

Sinusaspekt: Es kann sich um eine eigentliche Sinustachykardie oder um eine Vorhoftachykardie handeln. Die Karotissinuskompression entscheidet darüber.

In $D_2$, $D_3$, VF vor oder nach jedem QRS-Komplex negativ: Es handelt sich um eine Überleitungstachykardie.

### NICHT SICHTBAR

Man muß immer bemüht sein, sie durch Karotissinuskompression sichtbar zu machen. Der Erfolg dieser Manipulation erlaubt oft, die Tachykardie aus den schon genannten Gründen zu identifizieren:

Mißlingt dies, zählt der QRS-Komplex als Parameter.

## KAMMERRHYTHMUS

Dieses Kriterium hat nur Orientierungswert.

**Tachykardie mit schmalem QRS-Komplex**

Regelmäßig sind:
- Sinustachykardie
- Überleitungstachykardie
- Flattern
- Vorhoftachykardie.

Unregelmäßig sind:
- meistens Vorhofflimmern
- manchmal Flattern oder Vorhoftachykardie mit variabler Überleitung.

**Tachykardie mit breiten QRS-Komplexen**

Eine Kammertachykardie ist im allgemeinen regelmäßig, eine supraventrikuläre mit Abweichung kann ebenfalls regelmäßig sein.

Wenn dagegen Vorhofflimmern mit ventrikulärer Abweichung oder Kammerextrasystolie auftritt, ist der Rhythmus gewöhnlich unregelmäßig.

## EKG-Diagnostik paroxysmaler Tachykardien

**Durch das QRS-Bild**

SCHMALE QRS-KOMPLEXE: SUPRAVENTR. TACHYKARDIE

| Regelmäßig: | Unregelmäßig: |
|---|---|
| — Sinustachykardie<br>— Vorhoftachykardie<br>— Flattern<br>— Überleitungs-Tachykardie | Vorhofflimmern |

BREITE QRS-KOMPLEXE: VENTRIKULÄRE TACHYKARDIEN

oder pseudoventrikuläre Tachykardien:
— durch vorbestehenden Schenkelblock
— durch funktionellen Schenkelblock

**Durch die Vorhofwellen**

Sichtbar:
Sinusaussehen:
— Sinustachykardie
— Vorhoftachykardie
wellenförmig: Vorhofflattern
polymorph: Vorhofflimmern
$D_3$, $V_6$ negativ: Überleitungs-Tachykardie
Seltener als breite QRS-Komplexe: Kammertachykardie

Nicht sichtbar:
Durch Karotissinus-Kompression darstellen.

**Durch den Kammerrhythmus**

Regelmäßig oder unregelmäßig

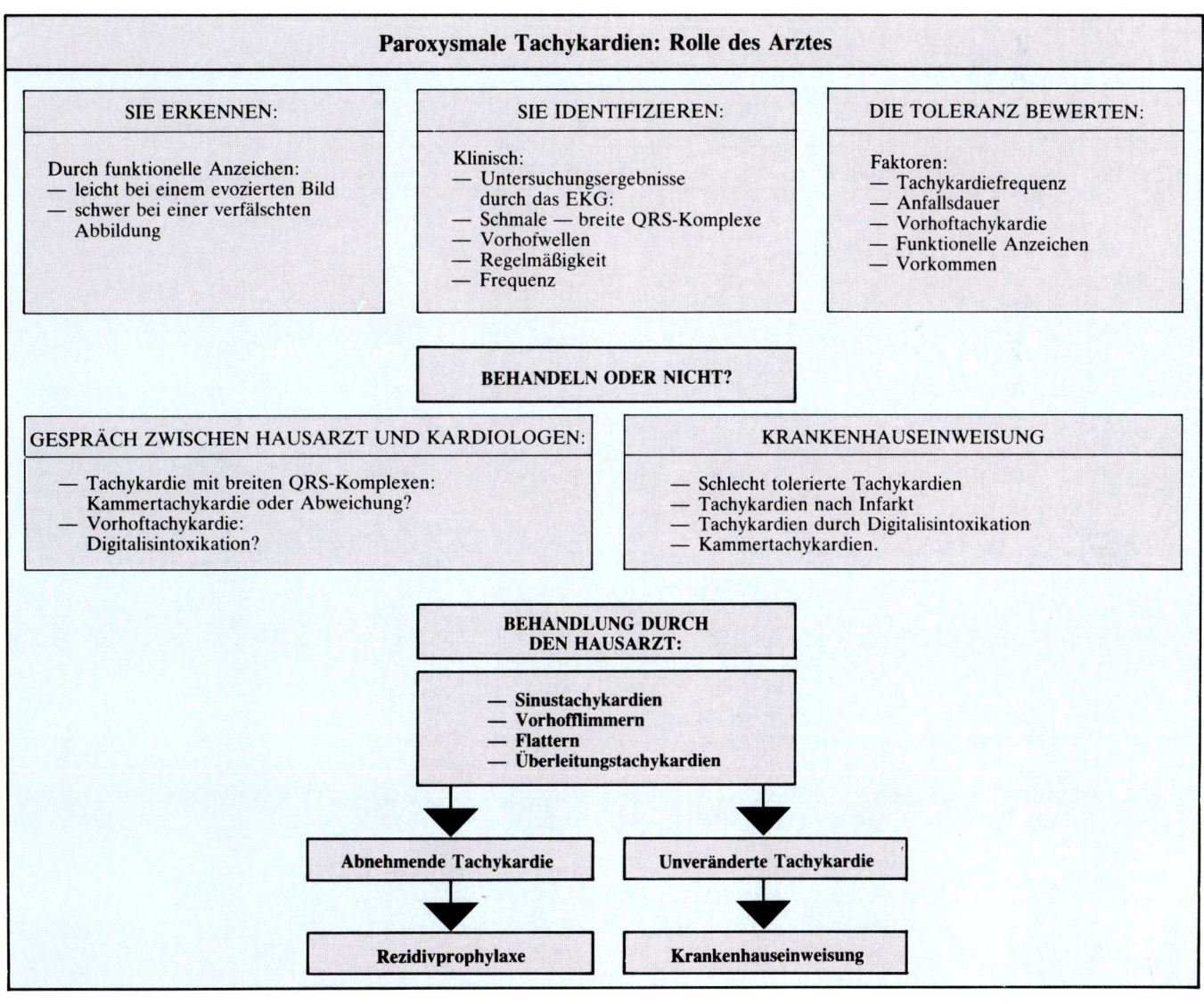

## Paroxysmale Tachykardien: Rolle des Arztes

**SIE ERKENNEN:**

Durch funktionelle Anzeichen:
— leicht bei einem evozierten Bild
— schwer bei einer verfälschten Abbildung

**SIE IDENTIFIZIEREN:**

Klinisch:
— Untersuchungsergebnisse durch das EKG:
— Schmale — breite QRS-Komplexe
— Vorhofwellen
— Regelmäßigkeit
— Frequenz

**DIE TOLERANZ BEWERTEN:**

Faktoren:
— Tachykardiefrequenz
— Anfallsdauer
— Vorhoftachykardie
— Funktionelle Anzeichen
— Vorkommen

**BEHANDELN ODER NICHT?**

**GESPRÄCH ZWISCHEN HAUSARZT UND KARDIOLOGEN:**

— Tachykardie mit breiten QRS-Komplexen: Kammertachykardie oder Abweichung?
— Vorhoftachykardie: Digitalisintoxikation?

**KRANKENHAUSEINWEISUNG**

— Schlecht tolerierte Tachykardien
— Tachykardien nach Infarkt
— Tachykardien durch Digitalisintoxikation
— Kammertachykardien.

**BEHANDLUNG DURCH DEN HAUSARZT:**

**— Sinustachykardien**
**— Vorhofflimmern**
**— Flattern**
**— Überleitungstachykardien**

**Abnehmende Tachykardie** → **Rezidivprophylaxe**

**Unveränderte Tachykardie** → **Krankenhauseinweisung**

# Überleitungsstörungen

**Die intrakardiale Überleitung ist an ganz bestimmte, gut bekannte Herzstrukturen gebunden: AV-Knoten, Stamm und Schenkel des His-Bündels. Überleitungsstörungen können die drei Herzregionen Vorhof, Kammer und Atrioventrikularabschnitt betreffen. Wir beginnen mit den intraventrikulären Störungen der Reizausbreitung, denn:**
- **sie sind sehr häufig,**
- **sie gehen sehr oft dem eigentlichen AV-Block voraus,**
- **sie haben manchmal dieselben klinischen Konsequenzen,**
- **ihre Kenntnis erlaubt ein leichteres Verständnis der Störungen des Atrioventrikularabschnittes.**

## RECHTSSCHENKELBLOCK

### KOMPLETTER BLOCK

**Vorhoferregung**

(1) Sie bleibt vom Sinusknoten abhängig und ist daher nicht beeinträchtigt.

**AV-Überleitung**

Sie ist ebenfalls normal, falls in diesem Abschnitt keine zusätzlichen Überleitungsstörungen bestehen. Die Vorhoferregung wird regelrecht zum AV-Knoten, zum Stamm des His-Bündels und auf die beiden Tawara-Schenkel weitergeleitet.

**Ventrikelerregung**

Die Reizüberleitung auf den rechten Tawara-Schenkel ist blockiert. Beim kompletten Schenkelblock ist sie vollständig unterbrochen.

Die Erregungsausbreitung erfolgt ausschließlich über den linken Tawara-Schenkel; dieser ist kürzer und stärker verzweigt als der rechte.

Die linke Seite des Kammerseptums wird folglich zuerst im oberen und mittleren Abschnitt erregt, wie bei einer normalen Kammeraktivierung. Vektor 1 (Pfeil 1) stellt diese initiale Erregung der linken Septumwand schematisch dar. Die Vektorspitze zeigt — wie unter physiologischen Bedingungen — nach vorne rechts:

— kleine positive Anfangsschwankung in $V_2$,

— kleine negative Anfangsschwankung in $D_2$ und $V_6$.

Die erste Phase der Kammererregung wird nicht durch den Rechtsschenkelblock beeinflußt.

(1) **Initiale Septumerregung**

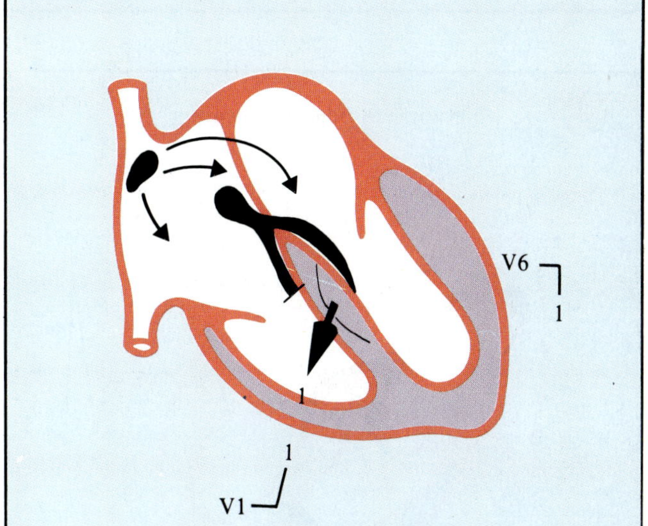

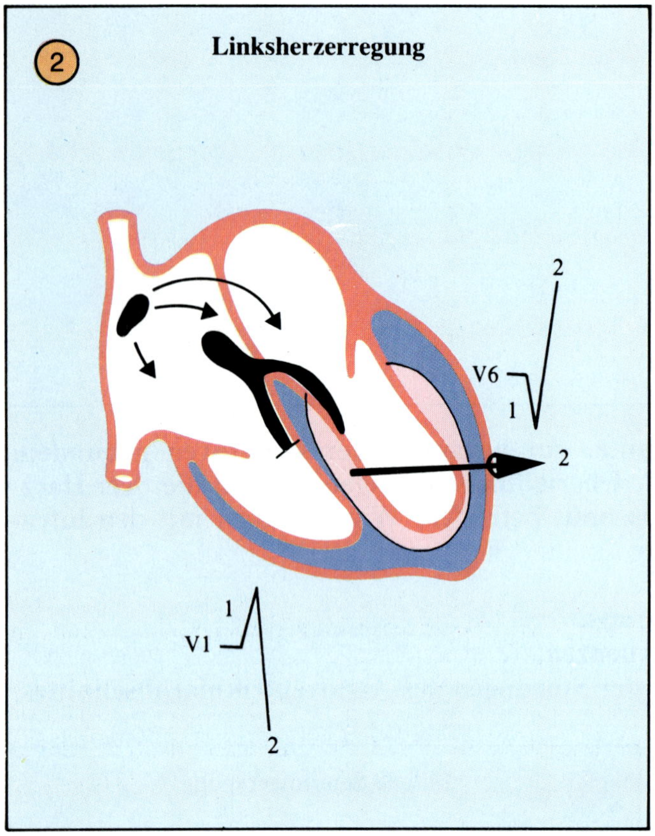


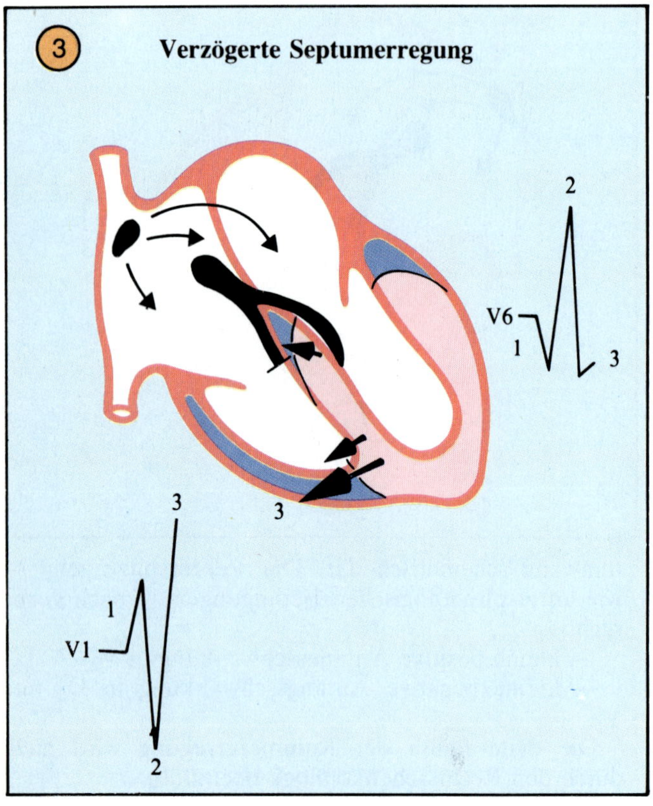


(2) Die Erregung der linken Kammer erfolgt unmittelbar nach der Septumaktivierung. Sie verläuft von Endokard zum Epikard und projiziert einen großen Summationsvektor (Pfeil 2), dessen Spitze nach links hinten orientiert ist. Daraus folgt elektrokardiographisch:

— hohe R-Zacke in $V_6$ mit vorausgehendem negativen Anteil,

— tiefe S-Zacke in $V_1$, die dem anfangs registrierten positiven Ausschlag folgt.

(3) Die Erregungswelle wandert von links nach rechts durch das Septum und erreicht den distalen Abschnitt des rechten Tawara-Schenkels: Zu diesem Zeitpunkt beginnt die eigentliche Erregungsverzögerung, die für die Verlängerung der Kammerdepolarisation und damit Verbreiterung des QRS-Komplexes bedingt verantwortlich ist. Daraus folgt:

— in $V_1$: erneuter positiver Ausschlag nach tiefer S-Zacke,

— in $V_6$: gegensinniger Ausschlag (plumpe S-Zacke) nach hohem R.

(4) Schließlich erreicht der Erregungsimpuls die Außenwand des rechten Ventrikels; der Hauptvektor weist von innen nach außen (vom Endokard zum Epikard). Mit der verspäteten Erregung des rechten Ventrikels ist die Kammeraktion abgeschlossen. Positive und negative Ausschläge kehren zur isoelektrischen Linie zurück.

— in $V_1$: Ende der Positivität.

— in $V_6$: Ende der Negativität.

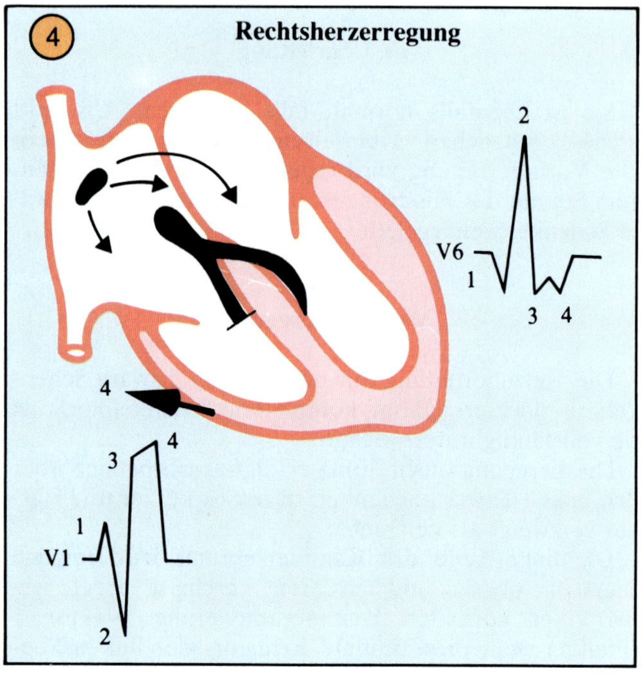

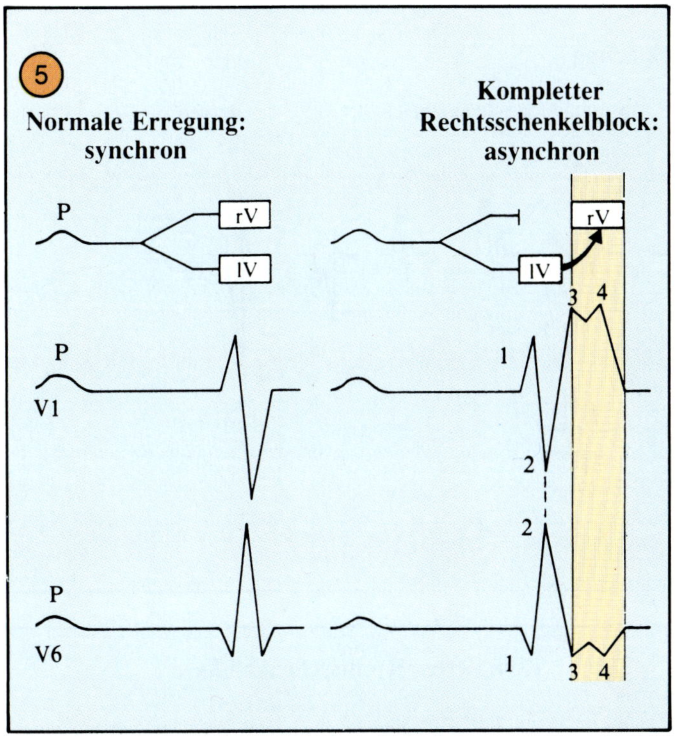


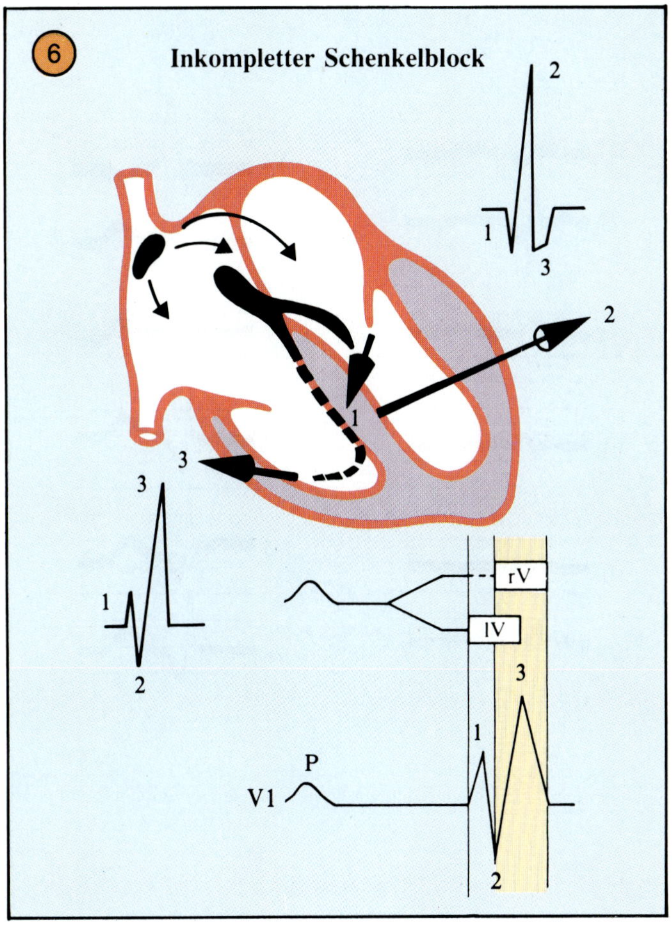


(5) Zusammenfassung:

— 1 = initiale unveränderte Septumerregung von links nach rechts;

— 2 = ebenfalls unveränderte Linksherzerregung;

— 3 = zweite verzögerte Septumerregung von links nach rechts. Sie breitet sich nicht innerhalb des Reizleitungssystems, sondern über die Muskelfasern aus. Aus diesem Erregungsablauf resultiert die verlängerte QRS-Zeit.

— 4 = Erregung der rechten Kammeraußenwand bis zum distalen Ende des rechten Tawara-Schenkels. Diese Erregung erfolgt verzögert nach der Linksherzaktivierung; erst jetzt sind beide Kammern vollständig erregt.

Beim Rechtsschenkelblock ist also:

— die initiale Phase der Kammererregung (beginnende Septumerregung von G bis D) nicht verändert. Deswegen registriert man eine r-Zacke in $V_1$ und eine q-Zacke in $V_6$;

— nur die letzte Phase der Kammererregung verändert. In Ableitung $V_1$ erhält man daher erneut einen positiven, in Ableitung $V_6$ einen negativen Ausschlag. Diese R- bzw. S-Zacken sind breiter als bei einer normalen Erregung.

## INKOMPLETTER BLOCK

(6) Der Erregungsablauf der Kammern ist prinzipiell der gleiche:

— unveränderte Anfangserregung der linken Septumwand,

— unveränderte Erregung des linken Ventrikels,

— asynchrone, verzögerte Erregung des rechten Ventrikels.

Einziger Unterschied: Der rechte Schenkel ist nicht vollständig blockiert, die Überleitung erfolgt lediglich verzögert.

Daraus folgt:

— geringerer ventrikulärer Asynchronismus,

— geringere Rechtsherzverzögerung,

— aufgesplitterter QRS-Komplex in $V_1$ mit schmälerer R-Zacke,

— QRS-Dauer kürzer als beim kompletten Rechtsschenkelblock, aber länger als die normale QRS-Zeit.

7 **Zeichenerklärung**

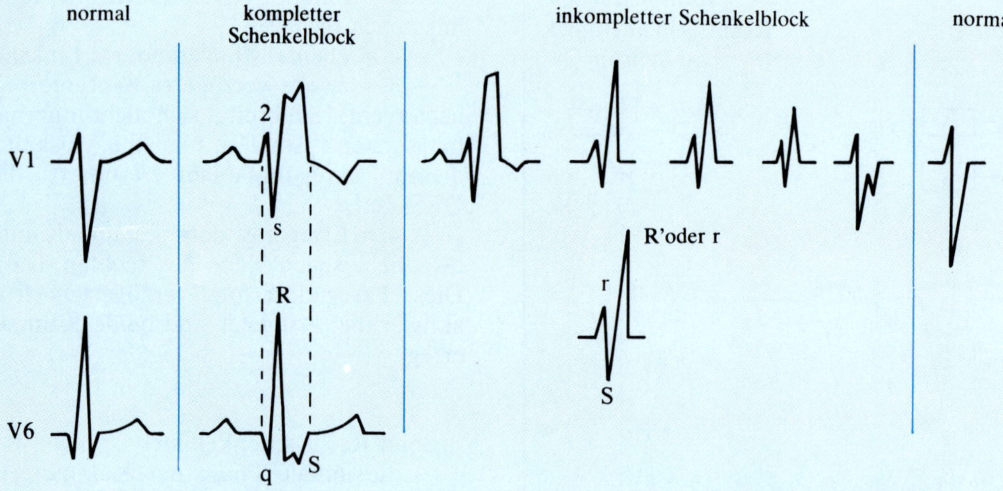


### Elektrokardiographische Terminologie

#### Kennzeichen eines Schenkelblocks

— Normale atriale Reizbildung (Sinusknoten) und regelrechte AV-Überleitung (Ausnahme: zusätzlich bestehender AV-Block).

— Verlängerte QRS-Dauer in der terminalen Phase der Kammererregung.

— Asynchrone Kammererregung mit vorzeitiger Kontraktion des nicht blockierten in Bezug zum blockierten Ventrikel.

— Störung der Erregungsrückbildung: gegensinnige Repolarisation des Kammermyokards gegenüber dem blockierten Ventrikel; negative T-Welle in den rechtspräkordialen Ableitungen.

#### Kriterien für einen Rechtsschenkelblock

1. Allen Schenkelblöcken gemeinsam sind:
— Sinusrhythmus;
— normal erhaltenes oder verlängertes PR-Intervall;
— verbreiteter QRS-Komplex,
< 0,12 sec beim kompletten Schenkelblock,
> 0,12 sec beim inkompletten.
2. Nur beim Rechtsschenkelblock finden sich:
— Rechtsabweichung der QRS-Achse,
— doppelgipfeliges R in $V_1$ mit rsR'- oder rSR'-Konfiguration, gekennzeichnet durch terminalen positiven Ausschlag beim kompletten Rechtsschenkelblock, bzw. durch geringgradig verbreiterten QRS-Komplex beim inkompletten,
— negative T-Welle in $V_1$ oder $V_2$.

8 **Kompletter Rechtsschenkelblock**

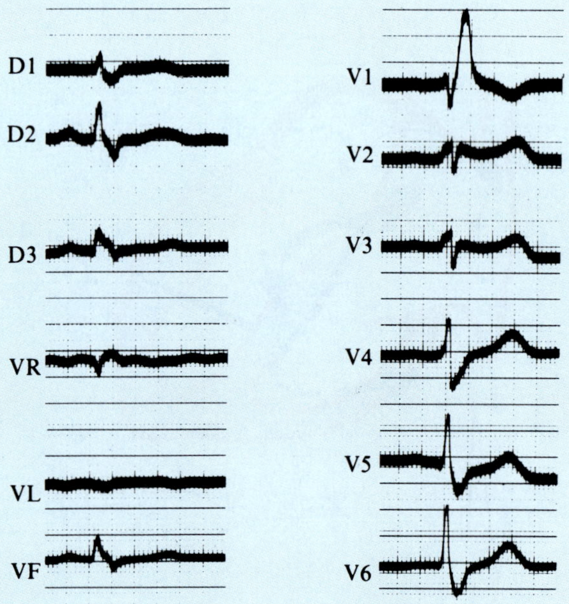

# Linksschenkelblock

**Beim Linksschenkelblock ist der Erregungsablauf viel komplexer als beim Rechtsschenkelblock, weil sich der links kürzere Tawara-Schenkel in zwei Faszikel aufzweigt. Die anterosuperiore Gruppe versorgt die anterolaterale Wand des linken Ventrikels, die postinferiore Gruppe die postinferiore Wand. So besteht der linke Schenkel — schematisch dargestellt — aus einem:**
**— kurzen Stamm (1) (präfaszikulärer Anteil),**
**— vorderen linksanterioren Faszikel (2),**
**— hinteren linksposterioren Faszikel (3).**
**Je nachdem, welche dieser drei Leitungsbahnen unterbrochen ist, unterscheidet man zwischen:**
**— trunkulärem Linksschenkelblock,**
**— linksanteriorem Hemiblock,**
**— linksposteriorem Hemiblock.**

**Kompletter trunkulärer Linksschenkelblock**

**Vorhoferregung**

Schrittmacher ist weiterhin der Sinusknoten. Besteht kein Sinusrhythmus, können intraventrikuläre Leitungsstörungen von vorneherein ausgeklammert werden.

**AV-Überleitung**

Normale Erregungsausbreitung vom AV-Knoten bis zum blockierten präfaszikulären Anteil.

**A-Stamm und Verzweigung des linken Tawara-Schenkels**

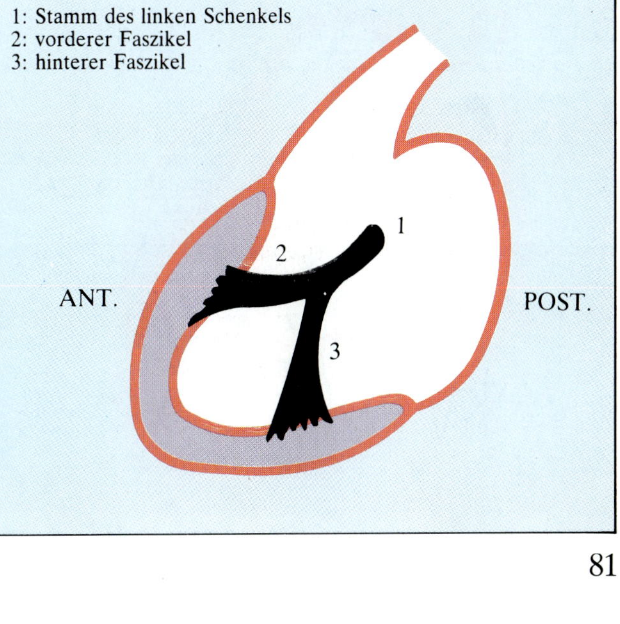

**Kammererregung**

Die Reizleitung ist im Stamm des linken Tawara-Schenkels, also vor seiner Aufzweigung in die beiden Faszikel, vollständig unterbrochen.

Sie erfolgt über den rechten Tawara-Schenkel, der initial das vordere Drittel der rechten Septumwand erregt. Vektor 1, dessen Spitze nach vorne links zeigt, symbolisiert diese erste Phase der Kammererregung. Er projiziert sich als:

— positives Anfangssignal links in $V_6$ (1);
— negatives Anfangssignal rechtspräkordial in $V_1$ (1).

Im Gegensatz zum Rechtsschenkelblock verläuft also die initiale Septumerregung von Anfang an gegensinnig.

Unmittelbar danach wird der rechte Ventrikel in üblicher Weise erregt; die Erregungswelle breitet sich zunächst in der Vorderwand, in Septumnähe aus. Vektor 2, dessen Spitze nach vorne gerichtet ist, projiziert sich auf Ableitung $V_6$ bzw. $V_1$ als:

— Positivität rechtspräkordial (2);
— Negativität linkspräkordial (2).

Dieser Erregungsabschnitt wird meist von folgendem Erregungsmuster überlagert:

Die Erregungswelle durchwandert das Septum über das Arbeitsmyokard langsam von rechts nach links; sie breitet sich also nicht auf den spezifischen Überleitungsbahnen aus. Zu diesem Zeitpunkt manifestiert sich die eigentliche Erregungsverzögerung, die im wesentlichen für den verbreiterten QRS-Komplex verantwortlich ist. Summationsvektor 3, der aus den drei Einzelvektoren der Septum- und Außenwanderregung der linken Herzkammer resultiert, zeigt nach links unten, da die Mehrzahl der Muskelfasern noch immer unerregt ist. Es stellen sich dar

— tiefer negativer Ausschlag in Ableitung $V_1$ (3);
— deutliche positive Zacke in Ableitung $V_6$ (3).

① **Initiale Septumerregung**

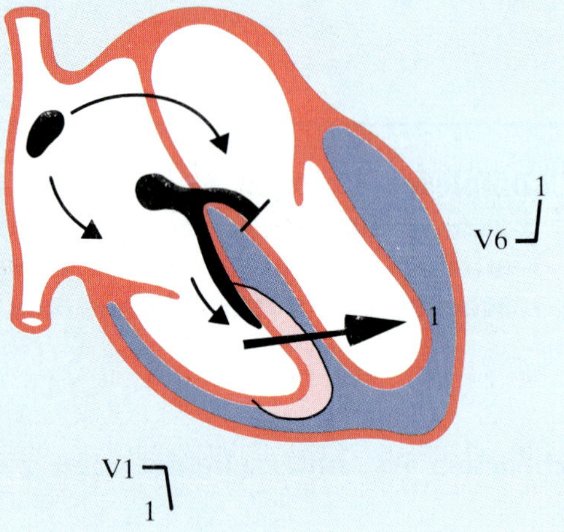


② **Rechtsventrikuläre Erregung**

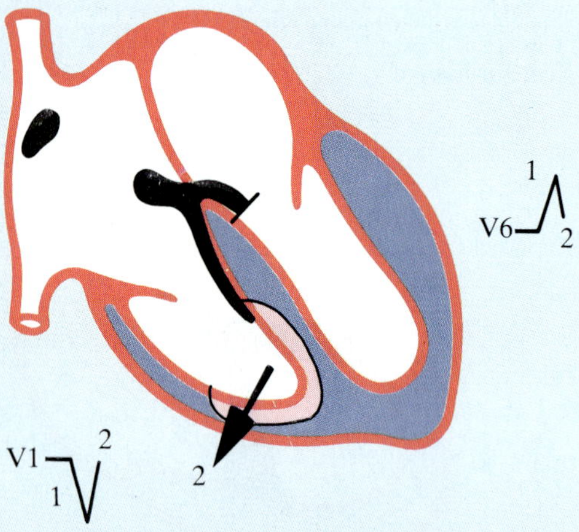


③ **Verzögerte Septumerregung**

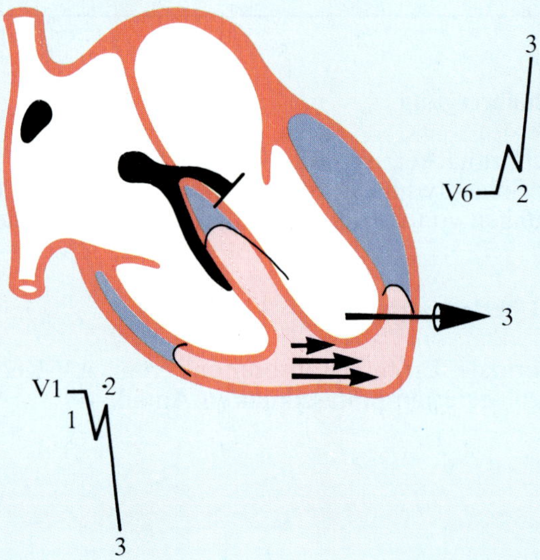

Die Außenwand des linken Ventrikels wird regelrecht — vom Endokard in Richtung Epikard — erregt (4); damit ist nun auch die Aktivierung der linken Herzkammer abgeschlossen. In den Brustwandableitungen schlägt sich diese letzte Phase als

— terminale Positivität in $V_6$ (4) und
— terminale Negativität in $V_1$ (4) nieder.

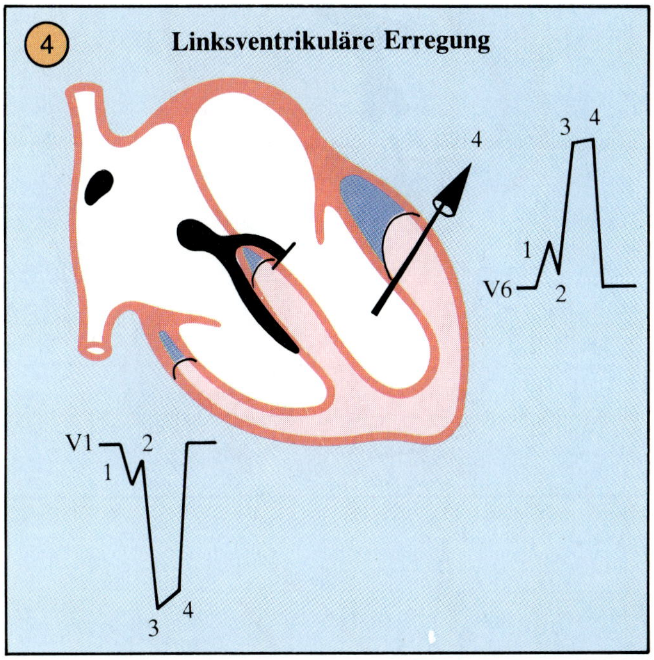


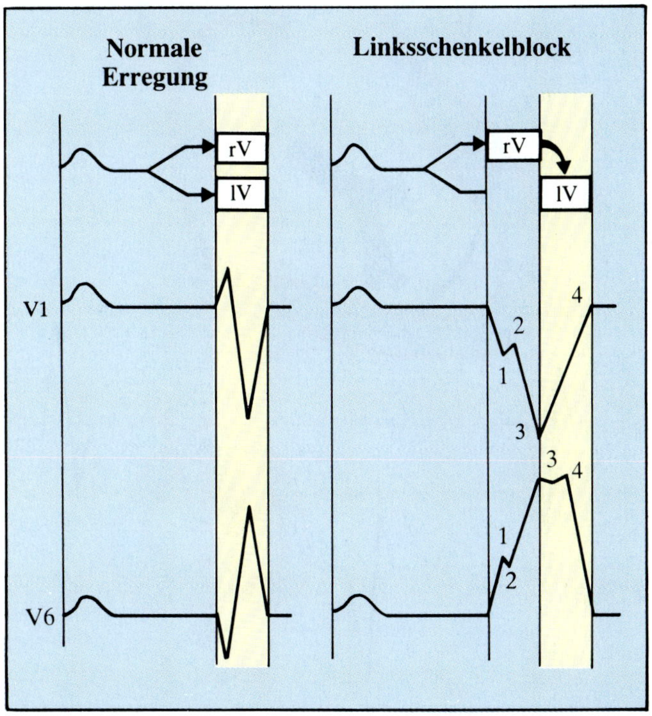


*Zusammenfassung:*

① Entsprechend der initialen Septumerregung durch den rechten Schenkel ist der Erregungsablauf invers.

② Beginn der rechtsventrikulären Reizausbreitung; sie bleibt unverändert.

③ Verzögerte Fortleitung durch das Septum von rechts nach links; Beginn der linksventrikulären Erregung.

④ Unveränderte Gesamterregung der linken Herzwand.

Aus diesem elektrophysiologischen Ablauf ergibt sich das typische Bild des kompletten, trunkulären Linksschenkelblocks:

— Umkehrung der initialen Septumerregung, die von rechts nach links verläuft (beim Rechtsschenkelblock nicht verändert). Dies erklärt die fehlende Q-Zacke in den linkspräkordialen Ableitungen. Statt dessen negativer Ausschlag in $V_1$.

— Umkehrung und Verzögerung der sekundären Septumerregung; sie erfolgt ebenfalls von rechts nach links (beim Rechtsschenkelblock von links nach rechts).

— Erregungsverzögerung, überwiegender Vektor nach links. Das Erregungsmuster wird in dieser Phase von den elektrophysiologischen Vorgängen des linken Ventrikels geprägt.

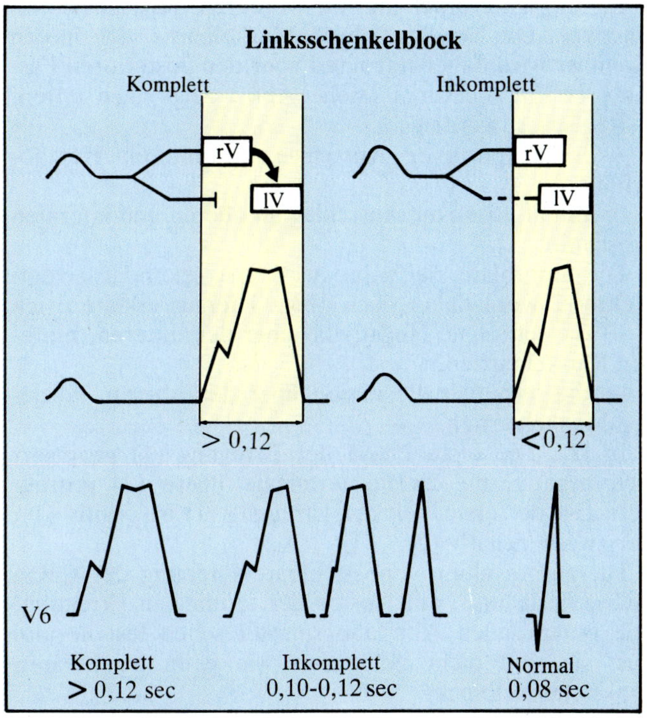

So versteht man, daß
— über dem linken Ventrikel nur positive Potentiale registriert,
— über dem rechten Ventrikel dagegen nur negative Potentiale abgeleitet werden.
Meist ist Vektor 2 nicht sichtbar; $V_1$ hat dann das Aussehen eines negativen QS-Komplexes, $V_6$ eines ausschließlichen R-Typs ohne sichtbare Einkerbung im aszendierenden Schenkel der R-Zacke.

## Inkompletter Trunkusblock

Ähnlicher ventrikulärer Erregungsablauf; die Überleitung im linken Tawara-Schenkel ist nicht vollständig blockiert, sondern nur verzögert. Elektrokardiographisch resultieren Mischbilder zwischen normaler Erregung und komplettem Schenkelblock. Die typischen Kennzeichen des Linksschenkelblocks bleiben aber erhalten:
— Umkehrung der initialen Septumerregung, daher fehlende R-Zacke in $V_1$ und fehlende Q-Zacke in $V_6$;
— weniger ausgeprägte Erregungsverzögerung im linken Ventrikel (geringere QRS-Verlängerung);
— Positive Kammerkomplexe ausschließlich in $V_6$, negative ausschließlich in $V_1$.

## Hemiblöcke

### Linksanteriorer Hemiblock

Leitungsunterbrechung im vorderen linksanterioren Faszikel. Die vordere obere Muskelpartie der linken Kammer wird daher retrograd über den posterioren Faszikel erregt. Vektor 1 (siehe Abb.) zeigt nach unten.
Registriert werden
— initial positiver Ausschlag im unteren Herzabschnitt;
— initial negativer Ausschlag im oberen und lateralen Abschnitt.
Die anterolaterale Wand wird erst sekundär erregt. Vektor 2 weist daher nach oben. Hieraus erklären sich
— die terminale Negativität über den unteren, hinteren Muskelpartien,
— die terminale Positivität über den oberen, vorderen Muskelpartien.
In $D_1$: Die erste Phase der Erregung (1) projiziert sich negativ, die zweite terminale Phase (2) positiv.
In $D_3$: der erste Teil der Erregung (1) ist positiv (1), der zweite negativ (2).
Hieraus resultiert eine sichtbare Drehung der QRS-Achse nach links, auf Kosten der terminalen Erregung. Die präkordialen Abbildungsmuster sehen fast normal aus; sie sind nicht deformiert wie beim trunkulären Linksschenkelblock.

**Linksanteriorer Hemiblock**

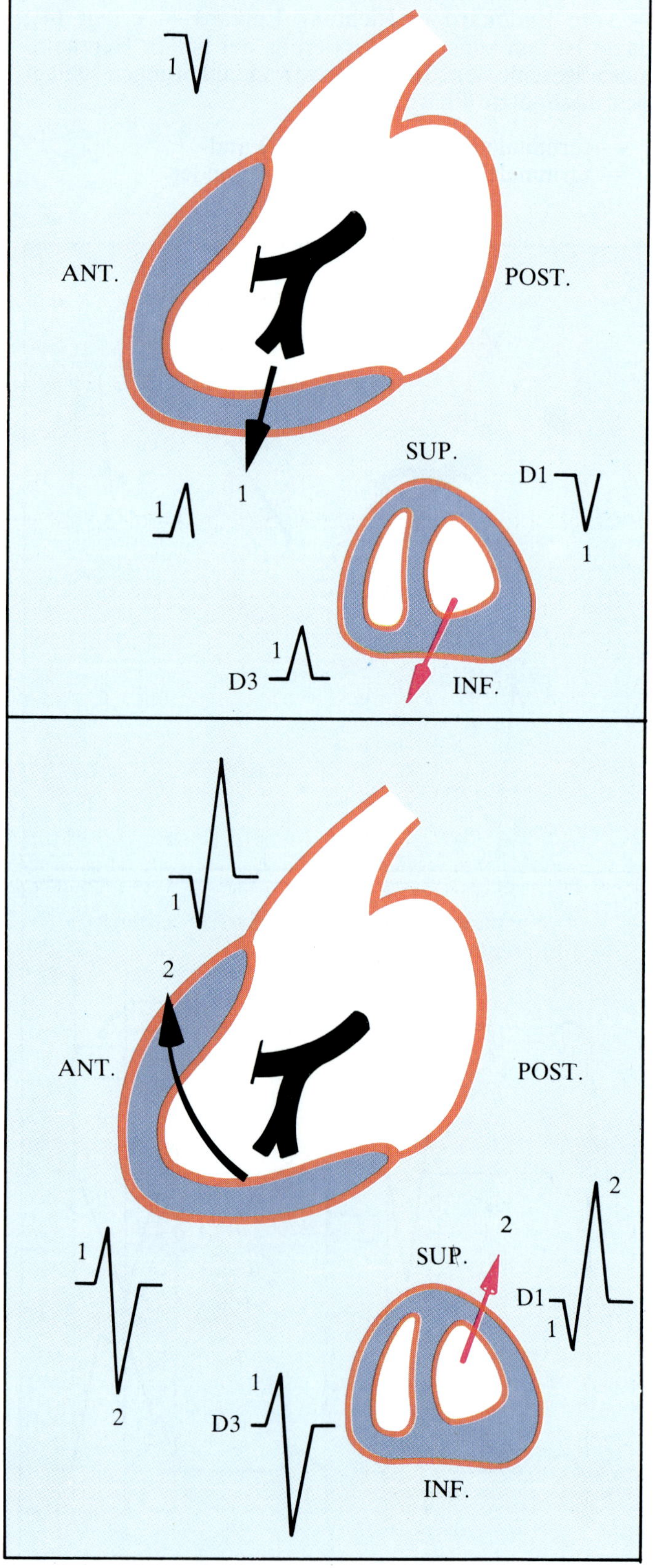

**Linksposteriorer Hemiblock**

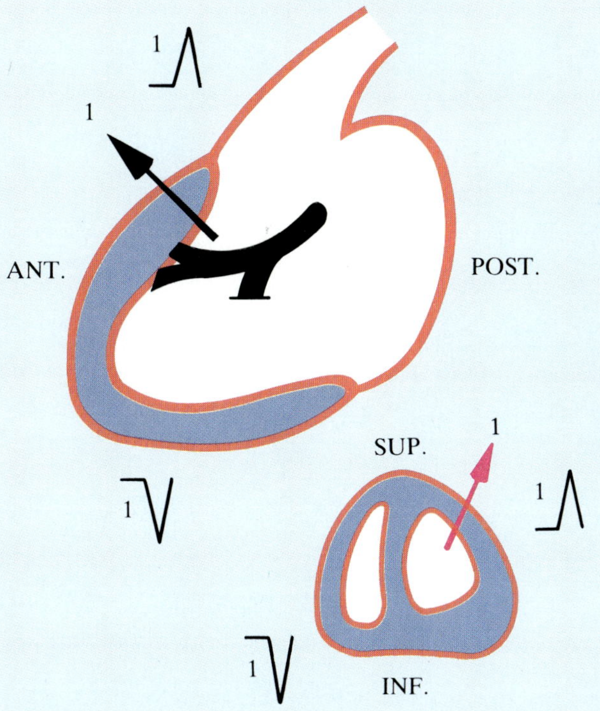


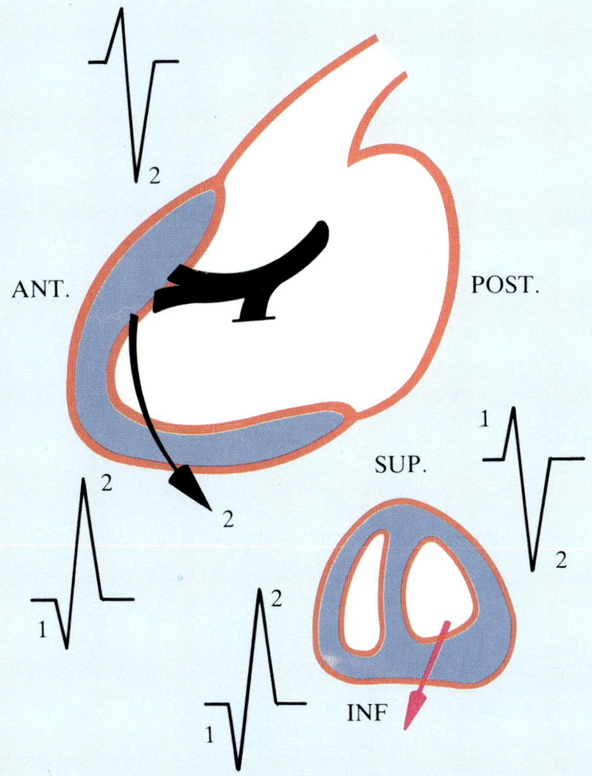


## Linksposteriorer Hemiblock

Hier liegen umgekehrte Verhältnisse vor:

— initiale Erregung der oberen Muskelfasern über den intakten anterioren Faszikel; positive Kammerkomplexe über den oberen Muskelpartien, negative über den unteren Bezirken;

— terminale Erregung in Richtung des posteroinferioren Septumabschnittes, das heißt nach unten.

Daher folgende Abbildungen:

— in $D_1$: initial positiver Ausschlag, terminale Negativität (rS-Konfiguration)

— in $D_3$: negative Anfangsschwankung, terminal positiver Kammerkomplex (qR-Typ)

— sichtbare Rechtsabweichung der QRS-Achse in der Endphase der Kammererregung

— keine Veränderung der präkordialen Ableitungen.

### Elektrokardiographische Terminologie

**Trunkulärer Linksschenkelblock**

Fünf Kriterien kennzeichnen den Linksschenkelblock:

*1. Morphologie:* deformierter, über 0,12 sec verbreiterter QRS-Komplex (infolge asynchroner Kammererregung), in den Ableitungen über der blockierten linken Herzkammer: breites R in $V_6$ oder in den benachbarten linksgerichteten Ableitungen. QS-Typ in $V_1$.

*2. Chronologie:* verlängerte QRS-Zeit infolge asynchroner Kammererregung. Die QRS-Dauer verhält sich proportional zum Grad der Blockbildung; beim kompletten Linksschenkelblock ist sie maximal verlängert; beim inkompletten Linksschenkelblock sind die Kammerkomplexe nur geringgradig verbreitert.

*3.* Diese beiden Parameter werden auch von anderen Rhythmusstörungen wie ventrikuläre Extrasystolie und Präexzitationssyndrome erfüllt. Die Diagnose eines Linksschenkelblocks erfordert daher noch ein weiteres Kriterium: vorangehende Sinus-P-Welle als Zeichen eines regelrechten Sinusrhythmus und erhaltenes PR-Intervall als Ausdruck der intakten AV-Überleitung.

*4.* Linksabweichung der elektrischen Achse in der Frontalebene.

*5.* Inversion der T-Welle in $V_5$ und $V_6$.

**Linksanteriorer Hemiblock**

qR-Komplex in $D_1$, rS-Komplex in $D_3$.
Überstarke Drehung der elektrischen Herzachse nach links („überdrehter Linkstyp").

**Linksposteriorer Hemiblock**

rS-Komplex in $D_1$, qR-Komplex in $D_3$.
Rechtsdrehung der QRS-Achse.

# Kombination unifaszikulärer Blockbilder

Drei Parameter können die intraventrikuläre Erregungsausbreitung beeinträchtigen und erklären die Vielfalt der einzelnen Manifestationsformen.

**Ätiologie**

- Organische Schädigung infolge degenerativer Herzmuskelerkrankungen mit konstanten, endgültigen Blockbildern;
- entzündliche, ischämische, toxische und medikamentöse Schädigungen mit temporärem, regressivem oder intermittierendem Schenkelblock;
- rein funktionelle Störungen, wie Überleitung während der Refraktärzeit eines Schenkels oder Tachykardie.

**Lokalisation:** von der Blockade können ein oder zwei Schenkel betroffen sein:

- Leitungsstörung in einem Schenkel: unilateraler Block.
- Leitungsverzögerung oder -unterbrechung in beiden Schenkeln: bilateraler Block.

Aus dieser topographischen Situation ergeben sich mehrere Möglichkeiten des Grades der intraventrikulären Leitungsstörungen:

- kompletter bilateraler Block infolge vollständiger Unterbrechung der Leitungsbahnen;
- inkompletter bilateraler Block infolge teilweiser Unterbrechung oder Verzögerung der Reizüberleitung;
- alle Zwischenstufen von normaler Überleitung bis zur vollständigen Blockade.

**ELEKTROKARDIOGRAMM**

Es hängt von der unterschiedlichen Kombination unifaszikulärer Blockbilder ab. Die einzelnen Möglichkeiten sind in den Abbildungen 1 bis 9 dargestellt:

(1) **NORMALE ERREGUNG**

Sinusrhythmus, konstantes PR-Intervall, die Kammererregung erfolgt synchron; die QRS-Komplexe sind „schmal".

**Was man sich über Schenkelblöcke merken sollte:**

- Von Bedeutung sind Pathogenese, Lokalisation und Grad der Blockbildung.
- Schenkelblöcke gehen oft einem Atrioventrikularblock voraus
  - — bei komplettem, bilateralem Block;
  - — bei gleichzeitiger Schädigung von AV-Knoten und His-Bündel;

(daher wurden sie vor den eigentlichen AV-Überleitungsstörungen besprochen).

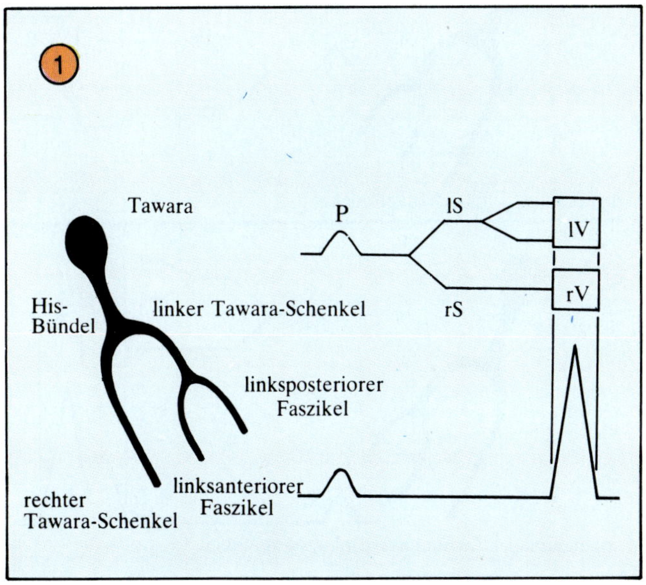

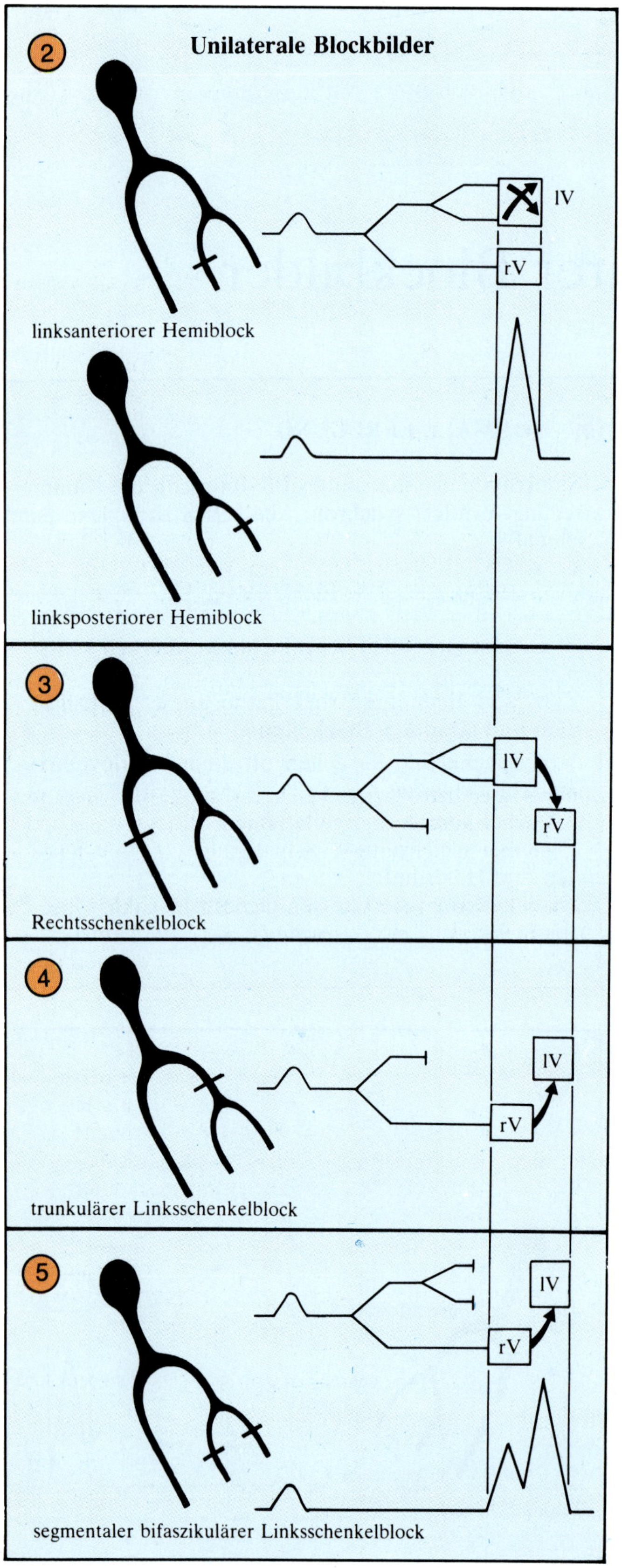


## UNILATERALE BLOCKBILDER

### ② Linksanteriorer oder linksposteriorer Hemiblock

Das PR-Intervall bleibt unverändert. Die Ventrikel schlagen synchron: die QRS-Komplexe sind deshalb schmal. Drehung der QRS-Achse:

— nach links bei linksanteriorem Hemiblock (qR-Konfiguration in D1, rS-Konfiguration in D3);

— nach rechts bei linksposteriorem Hemiblock (rS-Konfiguration in D1, qR-Konfiguration in D3).

### ③ Kompletter Rechtsschenkelblock

Das PR-Intervall ist unverändert. Asynchrone Kammererregung infolge Rechtsherzverzögerung. rsR-Komplex in V1. Rechtsverschiebung der elektrischen Herzachse (QRS-Achse).

### ④ Kompletter trunkulärer Linksschenkelblock

Unverändertes PR-Intervall. Asynchrone Kammererregung infolge Linksherzverzögerung. Breites R in D1, VL, V5 und V6. Linksverschiebung der QRS-Achse.

### ⑤ Kompletter segmentaler bifaszikulärer Linksschenkelblock

Identische Situation wie in 4: es ist gleichgültig, ob ein elektrisches „Kabel" vor seiner Aufzweigung, oder beide „Kabelanteile" nach der Aufzweigung durchtrennt werden.

## BILATERALE BLOCKBILDER

### KOMPLETTER BLOCK DER EINEN, INKOMPLETTE UNTERBRECHUNG AUF DER ANDEREN SEITE

### ⑥ Kompletter Rechtsschenkelblock, inkompletter Linksschenkelblock

Das PR-Intervall ist verlängert: Es entspricht der PR-Zeit des nur teilweise blockierten Schenkels. Die Kammererregung erfolgt asynchron; die Erregungsausbreitung ist aber geringer verzögert als beim kompletten unilateralen Block. Insgesamt resultiert ein rechtsschenkelblockartiges Bild mit einer nach:

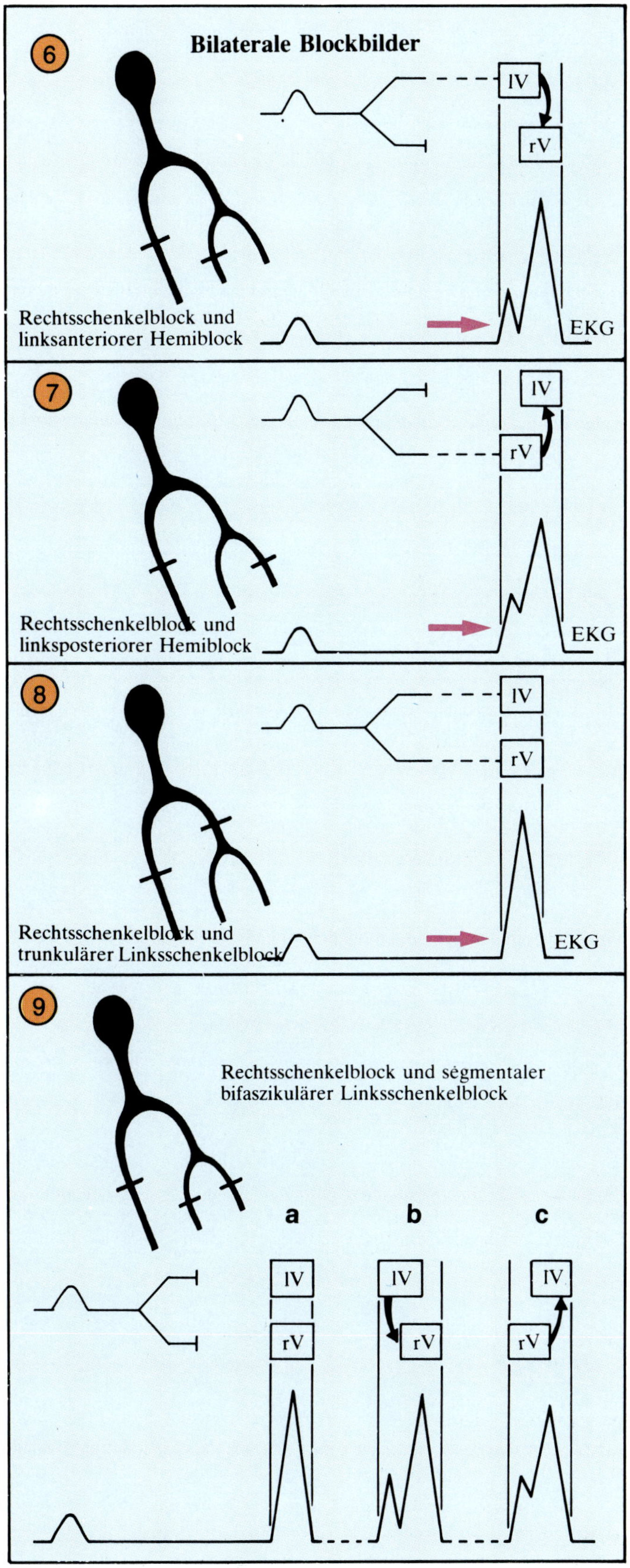


— links gerichteten QRS-Achse bei anteriorem Hemiblock (häufig);
— rechts gerichteten QRS-Achse bei posteriorem Hemiblock (seltener).

**(7) Kompletter Linksschenkelblock, inkompletter Rechtsschenkelblock**

Umgekehrte Situation wie in 6: PR-Intervall verlängert (dies entspricht der PR-Zeit des rechten Tawara-Schenkels), asynchrone Kammererregung weniger ausgeprägt (der rechte Ventrikel wird etwas später als der linke erregt), insgesamt linksschenkelblockartiges Bild).

**INKOMPLETTE BLOCKBILDER BEIDER SCHENKEL**

Diese Situation ist theoretisch denkbar. Das PR-Intervall ist verlängert (PR-Zeit beider Schenkel); beide Kammern schlagen synchron: Die QRS-Komplexe bleiben schmal.

**KOMPLETTE BLOCKBILDER BEIDER SCHENKEL**

Diese Situation ist einem Block im Stamm des His-Bündels gleichzusetzen, das heißt sie führt zu einem AV-Block (Durchtrennung beider Kabelanteile anstelle des Stammes).

(9A) Beide Ventrikel werden gleichzeitig aktiviert, die QRS-Komplexe sind deshalb schmal, erscheinen aber unabhängig von den P-Wellen. (Kammerersatzrhythmus, AV-Dissoziation).

(9B) Der linke Ventrikel eilt dem rechten voraus. Dieses Phänomen wird als linksventrikulärer Eigenrhythmus bezeichnet, der linke Ventrikel übernimmt als tertiäres Zentrum im Reizleitungssystem die Schrittmacherfunktion. Daraus resultieren rechtsschenkelblockartige Bilder infolge der verzögerten Erregung des rechten Ventrikels.

(9C) Umgekehrte Situation: Der rechte Ventrikel eilt dem linken voraus (rechtsventrikulärer Eigenrhythmus). Im EKG werden daher linksschenkelblockartige Kammerkomplexe abgeleitet.

In beiden Fällen (Abb. 9b und 9c), kann man lediglich von links- oder rechtsschenkelblockartigem Aussehen sprechen; die Bezeichnung ,,Schenkelblock“ ist nicht gerechtfertigt, da es sich hierbei nicht um eine intraventrikuläre, sondern eine atrioventrikuläre Leitungsstörung handelt. In allen drei Fällen spricht man von Kammerersatzrhythmen.

# AV-Überleitungsstörungen

**Anatomische Strukturen und physiologischer Überleitungsmechanismus wurden teilweise schon in einem früheren Kapitel erläutert. Hier soll daher nur das rekapituliert werden, was für das Verständnis der pathologischen Überleitung, des AV-Blocks, unbedingt nötig ist.**

## DIE NORMALE ÜBERLEITUNG

(1) Die im Sinusknoten (S) entstehende Vorhoferregung setzt sich auf den AV-Knoten fort. Dieser Phase entsprechen Abschnitt A des Diagrammes und die P-Welle im Oberflächen-EKG.

Im AV-Knoten wird die Erregung normalerweise verzögert und anschließend zum Stamm des His-Bündels weitergeleitet. Dort nimmt die Leitungsgeschwindigkeit wieder etwas zu. Dieser Phase entsprechen Abschnitt AV und das PR-Intervall im EKG.

(2) Die Erregung wird nun auf beide Tawara-Schenkel übergeleitet und erreicht das Kammermyokard. Der Ventrikelaktivierung entsprechen Abschnitt V und QRS-Komplex in der Ableitung.

Im weiteren Sinne umfaßt die atrioventrikuläre Überleitung Vorhoferregung und Erregungsausbreitung im AV-Knoten bis zum Stamm des His-Bündels. Elektrokardiographisches Korrelat ist das PR-Intervall einschließlich der P-Welle, das vom P-Beginn bis zum Anfang des QRS-Komplexes gemessen wird. Es beträgt bei normaler Herzfrequenz maximal 0,20 Sekunden.

Im engeren Sinne versteht man unter AV-Überleitung nur die Passagezeit im AV-Knoten und im Stamm des

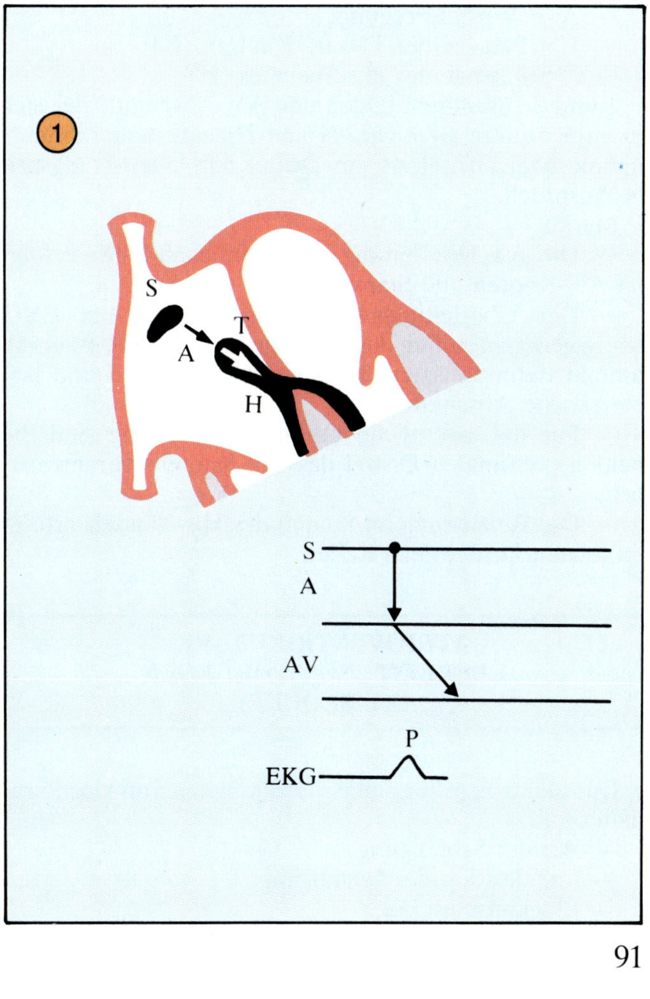

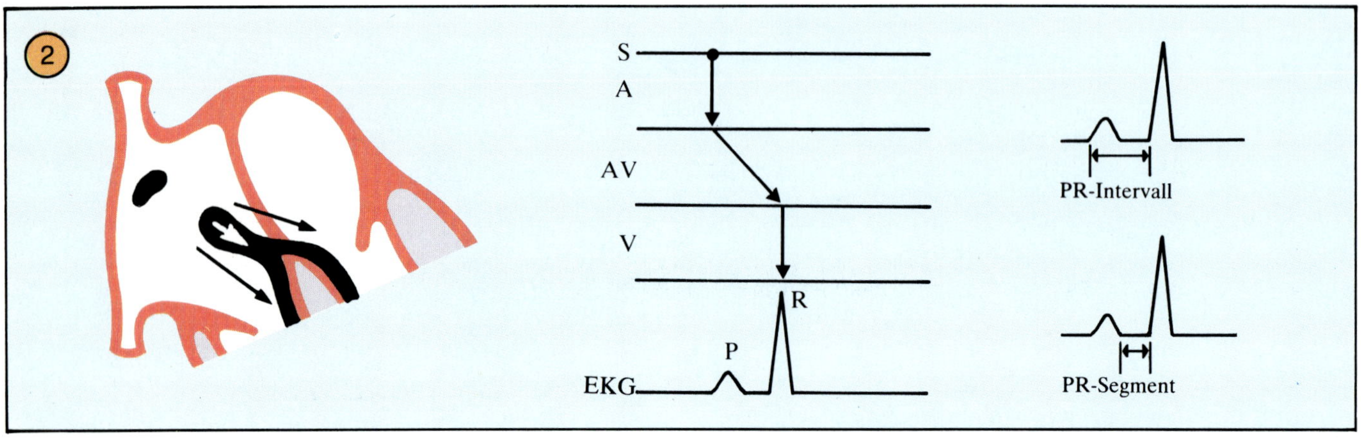


His-Bündels: im EKG PR-Segment ohne P-Welle, also isoelektrischer Abschnitt zwischen Ende der P-Welle und Beginn des QRS-Komplexes, während dem keine Potentialdifferenz im Oberflächen-EKG registriert wird.

Abbildung (3) stellt die wesentlichen Strukturen des Reizbildungs- und -leitungssystems dar und ihre Projektion auf die Oberflächenableitungen im EKG.

— S = Sinusknoten nach Keith und Flack;
— A = Vorhoferregung;
— 1 = Passage des Tawara-Knotens (N);
— 2 = Passage des His-Stammes (H).

1 und 2 zusammen bilden den AV-Abschnitt, der sich in zwei weitere Bereiche, N und H, unterteilen läßt. N nimmt zwei Drittel, H ein Drittel der Überleitungszeit in Anspruch.

Merke:

— Die AV-Überleitung im eigentlichen Sinne erfolgt im AV-Knoten und Stamm des His-Bündels.

— Der Überleitungszeit entspricht daher im EKG strenggenommen nur das PR-Segment (das PR-Intervall umfaßt definitionsgemäß Zacken bzw. Wellen und isoelektrische Abschnitte).

— Für die eigentliche Leitungsverzögerung sind die beiden proximalen Drittel des AV-Knotens verantwortlich.

— Die Reizleitung im Stamm des His-Bündels erfolgt im letzten Drittel der PR-Zeit.

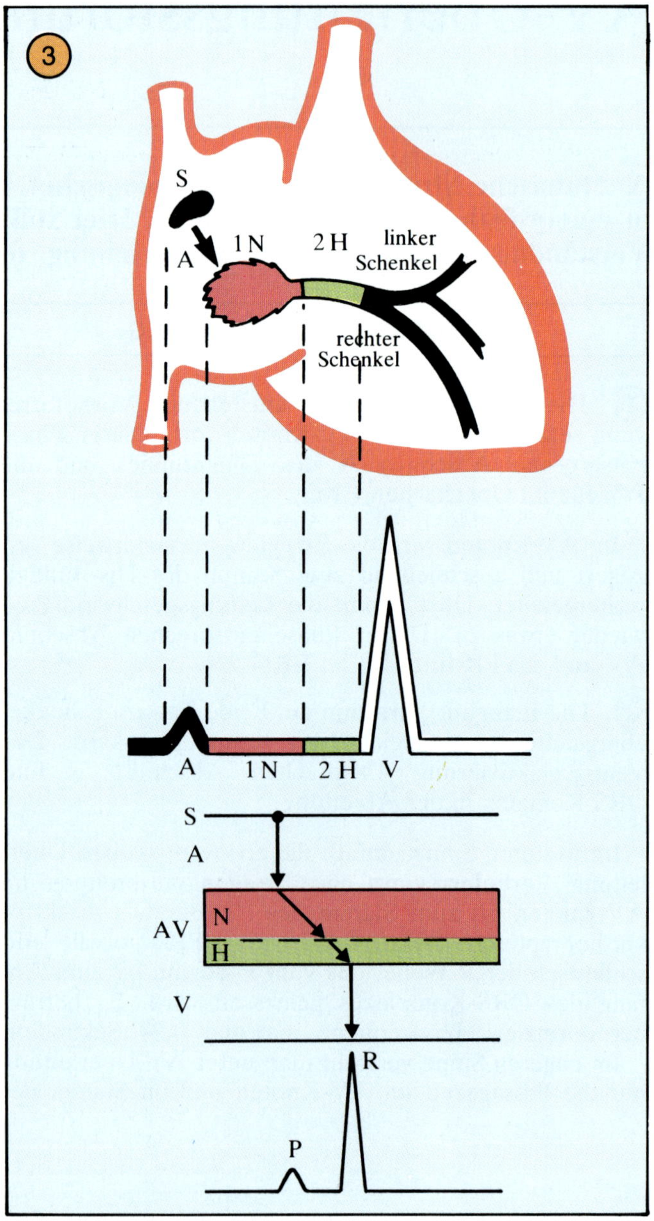


## ATRIOVENTRIKULÄRE ÜBERLEITUNGSSTÖRUNGEN (AV-BLÖCKE)

Das elektrokardiographische Bild hängt von vier Parametern ab:

— Art der Schädigung;
— Lokalisation der Schädigung;
— Blockierungsgrad;

— Verlauf akut — chronisch — ständig — paroxysmal.

## ART DER SCHÄDIGUNG

Fibröse-degenerative Veränderungen des Reizleitungssystems verursachen chronische Blockbilder. Sie können alle Bahnen vom Stamm des His-Bündels bis zu den Faszikeln in Mitleidenschaft ziehen.

Entzündliche Herzmuskelerkrankungen (rheumatisch, viral) sind meist für regressive Blockbildungen verantwortlich, die vor allem im AV-Knoten lokalisiert sind.

Ischämische Läsionen (mit Koronarursprung) verursachen oft akute und regressive Blockbilder; sie betreffen vorwiegend Stamm und die Schenkel des His-Bündels.

Medikamente mit negativ-dromotroper Wirkung (Digitalis, β-Blocker) können die Überleitungsverzögerung des AV-Knotens verstärken.

## LOKALISATION DER SCHÄDIGUNGEN

Abbildung (4) zeigt die vier möglichen Lokalisationen einer AV-Überleitungsstörung.

**1. Tawara-Schenkel:** Eine Leitungsunterbrechung im intraventrikulären Reizüberleitungssystem führt zum bereits besprochenen Schenkelblock. Komplette trunkuläre oder trifaszikuläre Blockbildungen sind daher einem AV-Block gleichzusetzen (es ist gleichgültig, ob ein elektrisches Kabel vor oder nach seiner Aufzweigung durchgetrennt wird). Diese Blockbildungen bezeichnet man auch als Intra-His-Blöcke.

(4)

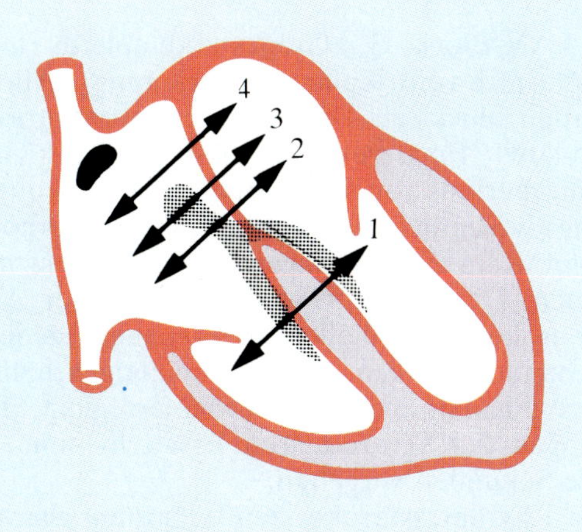


**2. Stamm des His-Bündels:** Hier handelt es sich eindeutig um einen Intra-His-Block.

**3. AV-Knoten:** Knotenblock (durch Verstärkung der physiologischen Verzögerung oder durch vollständige Leitungsunterbrechung oder ständige Leitungsunterbrechung oder Supra-His-Block.

**4. Vorhöfe:** Intraatriale Blockbildungen sind seltener und schwerer zu diagnostizieren. Sie werden ebenfalls den Supra-His-Blöcken zugeordnet. Die Läsionen befinden sich wahrscheinlich eher in der atrioventrikulären Übergangszone als in der Vorhofmuskulatur.

Kombinationsblöcke: Da eine Läsion gleicher Art verschiedene Strukturen des Überleitungssystems gleichzeitig beeinträchtigen kann (siehe Kapitel über Schenkelblöcke), können sich zwei Blockformen überlagern, z.B. ein Intra-His-Block und ein Schenkelblock.

## GRAD DER BLOCKBILDUNG

Die drei klassischen Stufen des AV-Blocks sind in Abbildung 5A, B und C dargestellt.

(5) **A** AV-Block 1. Grades: konstante Verlängerung der Überleitungszeit. Die PR-Zeit überschreitet den physiologischen Wert von 0,20 Sekunden. Aber jeder P-Welle folgt ein QRS-Komplex, die vom Sinusknoten ausgehende Erregung wird also zu den Kammern fortgeleitet.

(5) **B** AV-Block 2. Grades Typ 1, 2, 3 .

(5) **B1** Typ 1 = Wenckebach-Periodik. Periodische Zunahme der Überleitungszeit bis eine Herzaktion ausfällt. Die P-Welle wurde also blockiert und konnte nicht

(5) **A**

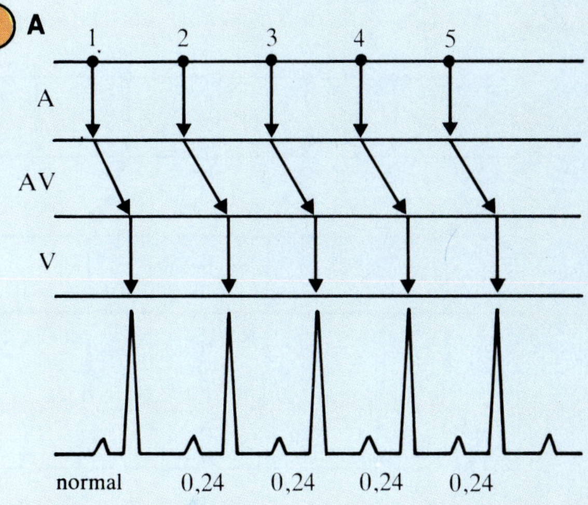

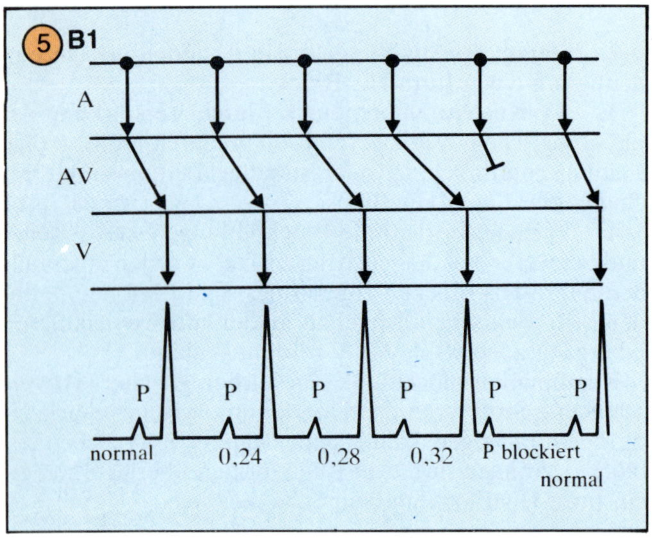


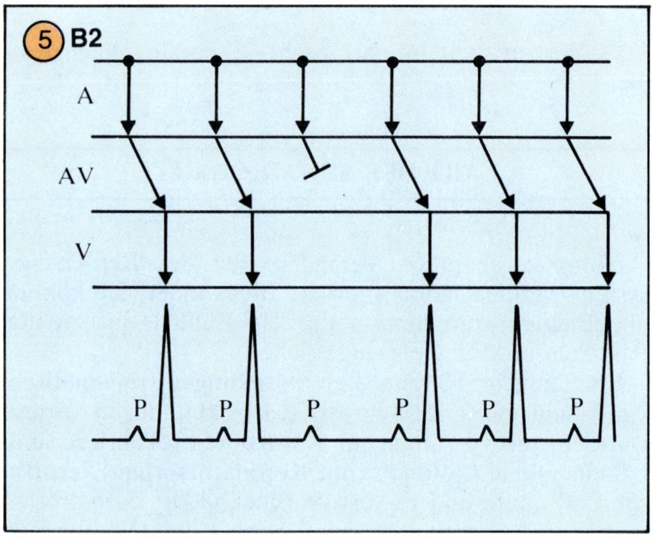


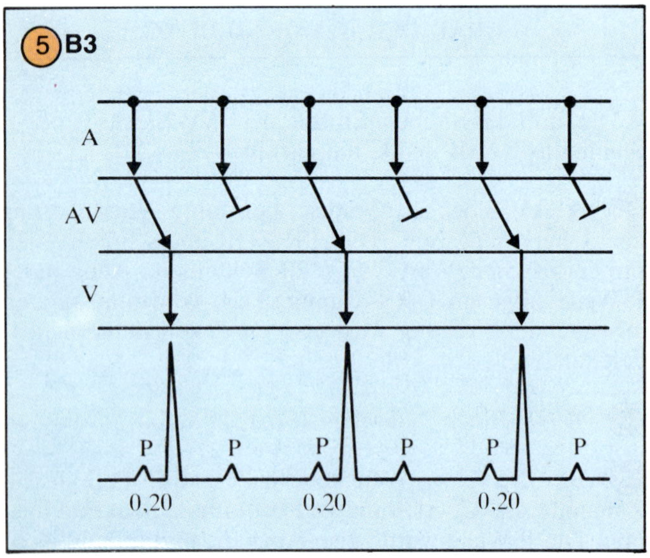


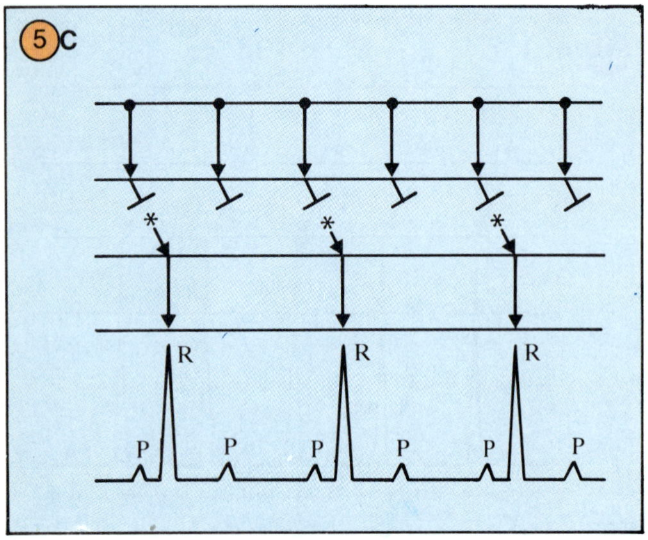


auf das Kammermyokard übergeleitet werden. Dieses Phänomen wiederholt sich nun mit längeren oder kürzeren PR-Intervallen. In manchen Fällen beobachtet man nur fortschreitende PR-Verlängerung ohne Abbruch am Ende der Periodik.

(5) **B2** Typ 2 = Möbitz 2. Isolierter Ausfall der Kammersystole bei sonst normaler Überleitung. Nur ab und zu wird die Vorhoferregung blockiert. Meistens besteht zusätzlich ein Schenkelblock.

(5) **B3** Fixiertes Blockierungsverhältnis: Zwei-zu-eins-Block (2:1-Block). Ein Vorhofimpuls wird weitergeleitet, der nächste blockiert. Dieser Erregungsablauf wiederholt sich regelmäßig im ständigen Wechsel. Es gibt also übergeleitete und blockierte P-Wellen. Im EKG erscheinen demnach doppelt so viele P-Wellen wie QRS-Komplexe. Hierbei handelt es sich bereits um eine höhergradige Blockbildung, die leicht in einen totalen AV-Block übergehen kann. Man trifft sie genauso häufig an wie den AV-Block 3. Grades.

(5) **C** AV-Block 3. Grades (komplette Unterbrechung der atrioventrikulären Überleitung). Alle P-Wellen werden blockiert. Die Kammern werden durch ein ventrikuläres Ersatzzentrum aktiviert, das nun die Schrittmacherfunktion übernimmt. Seine Frequenz liegt allerdings wesentlich niedriger als die der Vorhöfe. Vorhöfe und Kammern schlagen mit zwei verschiedenen Rhythmen. Der Vorhofrhythmus ist auf der Ableitung an den isolierten P-Wellen zu erkennen, denen keine QRS-Komplexe folgen. Der Kammereigenrhythmus ist völlig unabhängig von der Vorhoferregung. Bis zum Einspringen des ventrikulären Ersatzrhythmus können mehrere Sekunden vergehen.

Diese Rhythmusstörung kann Ursprung charakteristischer Synkopen sein.

# AV-Block — Elektrokardiographische Diagnostik

**Die elektrokardiographische Diagnostik der AV-Blöcke umfaßt zwei Stufen unterschiedlicher Schwierigkeit:**
**— den Schweregrad der Blockbildung;**
**— die Lokalisation der Läsionen auf den Überleitungsbahnen.**

## DIAGNOSE DES SCHWEREGRADES

Das ist die erste, leichtere Etappe. Wesentliche Elemente der Diagnostik sind:

— Bemessung des PR-Intervalles,
— Suche nach blockierten P-Wellen, denen kein QRS-Komplex folgt, Zahl der P-Wellen in Bezug zu den vorhandenen QRS-Komplexen,
— Bemessung der PP-(Vorhof) und RR-Dauer (Ventrikel).

### Isolierte, konstante PR-Verlängerung: AV-Block 1. Grades

Es werden genauso viele P-Wellen wie QRS-Komplexe registriert. Die RR- und PP-Abstände sind gleich. Sie sind nur dann unterschiedlich lang, wenn zusätzlich eine Sinusarrhythmie besteht. In diesem Fall variieren aber auch die RR-Zeiten gleichsinnig.

In der Regel spricht man von einer pathologischen Überleitungszeit, wenn das PR-Intervall über 0,20 Sekunden dauert. Man muß aber dem Alter der Patienten und der kardialen Grundfrequenz Rechnung tragen.

### Fortschreitende PR-Verlängerung: AV-Block 2. Grades oder Wenckebach-Periodik

Typische Kennzeichen:
— das erste PR-Intervall ist normal oder verlängert;
— die drei oder vier folgenden werden zunehmend länger, das letzte übergeleitete PR-Intervall kann bis zu 0,30 Sekunden, manchmal sogar länger dauern;
— die letzte P-Welle ist blockiert, ihr folgt also kein QRS-Komplex. Nicht immer endet die Wenckebach-Periode mit der Leitungsunterbrechung. Manchmal beobachtet man nur ein sehr langes, gerade noch übergeleitetes PR-Intervall;
— Beginn der nächsten Periode mit den gleichen Erregungsabläufen.

### Isolierte Blockade einer P-Welle ohne Wenckebach-Periodik: AV-Block 2. Grades Typ 2

Die Anzahl der übergeleiteten P-Wellen mit fixem, konstantem PR-Intervall (normal oder verlängert) überwiegt. Nur einigen wenigen normal konfigurierten (vom Sinusknoten ausgehenden) P-Wellen folgt kein QRS-Komplex. Die daraus resultierende ventrikuläre Pause ist doppelt so lang wie eine normale Diastole. Diese Blockbildung ist vom sog. „Schutzblock" nach supraventrikulären Extrasystolen abzugrenzen, der durch die normale Refraktärzeit der Überleitungswege erfolgt:

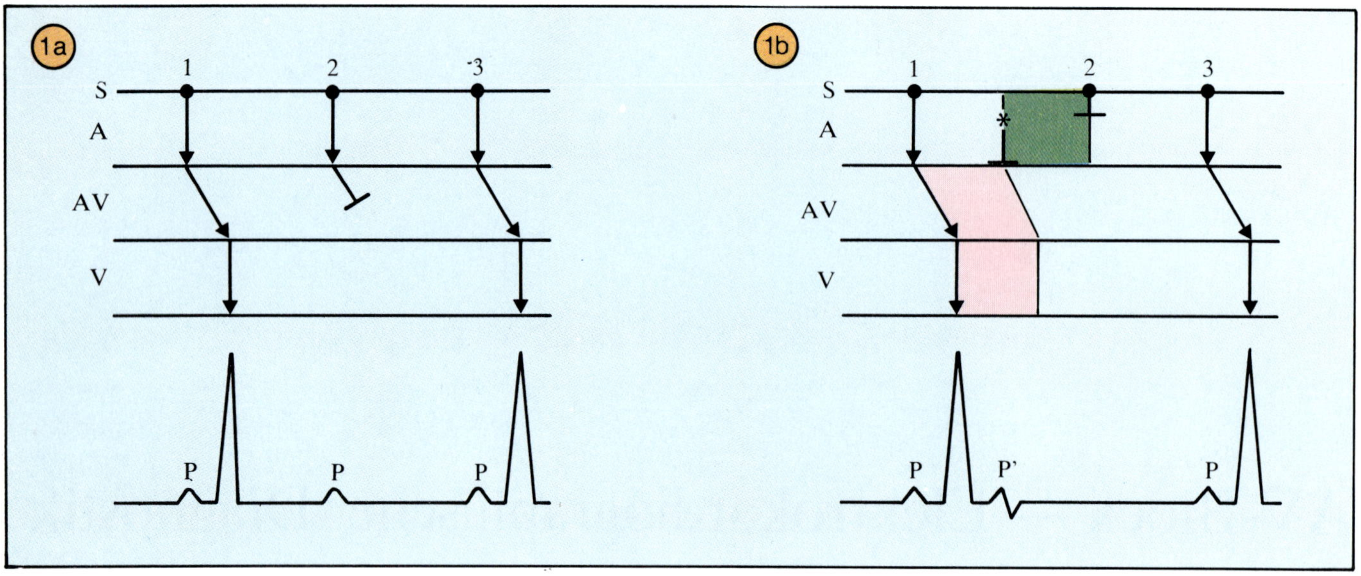


(1a) Die durch den AV-Block verzögerte P-Welle fällt außerhalb der Refraktärzeit des Reizleitungssystems ein und folgt daher — chronologisch geordnet — der vorausgehenden T-Welle. Für diese Unterbrechung sind fast immer Veränderungen des Erregungsleitungssystems verantwortlich.

(1b) Die P-Welle der Vorhofextrasystole wird durch die physiologische Refraktärzeit der Überleitungsbahnen blockiert. Sie fällt daher früh oder sehr früh ein. Da sie aus einem ektopischen Zentrum stammt, unterscheidet sie sich morphologisch von den Sinus-P-Wellen. Ursache hierfür ist nicht eine Läsion, sondern die normale Reaktion auf eine vorzeitig einfallende Erregung. Die folgende ventrikuläre Pause kann doppelt so lang wie eine normale Diastole sein, wenn die nächste Sinuserregung von Anfang an durch die Refraktärzeit der atrialen Extrasystole ebenfalls blockiert ist. Ist die Sinusfrequenz dagegen niedrig, kann die nächste Sinuserregung außerhalb der Refraktärzeit der Extrasystole einfallen und sogleich eine Vorhofaktion auslösen: Die Vorhofextrasystole ist in diesem Falle einfach zwischen zwei normale Sinus-P-Wellen eingeschoben.

### Intermittierende Unterbrechung mit fixiertem 2/1-Blockierungsverhältnis: AV-Block 2. Grades Typ Möbitz

Eine von zwei Sinus-P-Wellen ist blockiert (eine Sinus-P-Welle wird übergeleitet). Man registriert doppelt so viele P-Wellen wie QRS-Komplexe. Das PR-Intervall der übergeleiteten P-Wellen ist konstant; es kann normal oder verlängert sein (im letzten Fall mögliche Kombination mit einem AV-Block 1. Grades). Die der blockierten P-Welle folgende ventrikuläre Pause ist doppelt so lang wie eine normale Diastole. PP- und RR-Abstände sind konstant, wobei ein PP-Intervall exakt einem halben RR-Abschnitt entspricht.

Dieser Typ des AV-Blocks 2. Grades ist am häufigsten. Man kann aber auch höhergradige Blockbildungen antreffen.

— 3/1: drei P-Wellen, zwei sind blockiert, eine wird übergeleitet;

— 4/1: vier P-Wellen, drei sind blockiert, eine wird übergeleitet;

— 5/1: fünf P-Wellen, vier sind blockiert, eine wird übergeleitet;

— usw.;

— übersteigt die Zahl der blockierten die der übergeleiteten P-Wellen wesentlich, registriert man im EKG ventrikuläre Pausen von mehreren Sekunden. Die niedrige Kammerfrequenz kann zu ischämiebedingten zentralnervösen Störungen führen: Ohnmachts- und Krampfanfälle treten in der Regel erst nach längerer Asystolie auf.

### Konstante Blockade sämtlicher P-Wellen: AV-Block 3. Grades oder totaler AV-Block

*Bei Sinusrhythmus*

Alle sichtbaren P-Wellen sind blockiert: Ihnen folgt kein einziger QRS-Komplex. Der Vorhofzyklus ist konstant (oder variabel, wenn eine Sinusarrhythmie besteht). Die Frequenz ist normal (langsam oder schnell, wenn zusätzlich eine Sinusbradykardie oder Sinustachykardie vorliegt).

Aufgrund ihrer niedrigen Frequenz und ihrer völligen Unabhängigkeit vom Vorhofrhythmus treten die QRS-Komplexe in längeren Zeitabständen auf.

Manche QRS-Komplexe erscheinen zufällig nach einer P-Welle und imitieren dadurch ein PR-Intervall: An der unterschiedlichen Dauer der einzelnen PR-Intervalle erkennt man jedoch, daß P-Wellen und Kammerkomplexe keine Beziehung mehr zueinander haben. Der Kammerrhythmus ist im allgemeinen regelmäßig.

***Bei fehlendem Sinusrhythmus***

Vorhofflattern oder -flimmern sind manchmal mit einem AV-Block kombiniert.

In beiden Fällen fehlen die P-Wellen. Diagnostische Kriterien sind:

— die niedrige Frequenz des Kammerrhythmus,

— die Regelmäßigkeit des Kammerrhythmus (gleichlange RR-Intervalle).

## LOKALISATIONSDIAGNOSTIK

Diese zweite diagnostische Stufe ist im Hinblick auf die sich hieraus ergebenden therapeutischen Konsequenzen schwieriger und bedeutender.

Das EKG hängt ab von:

— der Lokalisation des Blocks,

— der Lokalisation des Ersatzzentrums.

Die aufgrund einer Schädigung unterbrochene AV-Überleitung wird dank Autorhythmie des Reizleitungssystems und Eingreifen eines distal der Läsion gelegenen Ersatzzentrums wiederhergestellt.

Das Kammermyokard wird nicht mehr über die Vorhoferregung sondern über ein eigenes Schrittmacherzentrum aktiviert. Die Lokalisation dieses Zentrums bestimmt daher das elektrokardiographische Bild.

### (2a) Intranodaler, Supra-His-Block (Überleitungsverzögerung proximal vom Stamm des His-Bündels)

Das Automatiezentrum liegt im Stamm des His-Bündels. Die Erregung wird simultan auf beide Tawara-Schenkel weitergeleitet. Die Ventrikelkontraktion erfolgt daher synchron. Die normalen QRS-Komplexe sind unverändert („schmal“).

### (2b) Intra-His-Block

Ersatzzentrum im distalen Abschnitt des His-Stammes. Synchrone Erregung beider Schenkel, also auch synchrone Kontraktion beider Herzkammern. Die normalen QRS-Komplexe sind „schmal“.

### (2c) Infra-His-Block durch bilateralen Schenkelblock (Überleitungsverzögerung distal vom His-Bündel-Stamm)

Ersatzzentrum in einem Schenkel (hier der rechte) unterhalb der Läsion. Der rechte Ventrikel wird daher vorzeitig, der linke Ventrikel verzögert erregt (Kammererregung mit Linksherzverzögerung). Es resultieren linksschenkelblockartige Bilder mit „breiten“ QRS-Komplexen (von einem Linksschenkelblock kann allerdings nur dann die Rede sein, wenn die AV-Überleitung intakt ist).

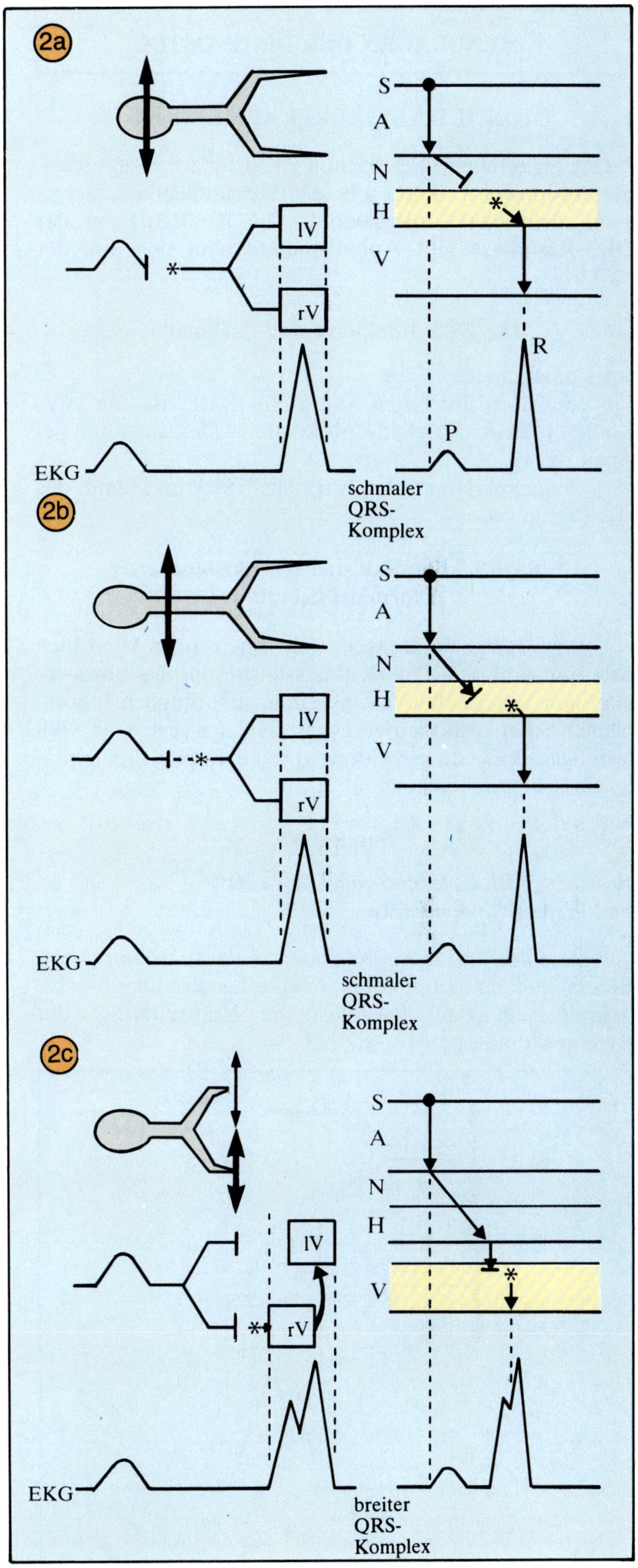

## GRUNDLAGEN DER DIAGNOSTIK

DURCH DAS OBERFLÄCHEN-EKG

Das eigentliche Oberflächen-EKG liefert zwar Orientierungshinweise, kann die Leitungsunterbrechung jedoch nicht exakt lokalisieren. Die Konfiguration der QRS-Komplexe gibt Anhaltspunkte über den Sitz der Läsion.

**Die QRS-Komplexe sind „schmal"**

Es handelt sich:
— meistens um einen Supra-His-Block, der im AV-Knoten oder in der atrioventrikulären Übergangszone gelegen ist;
— manchmal um einen Intra-His-Block im Stamm des His-Bündels.

**Die QRS-Komplexe sind schenkelblockartig deformiert („breit")**

Es handelt sich meistens um einen Infra-His-Block bzw. um eine AV-Überleitungsstörung infolge eines bilateralen Schenkelblocks (aus dem ursprünglich inkompletten Schenkelblock der einen Seite hat sich eine vollständige Blockade entwickelt. (Siehe Kapitel über bilaterale Schenkelblöcke.)

**Sonderfälle**

***Proximaler Block (Supra- oder Intra-His) und breite QRS-Komplexe***

③ Gleichzeitiges Vorliegen eines hohen AV-Blocks und eines uni- oder bilateralen Schenkelblocks. In diesem Fall dominiert die Verbreiterung der Kammerkomplexe.

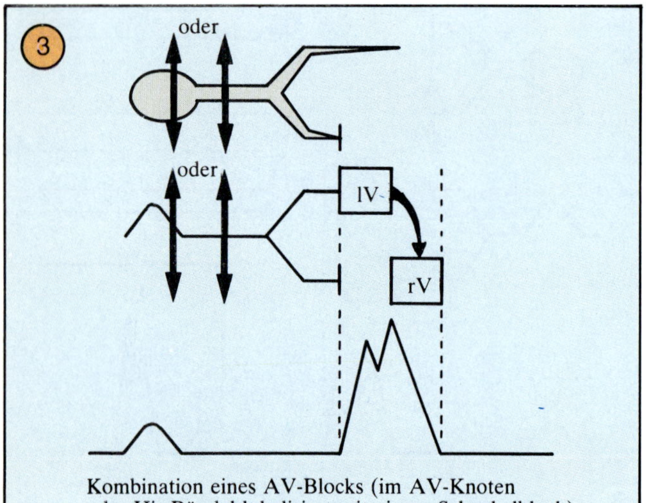

Kombination eines AV-Blocks (im AV-Knoten oder His-Bündel lokalisiert mit einem Schenkelblock)

***Distaler (peripherer) Block (Infra-His) und schmale QRS-Komplexe***

Kompletter faszikulärer Block der einen und inkompletter Block der anderen Seite. Es bestehen zwei Möglichkeiten:

(4a) Einspringen eines Automatiezentrums auf der Seite der kompletten Leitungsunterbrechung bei unverändertem inkomplettem Block: Der vollständig blockierte Ventrikel wird nun früher erregt.

(4b) Verstärkung des inkompletten Blocks mit entsprechender Verzögerung in bezug auf die Gegenseite: Da der ursprünglich weniger beeinträchtigte Ventrikel nun stärker verzögert wird, werden die Kammern wieder annähernd synchron erregt. Das PR-Intervall des teilweise blockierten Schenkels (inkompl. Block) ist verlängert.

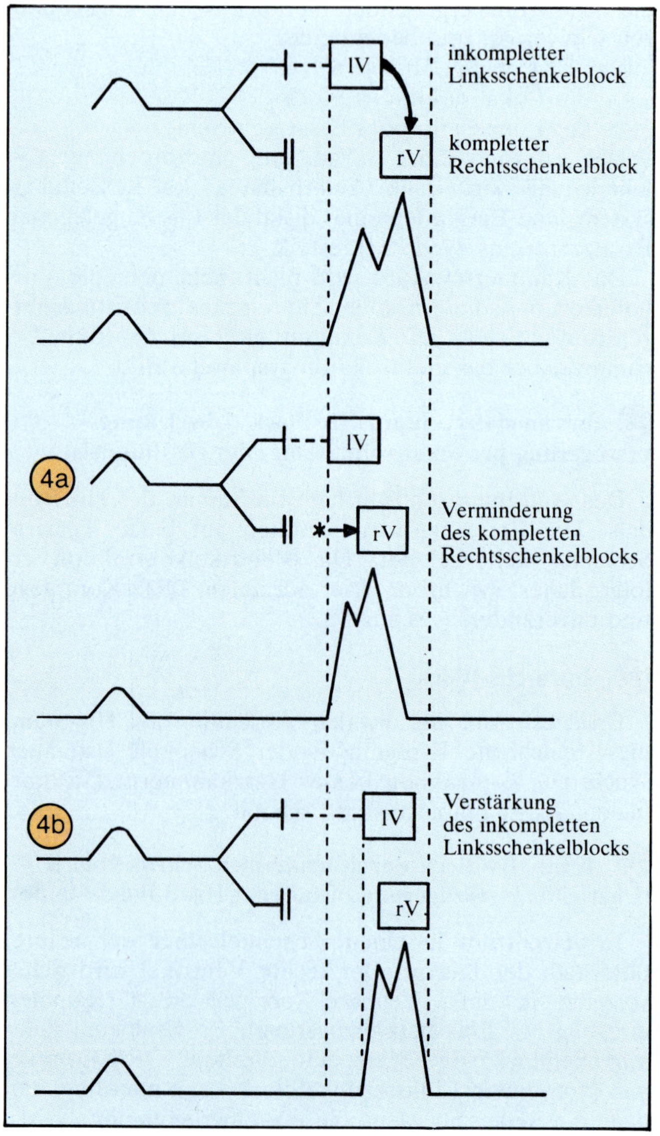

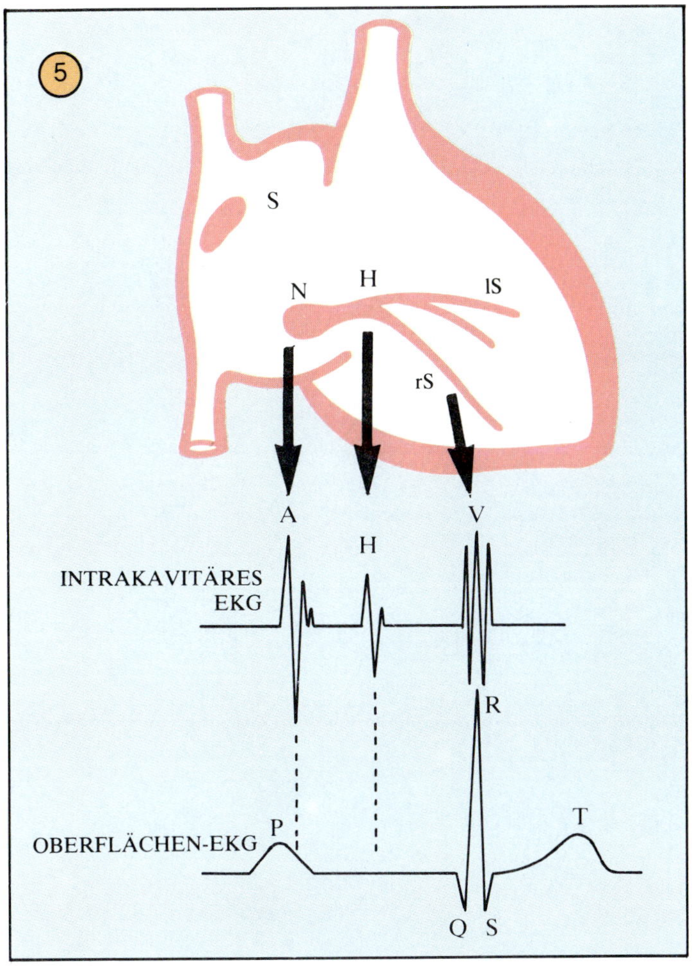


Die Kammerkomplexe normalisieren sich also entweder (wenn sich beide Blockbildungen zeitlich überlagern) oder verschwinden (wenn sich aus beiden Leitungsstörungen ein kompletter Block entwickelt).

## DURCH DAS INTRAKARDIALE (INTRAKAVITÄRE) EKG

Das intrakardial registrierte His-Bündel-EKG ist für die exakte topographische Diagnostik eines AV-Blocks unerläßlich.

(5) Die Erregung des His-Bündels entspricht im Oberflächen-EKG dem letzten Drittel des PR-Segments. In der intrakavitären Ableitung liegt sie zwischen dem A-Potential und entspricht der elektrischen Aktivität des distalen Bereichs des rechten Vorhofs und dem V-Potential, das der Kammererregung entspricht.

Die Erregung des His-Stammes (H) kann daher in zwei Phasen unterteilt werden: Der erste Abschnitt, das AV-Intervall, entspricht der AV-Knoten-Erregung, der zweite Abschnitt (HV-Intervall) ist Ausdruck der Schenkel- und Kammererregung.

(6) Das His-Bündel-EKG ist bei unterschiedlich lokalisierten AV-Leitungsstörungen aufgezeichnet.

(6a) Ein Supra-His-Block verlängert oder unterbricht das AH-Intervall; dem A-Potential folgt dann kein H, das an V (oder QRS) gebunden bleibt.

(6b) Ein Infra-His-Block verlängert oder unterbricht das HV-Intervall, wenn der Block komplett ist; dem QRS-Komplex geht kein H-Potential voran; dieses bleibt an A gebunden.

(6c) Ein Infra-His-Block unterteilt das His-Potential in zwei Fraktionen: Eine proximale, hochgelegene und eine distale, tief lokalisierte; jede bleibt beim entsprechenden Element, von dem es abhängig ist (A oder V).

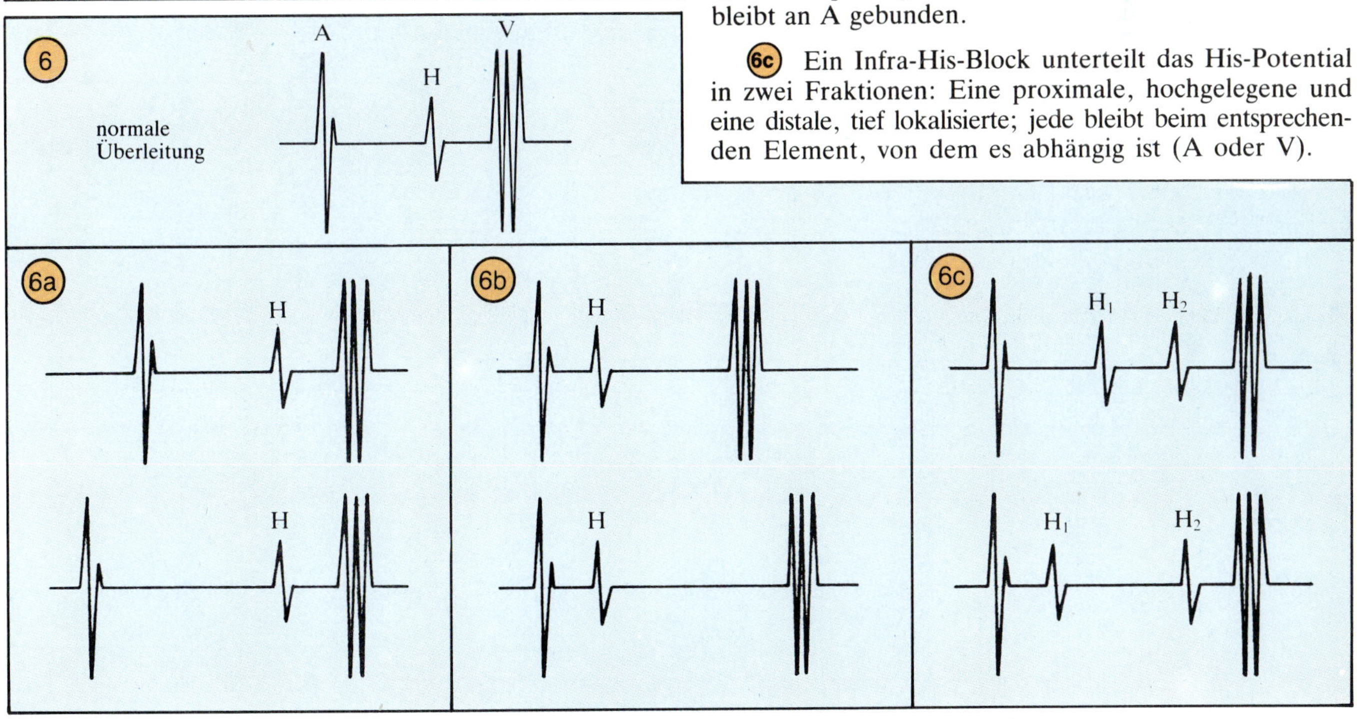

# Störungen im Bereich des Sinusknotens und der Vorhöfe

**Diese pathophysiologisch unterschiedlichen Störungen können plötzlich zu einem Herzstillstand führen. Dann ist notfallmäßig ein Schrittmacher zu legen.**

## AUSFALL DES SINUSKNOTENS

(1) Die erste Sinuserregung (1) erfolgt normal. Die zweite, dritte und vierte fehlen. Ursachen:

— fehlende Sinusimpulse;

— Unfähigkeit des Sinusimpulses, die Reizschwelle, die die Vorhöfe erregt, zu erreichen. Die Vorhoferregung fehlt, damit auch die Kammererregung. Im EKG sieht man eine gerade Linie ohne P-Wellen und QRS-Komplexe (isoelektrische Linie).

## SINUATRIALER BLOCK (SA-Block)

### (2) 2:1 Block

Durch den Sinusautomatismus entsteht ein normaler Sinusimpuls. Zwischen Sinusknoten und benachbartem Vorhofgewebe wird jedoch seine Leitung unterdrückt: sinuatrialer Block.

Die erste Sinuserregung (1) wird auf die Kammern normal übergeleitet. Die folgende (2) wird nach ihrer Entstehung blockiert: Der Vorhof wird nicht erregt, folglich auch nicht die Kammern: Es entstehen keine P-Welle und kein QRS-Komplex.

Die dritte Vorhoferregung (3) wird normal auf die Vorhöfe, dann auf die Kammern übergeleitet; usw.

Dieser Typ des sinuatrialen Blocks wird als SA-Block zweiten Grades mit 2:1-Überleitungen bezeichnet. Jeweils eine Sinuserregung wird übergeleitet, die nächste blockiert. Die Pause ist doppelt so lang wie eine normale Diastole.

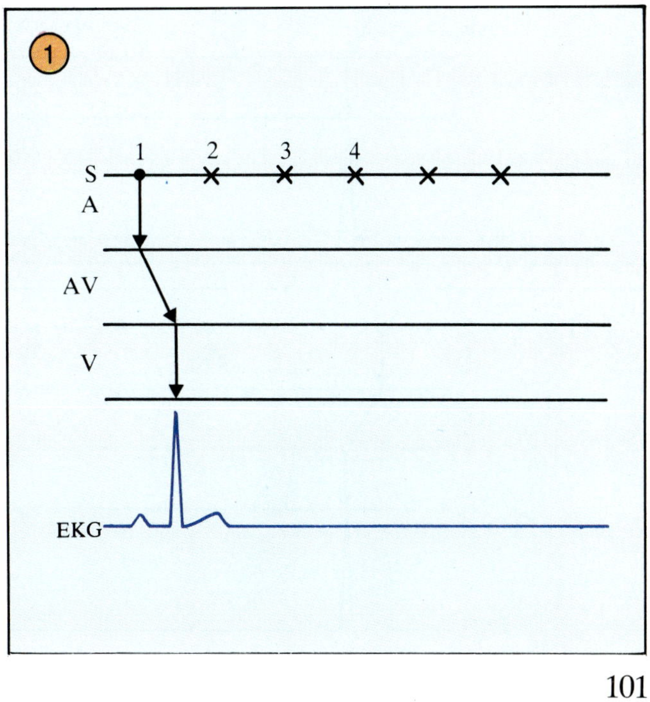

### ③ Kompletter SA-Block

Mehrere aufeinanderfolgende (in diesem Fall drei) Sinusimpulse sind vom Beginn an blockiert. Vorhoferregung und Kammererregung fehlen, also auch P-Welle und QRS-Komplex.

Der Herzstillstand (Vorhof und Kammerstillstand), ist nicht durch das Fehlen der Sinusaktivität wie beim Sinusstillstand bedingt, sondern durch Blockierung in der Sinuserregung.

Die Dauer dieser Pause ist viermal so lang wie eine normale Diastole.

Sechs, sieben, acht oder mehr aufeinanderfolgende Sinusimpulse können auf diese Weise blockiert sein: Die sich daraus ergebende Pause beträgt ein Vielfaches eines normalen P-P-Zyklus.

## POSTTACHYKARDER SINUSSTILLSTAND

④ Die linke Seite des Diagramms zeigt ein tachykardes Vorhofflimmern.

Die Rhythmusstörung hört abrupt auf, ohne daß die Sinusaktivität wieder aufgenommen wird, entweder, weil der Impuls fehlt (Sinusstillstand) oder wegen einer Blockade (SA-Block).

Es kommt zu einem Herzstillstand unterschiedlicher Dauer.

Die Wiederaufnahme der Herztätigkeit erfolgt durch:
— ein Automatiezentrum, das seinen Ursprung im Tawara-Knoten (oder im Stamm des His-Bündels) hat (vorletzter Komplex);
— normalen Sinusrhythmus (letzter Komplex).

Es handelt sich um Herzstillstand, ausgelöst durch vorangehende Tachykardie, in diesem Fall zusammen mit einem Sinusstillstand bzw. SA-Block.

Vorhoftachykardie (Flimmern oder Flattern) zusammen mit posttachykarden Pausen deutet auf eine Rhythmusstörung oder Erkrankung der Vorhöfe hin.

## VORHOFPARALYSE

⑤ Der erste Komplex (1) ist normal; dann ist die Vorhoferregung total ungeordnet: Die Sinusimpulse bleiben bestehen, stimulieren aber die Vorhöfe nicht. Daher fehlt die Vorhof- und auch die Kammererregung.

Hier ist der Vorhof im Unterschied zu den vorhergehenden Störungen, bei denen er erregbar blieb, aber in Folge der Sinusschwäche oder einer hochgelegenen Blockade eines Sinusimpulses nicht aktiviert wurde, unerregbar.

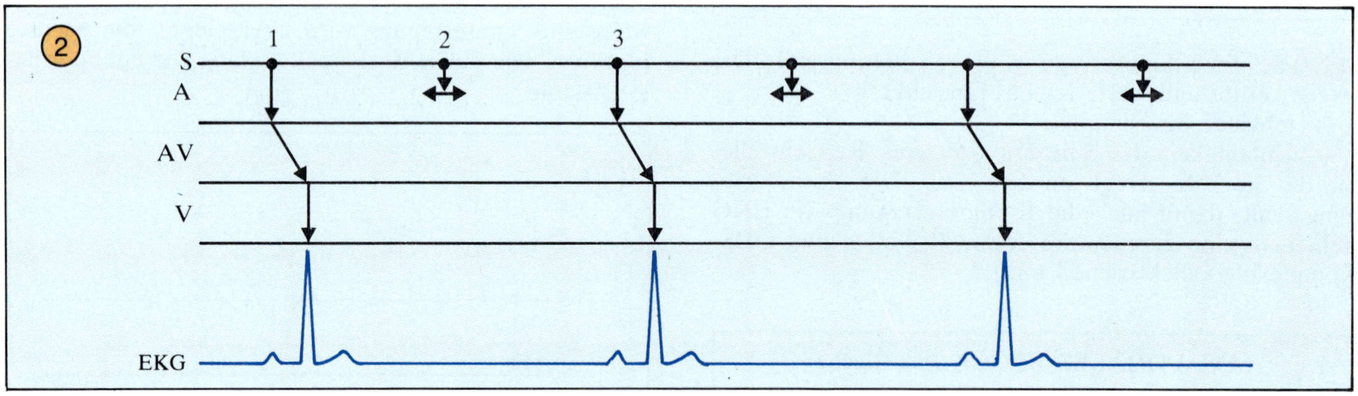


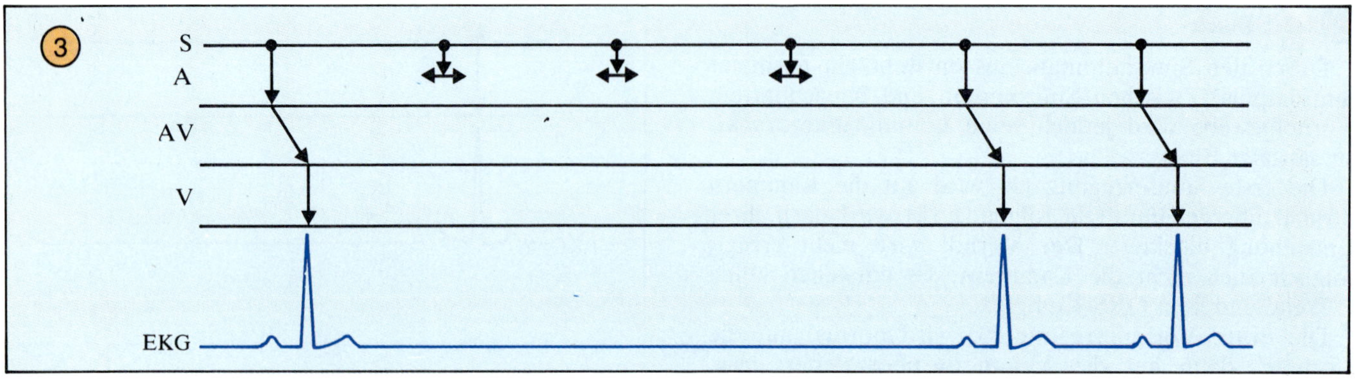

Die Ableitung zeigt auch einen totalen Herzstillstand, dessen Dauer variabel ist und dessen Ende durch eine automatische, sehr oft modale Wiederaufnahme der Herztätigkeit gekennzeichnet ist.

**DIESE STÖRUNGEN HABEN GEMEINSAM:**

**Totaler Herzstillstand** durch fehlende Vorhoferregung; seine Dauer wechselt von zwei bis drei Sekunden bis zu mehreren Sekunden. Auf der entsprechenden Ableitung ist die Grundlinie gerade, ohne P-Wellen und QRS-Komplexe.

**Automatische Wiederaufnahme der Herzaktion** durch Einspringen eines Ersatzzentrums;

seine Lokalisation bestimmt:
— die Ersatzherzfrequenz,
— das elektrokardiographische Aussehen.

*Wiederaufnahme durch den Sinusknoten*

Der Herzrhythmus kehrt normalerweise zu seiner Anfangsfrequenz von ungefähr 70 pro Minute zurück.

*Wiederaufnahme durch den Tawara-Knoten (oder His-Stamm)*

Das Ersatzzentrum liegt im Tawara-Knoten, in seiner Umgebung oder im His-Stamm. Wenn es sich im AV-Knoten befindet, spricht man von einem AV-Rhythmus. Tritt er auf, weil ein höher gelegenes Zentrum ausgefallen ist, so handelt es sich definitionsgemäß um einen Ersatzrhythmus. Die Frequenz des AV-Rhythmus, durch die Automatie des AV-Knotens festgelegt, liegt bei etwa 60 pro Minute.

Der QRS-Komplex ist schmal, ohne vorangehende P-Welle; manchmal folgt eine P-Welle (P-Welle oder retrograde P-Welle durch Vorhoferregung).

*Wiederaufnahme durch die Kammern oder ventrikuläre Ersatzfunktion*

— Durch den rechten oder den linken Tawara-Schenkel: der QRS-Komplex ist verbreitert und rechts- oder linksschenkelblockartig deformiert (verfrühte Kontraktion des einen und verspätete Erregung des anderen Ventrikels). Eine P-Welle geht nicht voran. Die Frequenz des Ersatzrhythmus liegt bei etwa 45 in der Minute.

— Durch den rechten oder linken Ventrikel: Der QRS-Komplex ist noch mehr verbreitert, das Zentrum liegt am Übergang der Purkinje-Fasern zum Myokard oder im Kammermyokard. Man nennt dies einen idioventrikulären Rhythmus. Seine Frequenz ist von allen diesen Ersatzrhythmen am niedrigsten: 30 bis 35 in der Minute:

Abbildung (6) faßt diese verschiedenen Möglichkeiten zusammen: Je tiefer ein Ersatzzentrum liegt und je ge-

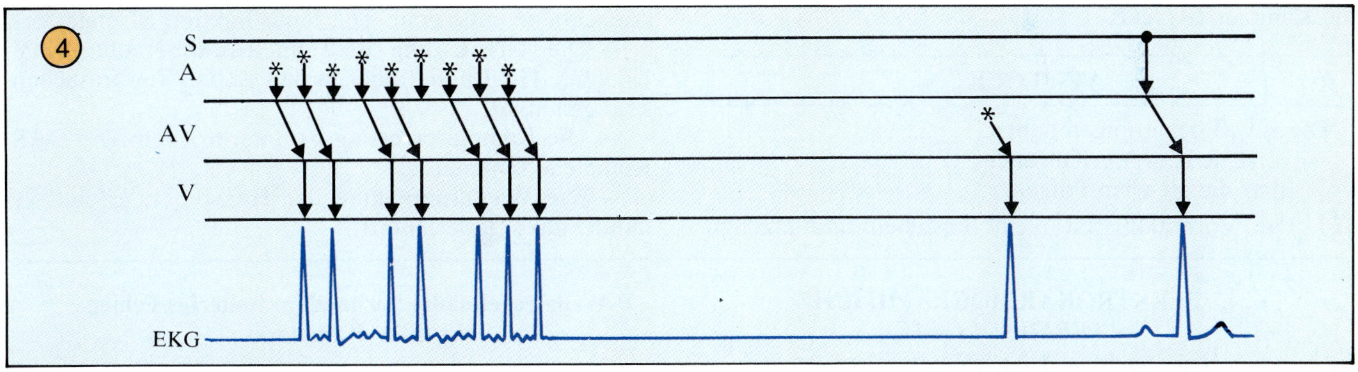


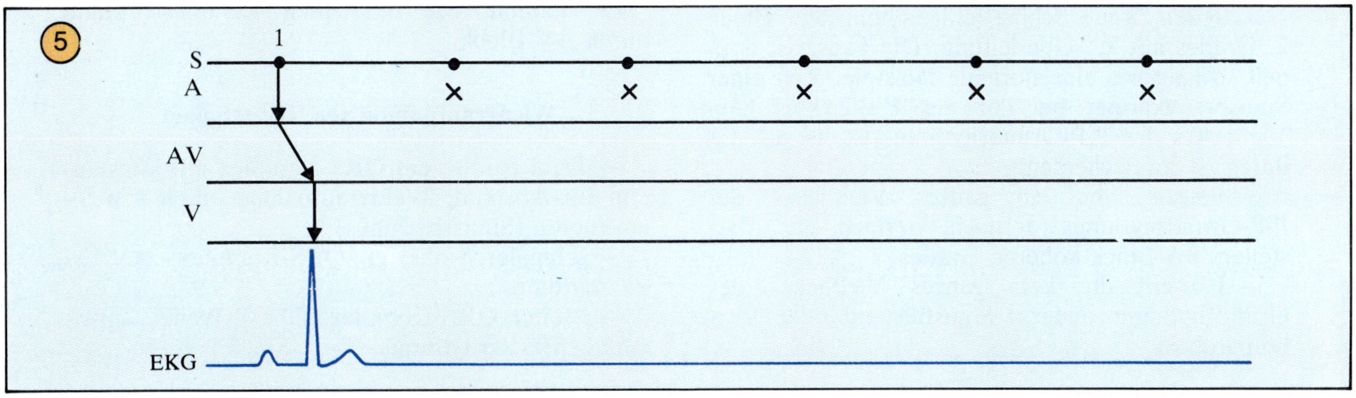

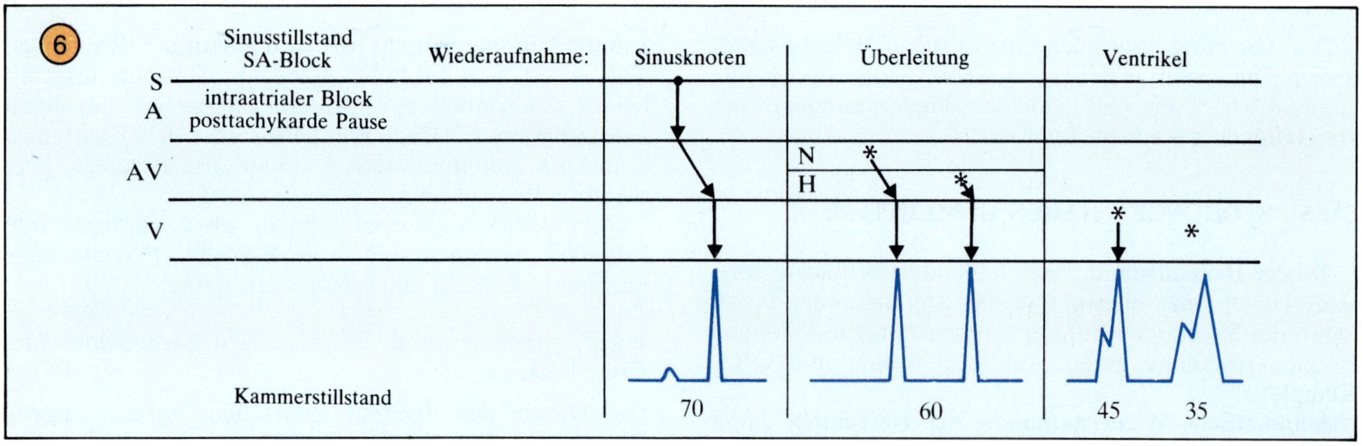


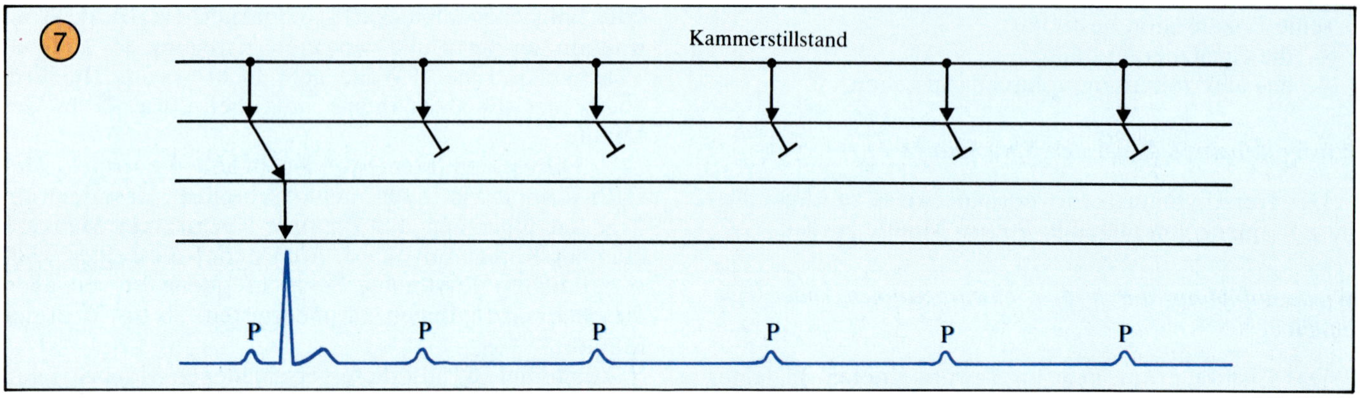


ringer die Automatiefrequenz ist, desto geringer ist auch die Kammerfrequenz.

## AV-BLOCK

Die AV-Blockierungen haben:
— verschiedene Mechanismen,
— aber die gleichen Folgen.

(7) Die Vorhofaktivität bleibt bestehen und erzeugt im EKG P-Wellen mit normaler Frequenz, die der Sinusfrequenz entspricht. Die Sinusfunktion ist ungestört.

— Die Überleitung wird im Tawara-Knoten (AV-Knoten), His-Bündel oder in den beiden Tawara-Schenkeln gehemmt;

— Die Kammererregung ist unterbrochen: Die QRS-Komplexe fehlen.

— Die Wiederaufnahme der Herzaktion erfolgt wie unter Punkt (6) erläutert.

### ELEKTROKARDIOGRAPHISCHE TERMINOLOGIE

**Gleichzeitiges Fehlen von P und QRS**

— Jeder zweite Schlag fehlt; sinoatrialer Block 2. Grades mit 2:1-Überleitung. Die Pause ist doppelt so lang wie eine normale Diastole. Von einer Sinusbradykardie, bei der der P-P-Zyklus kein Vielfaches des P-P-Grundrhythmus ist, ist sie dadurch zu unterscheiden.

— Pausen, die ein ganzes Vielfaches des P-P-Grundrhythmus (dreifach, vierfach, etc.) darstellen: SA-Block höheren Grades.

— Pausen, die kein ganzes Vielfaches des Grundrhythmus dauern: Sinustillstand oder Vorhofparalyse.

**P-Welle regelmäßig vorhanden; isoliertes Fehlen des QRS-Komplexes**

Es handelt sich um einen Kammerstillstand durch AV-Block.

**Wiederaufnahme der Herztätigkeit**

— Dem P folgt ein QRS-Komplex mit konstantem PR-Abstand: Wiederaufnahme durch den Sinusknoten (Sinusrhythmus);

— schmaler isolierter QRS-Komplex: AV-Ersatzrhythmus

— breiter QRS-Komplex ohne P-Welle: ventrikulärer Ersatzrhythmus.

# Synkopen – Elektrokardiographische Diagnostik

**Dieses Kapitel stellt eine praktische Zusammenfassung der bisher besprochenen Überleitungsstörungen dar. Sie können prinzipiell alle Abschnitte des Reizleitungssystems einschließlich des Sinusknotens betreffen.**

## KARDIALE URSACHEN UND ZENTRALE FOLGEN

### Kammerstillstand

Je länger ein Kammerstillstand andauert, desto schwerer sind die zentralnervösen Störungen: Zunächst kommt es nur zu einer kortikalen Ischämie, später zu tiefgreifenderen zerebralen Ausfällen.

(1) Zwei-zu-eins-Block: Sehr kurzer Kammerstillstand unter drei Sekunden. Keine klinischen Zeichen. Einzige Manifestation: Bradykardie.

(2) Kammerstillstand zwischen drei und vier Sekunden: keine Symptome oder „Leergefühl im Kopf"; von den Patienten oft auch als „Schwindel" bezeichnet.

(3) Kammerstillstand zwischen fünf und acht Sekunden: Schwindel oder inkompletter, kurzzeitiger Bewußtseinsverlust mit schneller Rekuperation.

(4) Kammerstillstand zwischen acht und zwölf Sekunden: Schwindel, dann abrupter kompletter Bewußtseinsverlust. Blässe, scheinbare Todeszeichen: Verschwinden aller Anzeichen einer Herzaktion, kein Puls, keine Vorhofaktion, keine hörbaren Herzgeräusche, Ischämie der Kortex.

(5) Herzstillstand zwischen zwölf und 15 Sekunden: Ischämie auch tieferer Hirnabschnitte. Zu den bereits genannten Zeichen treten oft tonisch-klonische Krämpfe hinzu. Diese Patienten werden oft für Epileptiker gehalten.

Wenn die Synkope über 15 Sekunden dauert, tritt respiratorische Insuffizienz auf: Hyperventilation, dann Apnoe, generalisierte Zyanose, schließlich Eintritt des definitiven Todes, wenn die Herztätigkeit nicht wieder einsetzt.

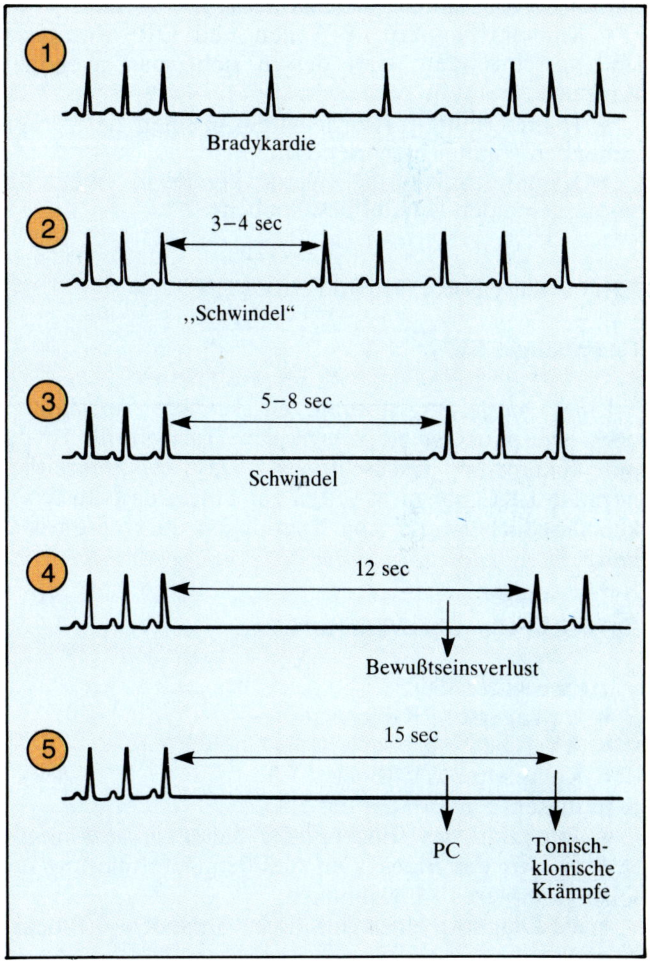


### Kammerflimmern, Kammertachykardie und Kammerflattern

Es liegt ein hämodynamischer Herzstillstand vor, der zu denselben zentralnervösen Störungen führt wie eben besprochen. Diese Rhythmusstörungen können daher ebenso für Synkopen verantwortlich sein wie Überleitungsstörungen.

**ELEKTROKARDIOGRAPHISCHE DIAGNOSTIK**

Die Aussagekraft des EKGs hängt davon ab, ob die Registrierung während eines synkopalen Anfalls erfolgt oder nicht.

## EKG WÄHREND DER SYNKOPE

Das EKG beweist den rhythmogenen Ursprung der Synkope und präzisiert die genaue Ursache.

- Isolierter Kammerstillstand: P-Wellen sind vorhanden, QRS-Komplexe fehlen;
- Sinusstillstand: P-Wellen und QRS-Komplexe fehlen: Die EKG-Linie ist isoelektrisch;
- Kammerflimmern: P-Wellen und QRS-Komplexe sind verschwunden, statt dessen sieht man irreguläre Zacken;
- Kammerflattern (wurde bereits in einem der vorhergehenden Kapitel beschrieben);
- Kammertachykardie (wurde bereits in einem der vorhergehenden Kapitel beschrieben).

## EKG ZWISCHEN DEN SYNKOPEN

**Unauffälliges EKG**

Eine Überleitungsstörung, ein kranker Sinusknoten oder eine paroxysmale ventrikuläre Tachykardie ist damit keineswegs ausgeschlossen. Das zwischenzeitlich normale EKG hat nicht selten zur Folge, daß die Kranken fälschlicherweise zum Neurologen überwiesen werden.

**Es besteht eine Überleitungsstörung**

*Atrioventrikulär:*

- verlängertes PR-Intervall
- AV-Block mit zwei-zu-eins-Überleitung
- Kompletter AV-Block.

In diesem Fall erlaubt das EKG:

- den Grad der Blockbildung näher zu bestimmen;
- die Art des Blockes anhand der Deformierung des QRS-Komplexes zu bestimmen;
- die Diagnose eines chronisch vorhandenen Blockes zu stellen.

*Intraventrikulär:* Schenkelblock

- Unilateral: Rechts- oder Linksschenkelblock
- Bilateral: kompletter Rechtsschenkelblock und links anteriorer oder links posteriorer Hemiblock.

Der Grundrhythmus zwischen den Synkopen ist ein Sinusrhythmus mit festem PR-Abstand, der einzige pathologische EKG-Befund ist der Schenkelblock.

Ein Schenkelblock führt nur dann zu einem AV-Block, wenn sich tatsächlich ein intermittierender Block des anderen Schenkels oder des verbleibenden Faszikels ausbildet. Man spricht von einem paroxysmalen Block, da er nur vorübergehend auftritt, dann aber die AV-Überleitung komplett unterbricht.

**Störungen des Sinusknotens**

Sinusarrhythmie oder intermittierender Sinusstillstand.

Das EKG läßt eine Sinusdysfunktion als Ursprung der Synkopen vermuten.

Oft deckt nur ein Langzeit-EKG, das ambulant über 24 Stunden läuft, solche Anomalien auf.

**Sinus- und Vorhofdysrhythmie**

Wechsel zwischen Vorhofflimmern, Sinusbradykardie und Sinusstillständen.

Das EKG beweist, daß es sich um eine Erkrankung der Vorhöfe handelt. Wegen der asystolischen Pausen ist dieselbe Behandlung wie beim (symptomatischen) AV-Block angezeigt: die Implantation eines Herzschrittmachers.

**Es besteht ein ektopischer Kammerrhythmus: Ventrikuläre Extrasystolen**

Sporadisch, monomorph oder polymorph. In diesem Fall deutet das EKG eher auf einen vorübergehend ektopischen Kammerrhythmus (insbesondere Kammertachykardie) hin, als ein ambulantes Langzeit-EKG es enthüllen könnte (Holter).

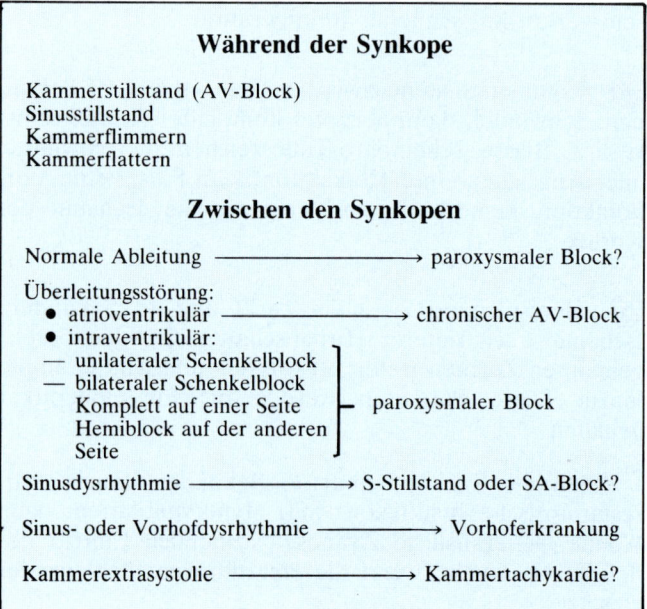

**Während der Synkope**

Kammerstillstand (AV-Block)
Sinusstillstand
Kammerflimmern
Kammerflattern

**Zwischen den Synkopen**

Normale Ableitung → paroxysmaler Block?

Überleitungsstörung:
- atrioventrikulär → chronischer AV-Block
- intraventrikulär:
  - unilateraler Schenkelblock
  - bilateraler Schenkelblock Komplett auf einer Seite Hemiblock auf der anderen Seite

  } paroxysmaler Block

Sinusdysrhythmie → S-Stillstand oder SA-Block?

Sinus- oder Vorhofdysrhythmie → Vorhoferkrankung

Kammerextrasystolie → Kammertachykardie?

# Koronarinsuffizienz

**Die elektrokardiographischen Zeichen der Koronarinsuffizienz entstehen durch myokardiale Ischämie, die die kardiale Erregungsausbreitung stört. Die Ischämie resultiert aus:**
- **einer fortschreitenden Koronarstenose, die meistens atheromatösen Ursprungs ist;**
- **einem durch Koronarspasmen bedingten transitorischen Verschluß;**
- **einem kompletten, endgültigen thrombotischen Verschluß;**
- **einem plötzlichen und im allgemeinen vorübergehenden myokardialen Sauerstoffmehrbedarf.**

**Dies bedeutet:**
- **verschiedene Auslösemechanismen,**
- **flüchtige EKG-Veränderungen,**
- **vielgestaltige EKG-Befunde.**

**Die wichtigsten Veränderungen betreffen den QRS-Komplex, die ST-Strecke und die T-Welle; es können jedoch auch die elektrische und hämodynamische Herzfunktion insgesamt in unterschiedlichem Ausmaß betroffen sein.**

## DIE NORMALE REPOLARISATION

(1a) Die Depolarisation läuft vom Endokard in Richtung Epikard. Nach halbem Wege ist eine Zone noch polarisiert, elektropositiv (blau), und eine depolarisiert, elektronegativ (rot). Die Depolarisationswelle schreitet in Richtung Oberfläche; der positive Pol zeigt in Richtung der Erregungsausbreitung.

(1b) Die Wand ist in ihrer Gesamtheit depolarisiert.

(1c) Die Repolarisation beginnt an der Oberfläche, am Epikard, und schreitet zum Endokard weiter. Nach halbem Wege ist ein Bereich repolarisiert (blau) und einer noch nicht repolarisiert (rot).

Die Repolarisationswelle ist daher auf der Vorderseite, zum Innern hin, negativ und auf der Rückseite, Richtung Oberfläche, positiv: Die T-Welle, die ihr entspricht, ist daher nach oben gerichtet.

Im Normalzustand haben Repolarisation und Depolarisation also genau die entgegengesetzte Richtung; die Repolarisation beginnt da, wo die Depolarisation endet (am Epikard).

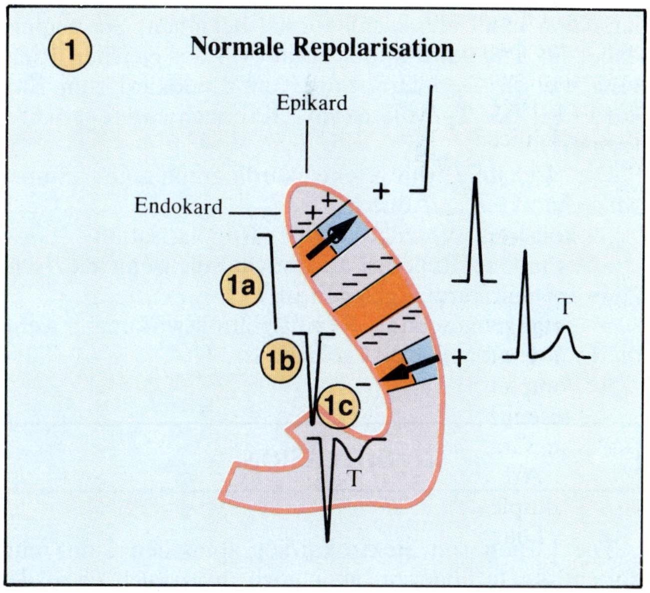


## VERSCHIEDENE ISCHÄMIEFOLGEN

Zu unterscheiden sind:
— Ischämie
— Läsion
— Nekrose

Folgende EKG-Befunde entsprechen den verschiedenen Graden der Myokardschädigung:

## ISCHÄMIE

Die Anomalien sind rein biochemisch (enzymatisch und ionisch) und meistens reversibel. Es handelt sich hier um einen elektrokardiographischen Terminus, eine Durchblutungsstörung im herkömmlichen pathophysiologischen Sinn ist im EKG natürlich nicht zu sehen.

### 2a Subendokardiale Ischämie

Der punktierte Bereich stellt eine Ischämiezone dar, die subendokardial lokalisiert ist. Die Repolarisation beginnt in den oberflächlichen (epikardialen) Anteilen und wird in ihrer Fortpflanzungsrichtung nicht verändert, jedoch verzögert, wenn sie tiefere Abschnitte erreicht. Die oberflächliche T-Welle bleibt also, wird aber symmetrisch höher.

### 2b Subepikardiale Ischämie

Die Ischämiezone liegt hier subepikardial. Die Repolarisation kann hier nicht normal beginnen: Sie beginnt daher im Endokard und schreitet (in der gleichen Richtung wie die Depolarisation) vom Endokard zum Epikard fort. Die T-Welle ist im EKG nach unten gerichtet (negativ).

Die Ischämie (im elektrokardiographischen Sinne) wird charakterisiert durch:

— konstante Verzögerung der Repolarisation;

— erhaltene Repolarisationsrichtung, wenn die Ischämie subendokardial gelegen ist;

— entgegengesetzte Repolarisationswirkung, wenn die Läsion subepikardial gelegen ist.

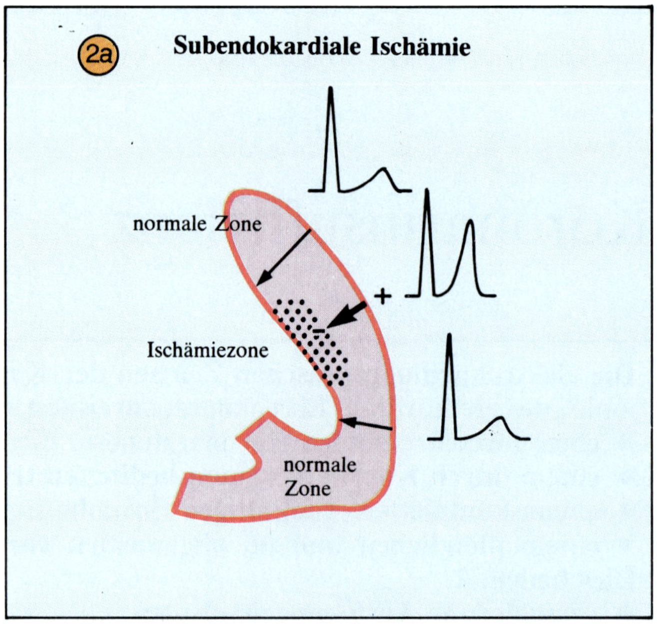


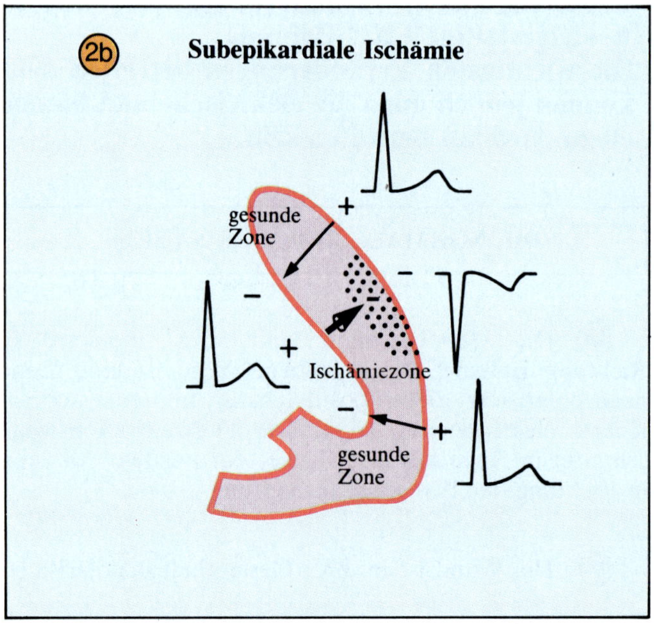


## DIE LÄSION

Die Läsion (im elektrokardiographischen Sinn) entspricht einem höheren, aber noch reversiblen Grad der Myokardschädigung. Sie beeinflußt das Aktionspotential in Phase null, eins, zwei und drei, d. h., sie verändert die Depolarisation und den Beginn der Repolarisation.

Im EKG ist die beginnende Depolarisation (Phase null und eins) wenig verändert. Phase zwei und drei der Repolarisation sind deutlich verändert. Dies stellt sich in einer Versetzung der ST-Strecke in bezug auf die isoelektrische Linie dar.

3a Die Läsion betrifft nur das subendokardiale Myokard. Die ST-Strecke sinkt unter die isoelektrische Linie.

3b Die subepikardiale Läsion betrifft nur die oberflächlichen Bezirke. Das ST-Segment ist angehoben. Dieselbe Veränderung, allerdings stärker ausgeprägt, sieht man bei einer transmuralen Läsion, die die gesamte Dicke der Wand betrifft.

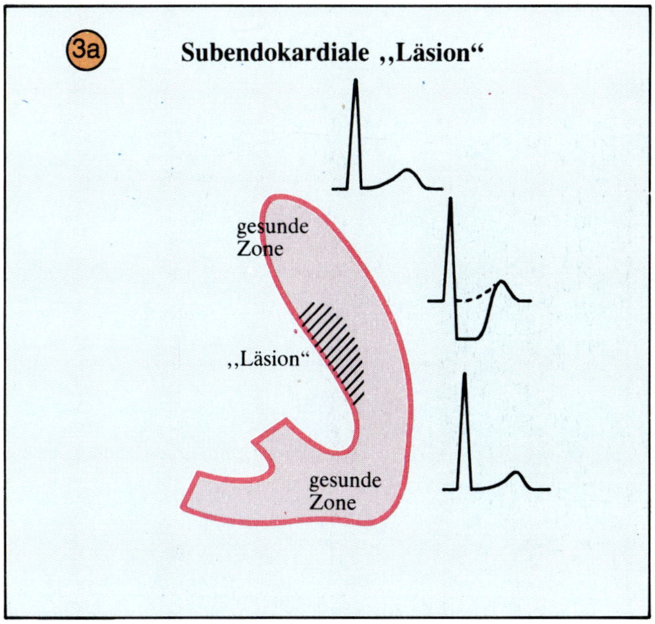


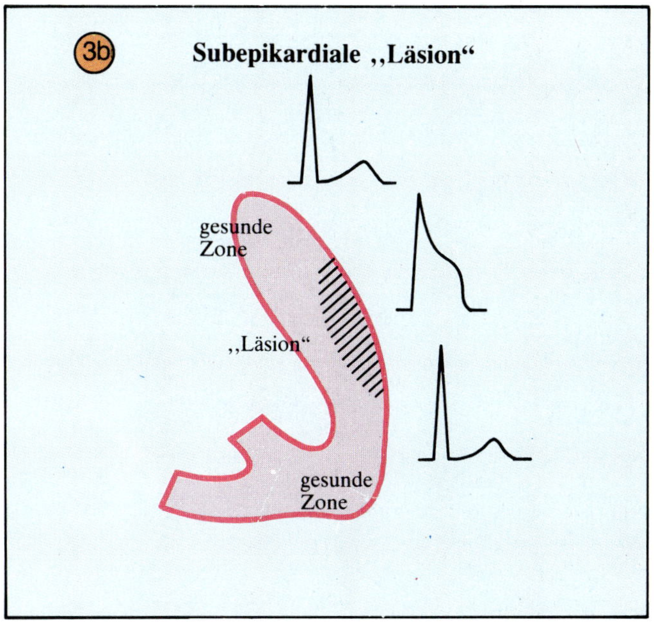


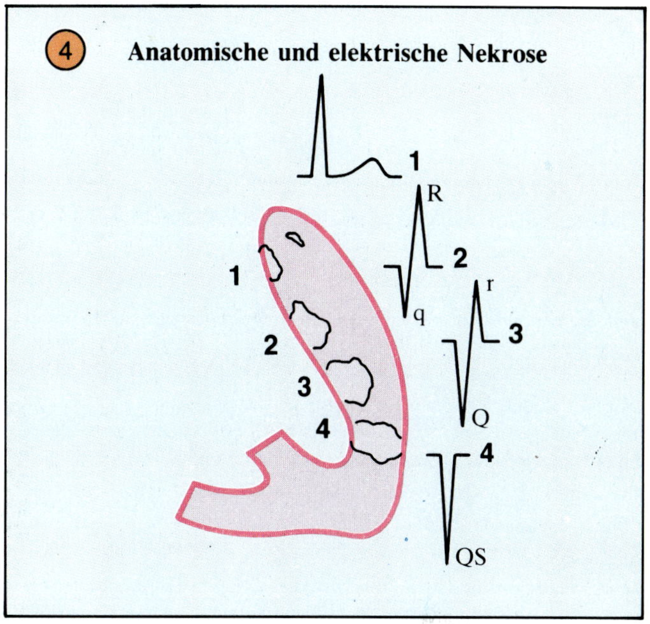


## DIE NEKROSE

Sie ist höchstgradige Myokardschädigung, die zur anatomischen und elektrischen Zerstörung eines Teils des Herzmuskels führt.

In der nekrotischen Zone kann keine Erregungsausbreitung mehr stattfinden, alle elektrischen Potentiale sind verschwunden. Somit ist die Depolarisation bereits zu Beginn verändert, mithin der QRS-Komplex. Je nach Lage und Größe der Nekrose verschwinden Teile des QRS-Komplexes.

(4) **1.** Subendokardialer und rudimentärer intramuraler Infarkt: Die Nekrosezone erstreckt sich nicht über das gesamte Myokard. Es muß überhaupt keine Veränderung des QRS-Komplexes vorhanden sein, möglicherweise sieht man eine Niedervoltage.

**2.** Größerer subendokardialer Infarkt, der ungefähr das innere Drittel betrifft: Am Anfang des QRS-Komplexes erscheint eine flache negative Zacke, die q-Zacke. Das restliche gesunde Myokard (die äußeren zwei Drittel) zeigt im EKG noch eine regelrechte Erregungsausbreitung — ein R; insgesamt eine qR-Konfiguration.

**3.** Nekrose, die zwei Drittel der Innenseite betrifft: Die Q-Zacke wird größer, die R-Zacke, die das gesunde Myokard repräsentiert, kleiner. Insgesamt eine Qr-Konfiguration.

**4.** Transmurale Nekrose, die die gesamte Wanddicke betrifft. Es ist kein gesundes Myokard und damit keine R-Zacke mehr vorhanden. Man sieht ausschließlich eine tiefe negative Zacke: QS-Konfiguration.

Daraus folgt:

— Die anatomische Nekrose führt zur „elektrischen" Nekrose, diese kommt im EKG als Q-Zacke zum Ausdruck.

— Die Tiefe der Q-Zacke spiegelt die Dicke der Nekrosezone wider.

— Die Höhe der verbleibenden R-Zacke spiegelt die Dicke der restlichen gesunden Zone wider.

— Die Nekrose ist eine anatomische Zerstörung, demnach irreversibel.

Allerdings: ist diese Erklärung natürlich schematisch und verfolgt vor allem eine didaktische Absicht; die „elektrische" Nekrose muß nicht endgültig sein und kann sich auch mehr oder minder rasch zurückbilden.

# Koronarinsuffizienz — Symptomatologie

Die elektrokardiographischen Zeichen der Koronarinsuffizienz variieren in Abhängigkeit folgender Parameter:

— *Grad* der Veränderungen
— *Kombinationen* untereinander
— *Lage* der betroffenen Bezirke.

Aus den Veränderungen der einzelnen Segmente des EKGs lassen sich oft entscheidende diagnostische Hinweise gewinnen.

## GRAD DER VERÄNDERUNGEN

### (1) EPIKARDIALE ISCHÄMIE

**1.** Normalbefund. Die T-Welle ist asymmetrisch, da sie langsam ansteigt und steil abfällt. Sie ist normal hoch und positiv.

**2.** Leichtester Grad einer Ischämie: Die T-Welle bleibt positiv, ihre Amplitude normal. Ihre beiden Schenkel sind jedoch gleichlang: Sie ist symmetrisch.

**3.** Die T-Welle ist symmetrisch bei verminderter Amplitude, aber noch positiv.

**4.** Der erste Teil der T-Welle ist negativ, der zu niedrige Schlußteil noch positiv. Die T-Welle ist biphasisch.

**5.** Die T-Welle ist negativ, flacher und asymmetrisch geworden.

**6.** Ausgedehnte transmurale Ischämie: Die T-Welle ist tief negativ und symmetrisch.

Zur Analyse einer T-Welle gehören also folgende Parameter:

— ihre Form: symmetrisch oder asymmetrisch;
— ihre Richtung: positiv, negativ oder biphasisch;

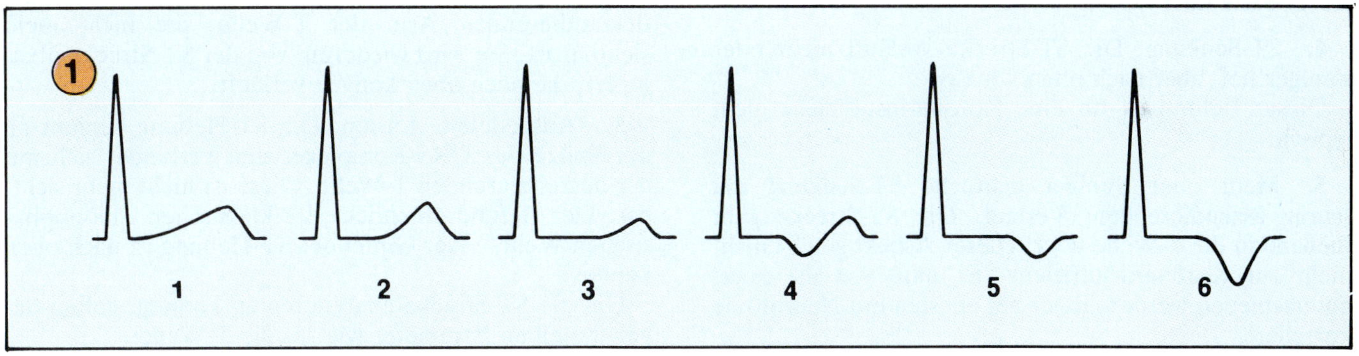

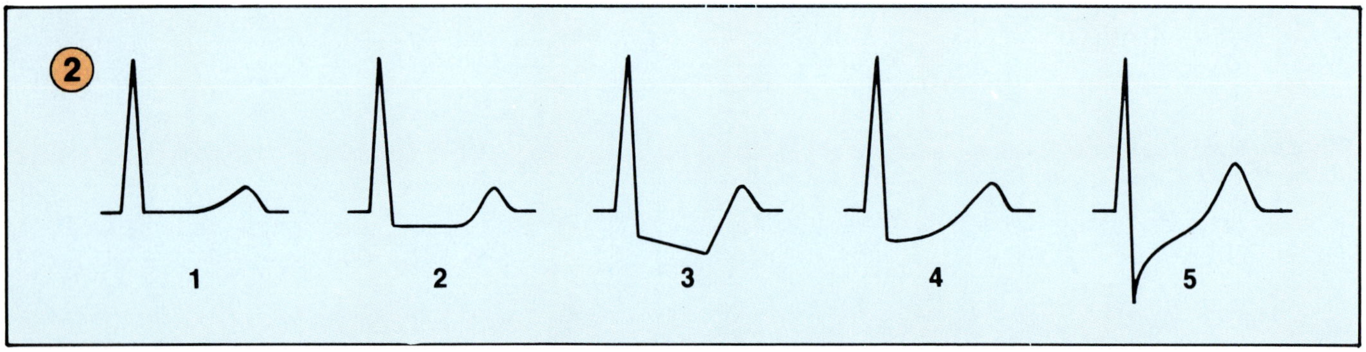


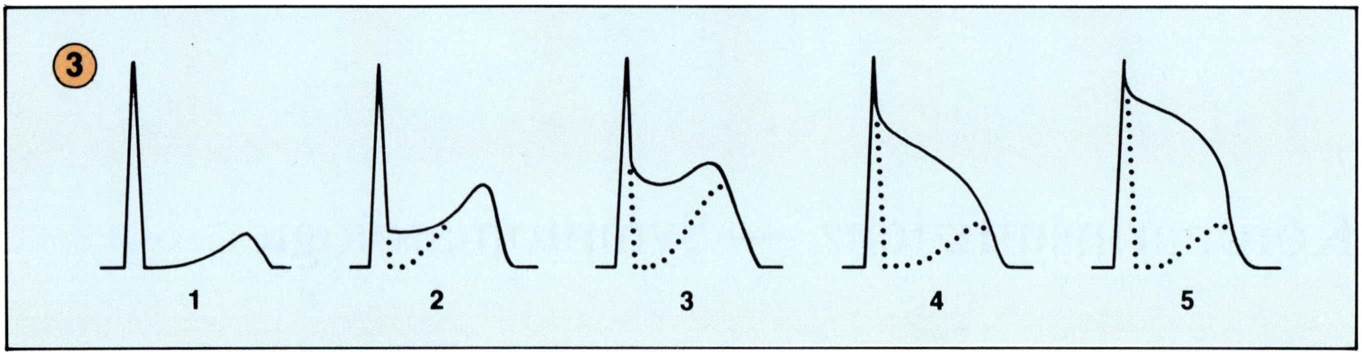


— ihre Höhe oder Tiefe, je nachdem, ob sie sich oberhalb oder unterhalb der isoelektrischen Linie bewegt.

## (2) SUBENDOKARDIALE LÄSION

**1.** Normalbefund: Die ST-Strecke ist isoelektrisch, liegt also weder über noch unter der isoelektrischen Linie.

**2.** ST-Senkung: Die ST-Strecke liegt ein wenig unter der isoelektrischen Linie. Sie verläuft horizontal und verbindet sich mit der T-Welle rund, aber in einem leicht bestimmbaren Winkel.

**3.** ST-Senkung: Die Tiefe ist ausgeprägter, der Verlauf schräg deszendierend; die ST-Strecke geht spitz in die T-Welle über.

**4.** ST-Senkung: Die ST-Strecke verläuft mehr oder weniger tief, aber nach oben konkav.

Dieser Befund ist für eine Koronarinsuffizienz nicht typisch.

**5.** Mehr oder weniger deutliche ST-Senkung mit schräg aszendierendem Verlauf. Die ST-Strecke geht fließend in die T-Welle über. Dieser Aspekt gehört nicht mehr zur Koronarinsuffizienz. Er muß von ihr exakt unterschieden werden, da er am ehesten mit Neurotonie korreliert.

## (3) SUBEPIKARDIALE ODER TRANSMURALE LÄSION

**1.** Normalbefund. Die ST-Strecke ist nicht verschoben.

**2.** Beginnende ST-Hebung. Sie fängt einige Millimeter vor dem Ende des QRS-Komplexes an und erreicht den aszendierenden Schenkel der T-Welle an seinem Ursprung. Die ST-Strecke ist konkav nach oben gebogen. Gepunktet: normale Form.

**3.** Stärkere ST-Hebung, die im letzten Drittel des deszendierenden Abschnitts des QRS-Komplexes beginnt und an der Spitze der T-Welle endet. Dadurch verschwindet die T-Welle, sie taucht in der ST-Strecke unter.

**4.** Die ausgeprägte ST-Hebung beginnt im oberen Drittel des QRS-Komplexes und verschmilzt mit dem deszendierenden Arm der T-Welle, die nicht mehr sichtbar ist. Sie wird wiederum von der ST-Strecke überlagert, die nach oben konvex verläuft.

**5.** Ausgedehnte Läsion: Die ST-Hebung beginnt an der Spitze des QRS-Komplexes und verbindet sich mit der deszendierenden T-Welle. Diese ist nicht mehr sichtbar. Der Befund entspricht der klassischen „monophasischen Welle". Der Gipfel der ST-Hebung ist nach oben konvex.

Um die ST-Strecke analysieren zu können, gelten daher dieselben Parameter wie für die T-Welle:

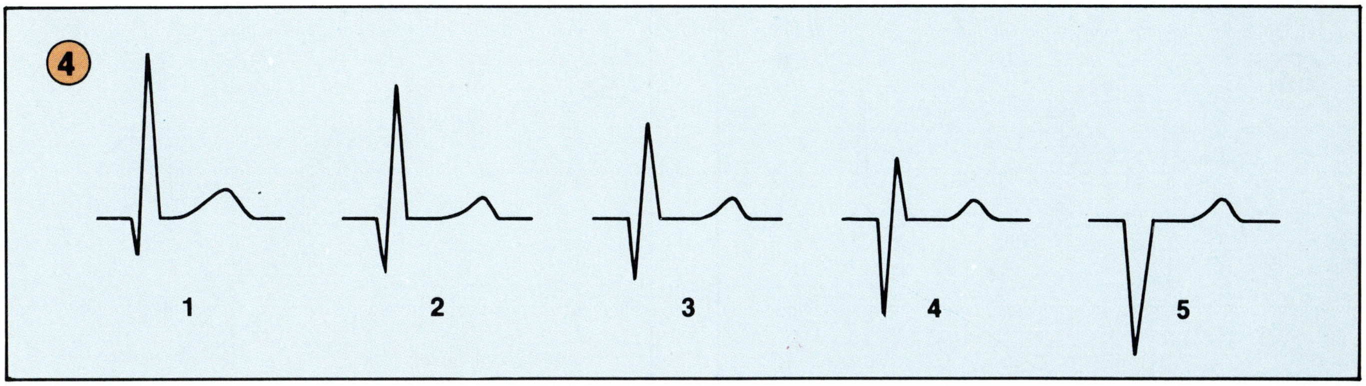


— Form: konkav oder konvex;
— Richtung: über oder unter der isoelektrischen Linie liegend;
— Amplitude, durch die horizontale Linierung des EKG-Papiers in Millimetern ausgedrückt.

## (4) MYOKARDNEKROSE

**1.** Normalbefund. Je nach Ableitung kann eine normale Q-Zacke vorliegen. Bekanntlich reflektiert eine normale Q-Zacke in $V_5$, $V_6$, I und aVL die regelrechte Initialerregung des Septums. Die R-Zacke verhält sich in $V_1$ und $V_2$ spiegelverkehrt. Eine normale Q-Zacke ist jedoch kleiner als diese und von sehr kurzer Dauer.

**2.** „Nekrose-Zacke", wie sie bei einer myokardialen oder subendokardialen, aber auch bei einer rudimentären intramuralen Nekrose vorkommt: Sie ist nicht sehr tief, aber breit.

Die erniedrigte R-Zacke entspricht dem verbliebenen gesunden Oberflächenbereich.

**3.** Die deutlich pathologische Q-Zacke ist tief und breit. Die R-Zacke ist auf die Hälfte verkürzt.

**4.** Die schwer veränderte Q-Zacke spricht für eine Nekrose der inneren zwei Drittel der Herzwand. Die R-Zacke ist auf ein Drittel reduziert.

**5.** Transmurale Nekrose: Es bleibt keine R-Zacke übrig, weil kein gesundes Muskelgewebe mehr vorhanden ist. Es bietet sich nur noch ein „QS-Aspekt".

### Sonderfall: Septumnekrose

In Abbildung (4a) verläuft die Erregung des Kammerseptums normal. Sie verursacht die erste Positivität (R-Zacke) des QRS-Komplexes in $V_1$ und $V_2$, zeigt also einen „RS-Aspekt".

Die Septumnekrose in (4b) läßt diese initiale Zacke in $V_1$ und $V_2$ verschwinden. Es zeigen sich nur noch Impulse, die vor der S-Zacke entstehen. Daraus resultiert ein „QS-Aspekt», der durch die Suppression der initialen R-Zacke zum Tragen kommt. Es muß sich dann

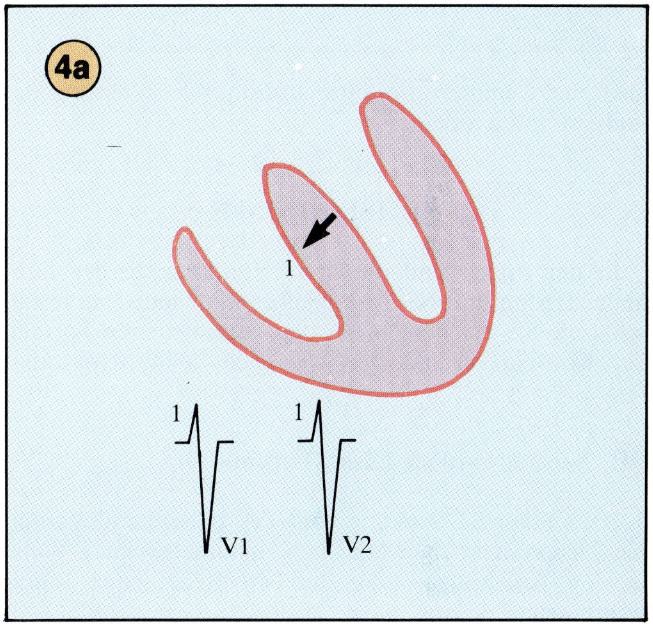


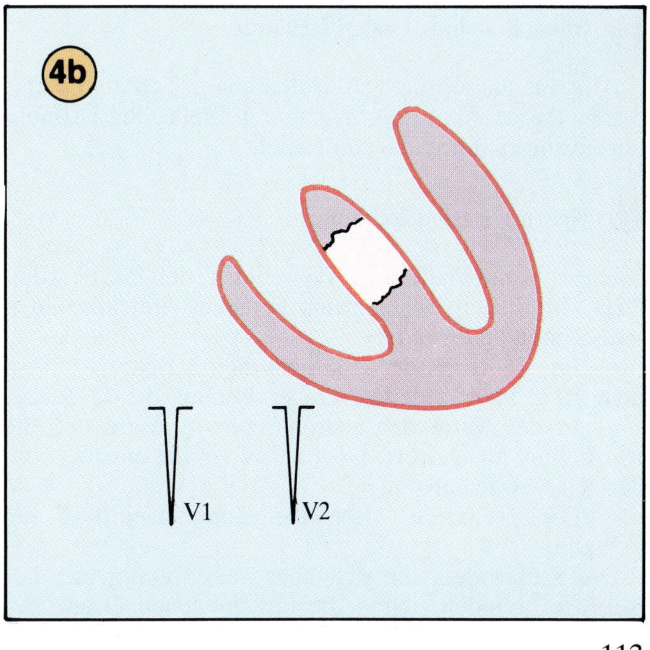

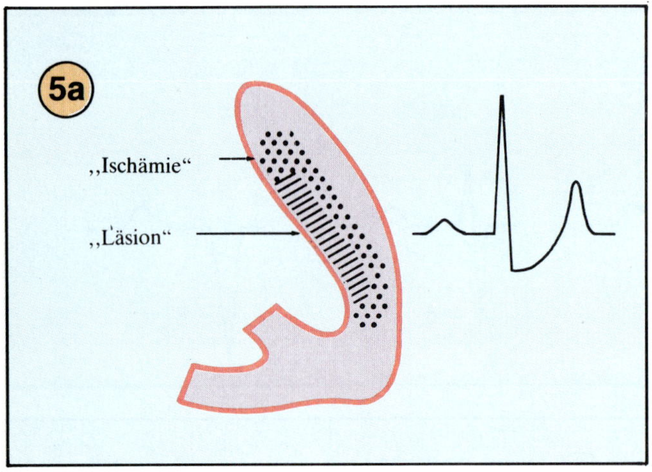


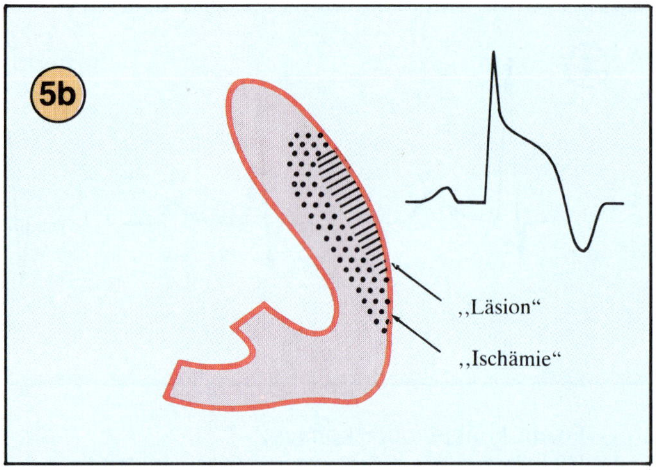


also nicht immer um eine transmurale Nekrose der Außenwand handeln.

### KOMBINATIONEN

In der Praxis sind die drei Grundaspekte der Ischämie, Läsion und Nekrose häufig miteinander vergesellschaftet. Sie erscheinen bei den verschiedenen Formen der Koronarerkrankungen wie auch beim Myokardinfarkt.

#### 5a Subendokardiale Läsion/Ischämie

Nach einer ST-Senkung vom Typ der subendokardialen Läsion sieht man eine hohe symmetrische T-Welle in den Ableitungen, die die betroffene Zone repräsentieren.

#### 5b Subepikardiale Läsion/Ischämie

Auf eine ausgeprägte ST-Hebung vom Typ der epikardialen Läsion folgt eine negative T-Welle. Sie ist mehr oder weniger tief und symmetrisch.

#### 5c Nekrose/Läsion/Ischämie

Diese Kombination ist typisch für den Myokardinfarkt. Ihr liegen, schematisch gesehen, drei konzentrische Zonen zu Grunde:

— Im Zentrum der anatomischen „Nekrose“ wird kein Reiz mehr geleitet. Daher kommt die Q-Zacke.

— In der Mitte der anatomischen „Läsion“ ist die Reizleitung nur gestört. Dort entstehen die entsprechenden ST-Abweichungen.

— Die periphere „Ischämie“-Zone beeinflußt die T-Welle.

Die Elektroden, die sich über dem Hauptgebiet der Nekrose befinden, leiten die verschiedenen Grade der

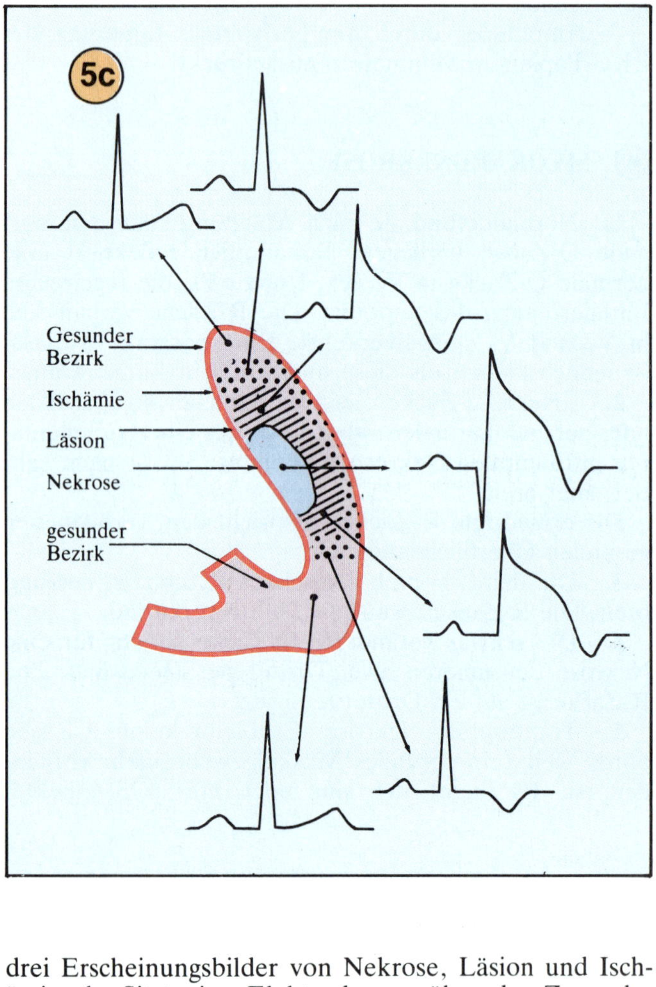


drei Erscheinungsbilder von Nekrose, Läsion und Ischämie ab. Sitzt eine Elektrode nur über der Zone der „Läsion“, so liefert sie auch nur deren Bild.

Analog zeigt sie lediglich eine Ischämie an, wenn sie nur über der peripheren „Ischämie“-Zone angebracht ist.

Elektroden über den verbleibenden gesunden Bezirken liefern normale Abbildungen.

# Koronarinsuffizienz — Topographische Aspekte

**In welchen frontalen und horizontalen Ableitungen sich eine Koronarinsuffizienz manifestiert, hängt vom Ort der Myokardläsion ab. Dieser wiederum entspricht dem Versorgungsgebiet der geschädigten, stenosierten oder thrombosierten Koronargefäße.**

### (1) Ischämie

Sie repräsentiert zwei Ebenen des Kammermyokards, nämlich die obere frontale einschließlich des Septums und die untere horizontale. Die Position der peripheren und präkordialen Elektroden relativ zum Herzen erhellt, daß sich eine geschädigte Zone auf bestimmte Ableitungen projiziert, auf andere jedoch nicht.

#### Laterale Ischämie

- subepikardial: flache, biphasische oder negative T-Welle in I, aVL, $V_5$ und $V_6$;
- subendokardial (nicht abgebildet): hohe, spitze und symmetrische positive T-Wellen in denselben Ableitungen.

#### Inferiore oder diaphragmale Ischämie

Je nachdem, ob der geschädigte Bezirk subepikardial oder subendokardial liegt, sieht man die entsprechende Abnormität von T in II, III und aVF.

#### Anteroseptale Ischämie

- subepikardial: flache, biphasische oder negative T-Welle in $V_1$, $V_2$ und $V_3$, manchmal auch in $V_4$.
- subendokardial: positive, spitze T-Welle mit vergrößerter Amplitude in $V_1$, $V_2$, $V_3$ (nicht abgebildet).

## ② LÄSION

Sie stellt sich in den gleichen Frontal- und Horizontalschnitten dar wie die Ischämie.

**Laterale Läsion**

- Subepikardial: ST-Hebung in I, aVL, $V_5$ und $V_6$;
- subendokardial: ST-Senkung in denselben Ableitungen (nicht abgebildet).

**Diaphragmale Läsion**

Erscheint in II, III und aVF unter dem Bild einer subendokardialen oder subepikardialen Läsion (ST-Senkung oder ST-Hebung).

**Anteroseptale Läsion**

ST-Hebung (subepikardiale Läsion) oder ST-Senkung (subendokardiale Läsion, nicht abgebildet) in $V_1$, $V_2$ und $V_3$, bisweilen auch in $V_4$.

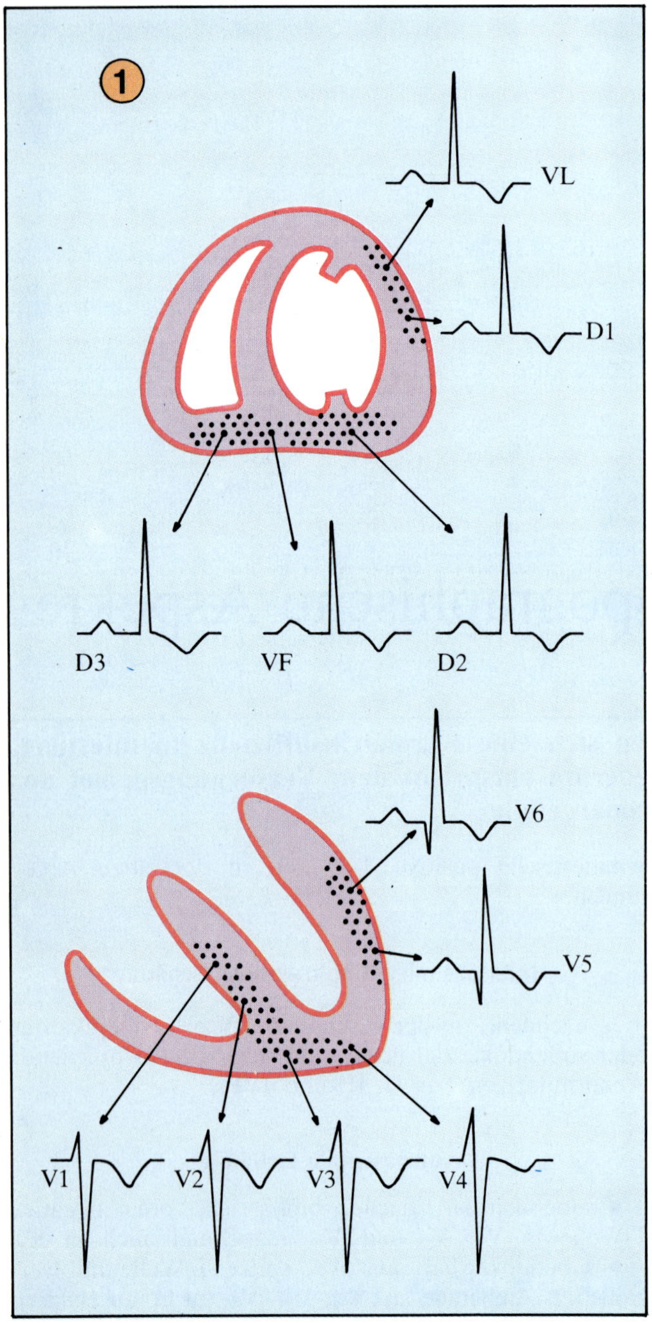


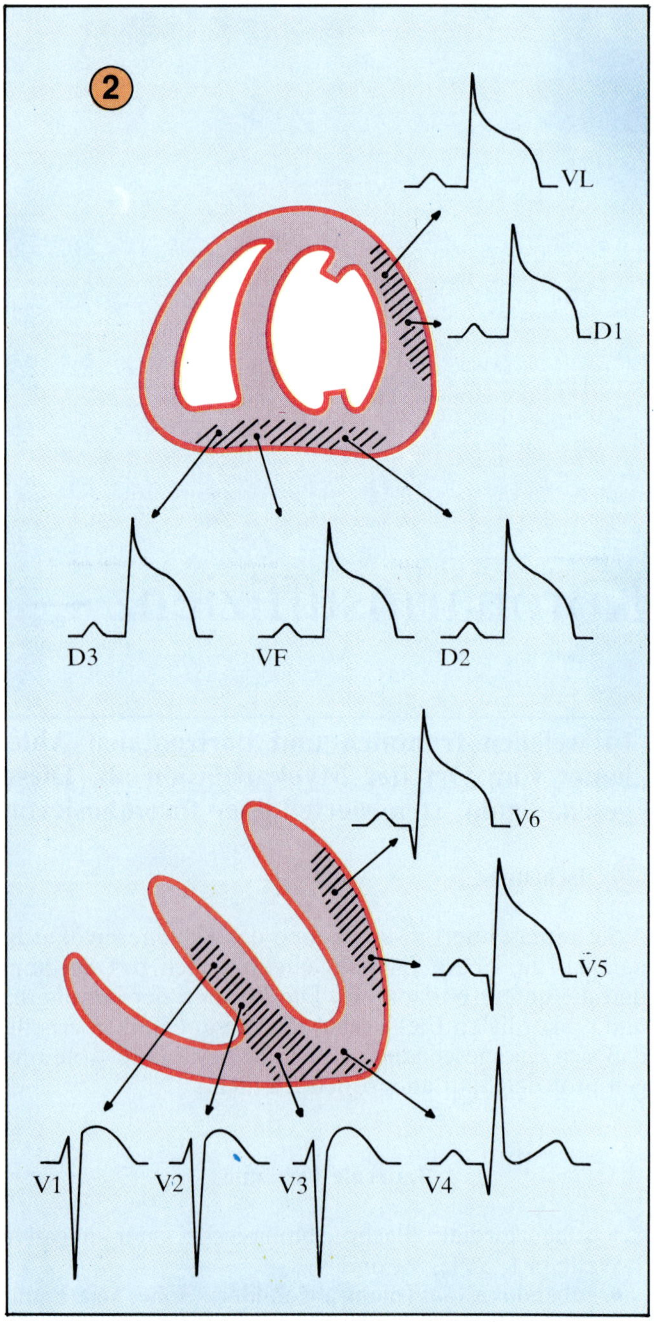

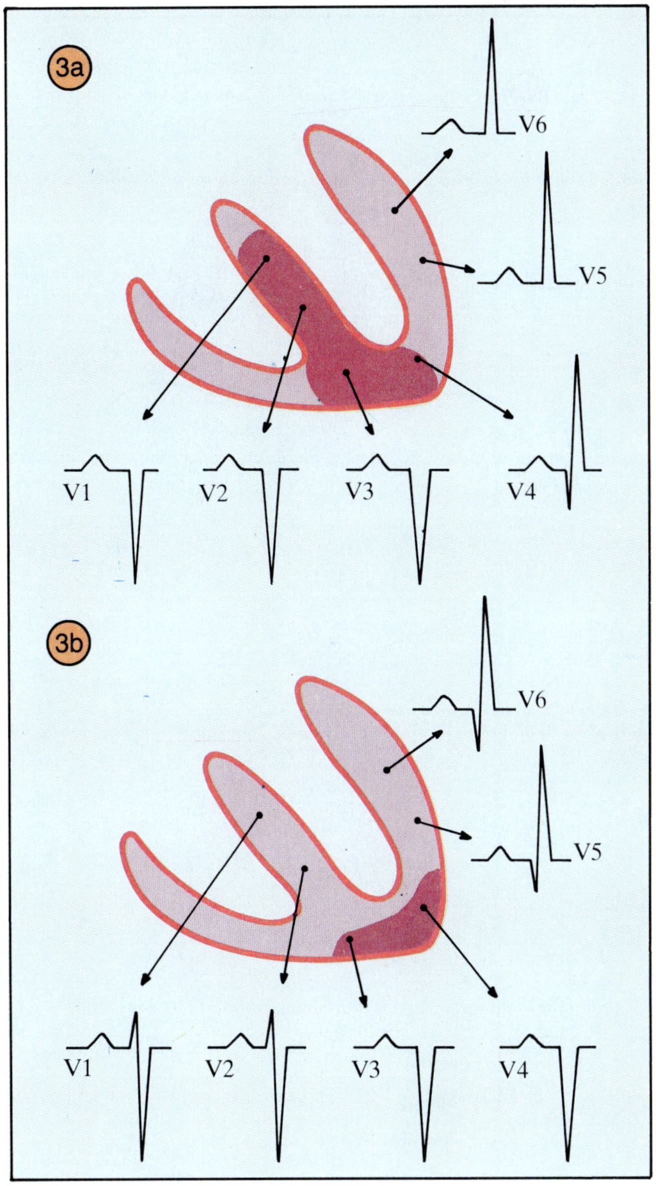


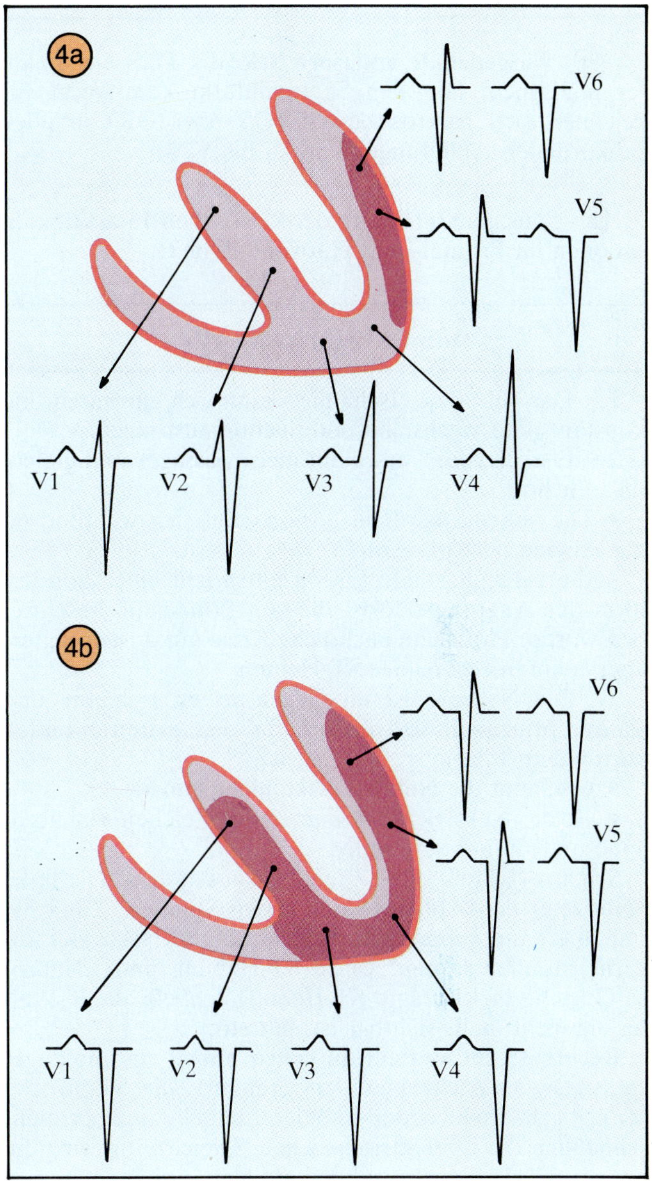


## (3) NEKROSE

**(3a) Anteroseptale Nekrose:** QS-Aspekt in $V_1$ bis $V_3$. manchmal auch in $V_4$. Der QS-Aspekt ist ausschließlich negativ und erscheint statt des normalen RS-Abschnitts. Er erklärt sich aus der Suppression der initialen R-Zacke, die die beginnende Septumerregung von links nach rechts abbilden würde, aufgrund der Nekrose jedoch „ausgelöscht" ist.

**(3b) Herzspitzennekrose:** Die Q-Zacke erscheint in $V_3$ und $V_4$, mitunter auch lediglich in $V_4$ und in keiner anderen präkordialen Ableitung. Der QS-Aspekt wird durch eine transmurale Nekrose hervorgerufen, der QR-Aspekt durch eine intramurale oder subendokardiale Nekrose. Hier ist noch ein vitaler subepikardialer Myokardbezirk erhalten.

**(4a) Laterale Nekrose:** QS- oder QR-Aspekt in $V_5$, $V_6$, I und aVL. Einen ausschließlich negativen QS-Aspekt sieht man bei einem lateralen Infarkt selten, da in der dicken Seitenwand des linken Ventrikels meist ein oberflächlicher Myokardbezirk verschont bleibt. Zudem ist die QRS-Spannung in $V_5$ und $V_6$ normalerweise sehr hoch. Nur eine vollständige transmurale Nekrose könnte also zu einem QS-Aspekt führen. Für gewöhnlich zeigt sich daher ein QR-Typ. Das „Nekrose-Q" ist dann nicht tief, so daß ein Infarkt nicht mit Sicherheit identifiziert werden kann.

**(4b) Ausgedehnte anteriore Nekrose:** Falls ein apikaler mit einem lateralen Septuminfarkt kombiniert ist, zeichnen sich Nekrosezacken (QS oder QR) in allen präkordialen Ableitungen von $V_1$ bis $V_6$ ab.

(5) Zusammenfassung der klassischen Infarktlokalisationen im Frontal- und Horizontalschnitt.

## DAS EKG IM VERLAUF

1. Das Bild der ,,Ischämie" kann sich chronisch und konstant oder wechselnd und flüchtig ausprägen.

2. Die ,,Läsion" erscheint meist passager und gleichfalls flüchtig:

- Die subendokardiale Läsion zeigt sich während eines Angina pectoris-Anfalls;
- die subepikardiale Läsion entspricht einer Sonderform der Angina pectoris, die von Prinzmetal beschrieben wurde: Plötzliche nächtliche Krise mit ausgeprägter, aber spontan reversibler ST-Hebung.

3. Die Nekrose ist im Gegensatz zu Ischämie und Läsion prinzipiell irreversibel. In den ersten Stunden nach einem Infarkt

- erscheint die Nekrosezacke nicht sofort;
- ist die Nekrosezacke immer mit Zeichen von Ischämie und Läsion verbunden.

Schema (6) faßt diese Ereignisse zusammen. Die linke Seite zeigt den Ablauf in den **ersten Stunden.** Zunächst imponiert die subendokardiale Ischämie. Nach vier bis sechs Stunden kommt es zu ST-Hebung und ,,Nekrose-Q". Die ausgeprägte ST-Hebung schließt die T-Welle, die nicht mehr sichtbar ist, mit ein.

Rechts ist der Verlauf im **ersten Monat** zusammengestellt: Die Q-Zacke bleibt unverändert, die ST-Strecke senkt sich mehr oder minder schnell und erreicht schließlich die isoelektrische Linie. Gleichzeitig wird die negative T-Welle der subepikardialen Ischämie immer deutlicher.

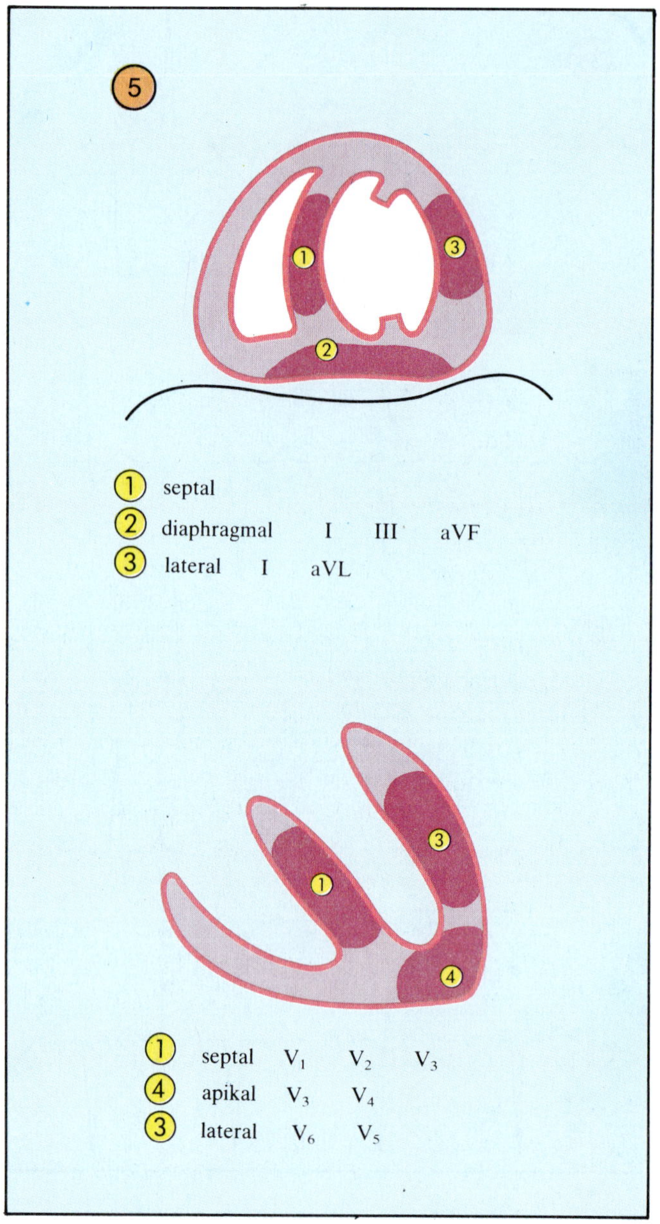


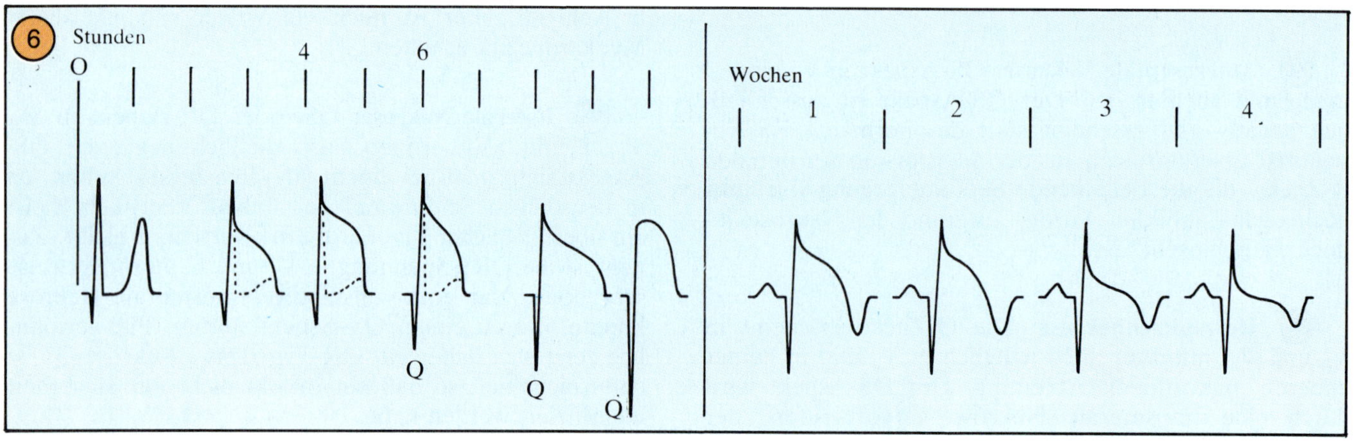

# Kardiale Hypertrophien

**Unter kardialer Hypertrophie versteht man die Zunahme der Muskelmasse einer oder mehrerer Herzhöhlen. Der elektrophysiologische Ablauf der Herzaktion wird dadurch verändert. Es kommt zur:**

- **Spannungserhöhung über der hypertrophierten Herzhöhle durch Vergrößerung und Vermehrung der Muskelfasern. Große Amplituden finden sich vor allem in den präkordialen Ableitungen, da diese dem Herzen am nächsten sind und auf Voltage-Änderungen am empfindlichsten reagieren.**
- **Erregungsverzögerung, die manchmal mit einer Überleitungsstörung kombiniert ist. Die verlängerte Depolarisationszeit wird ebenfalls in den Brustwandableitungen gemessen.**
- **Repolarisationsstörung: Verzögerte oder gegensinnige Erregungsrückbildung. Eine mäßige Hypertrophie imponiert als geringe T-Veränderung. Ist sie ausgeprägt, kehrt sich die T-Welle um.**
- **Verschiebung der elektrischen Herzachse: Da die muskelstärkere gegenüber der muskelschwächeren Herzhöhle elektrophysiologisch dominiert, rotiert das Herz um seine Longitudinalachse. Diese Lageänderung ist besonders gut in den peripheren Ableitungen zu erkennen.**

## VORHOFHYPERTROPHIE

(1a) Stellt die normale Vorhoferregung dar: Rechter Vorhof — Septum — linker Vorhof;

(1b) zeigt eine normale vergrößerte P-Welle, die sich aus zwei Abschnitten zusammensetzt:

- Erregung des rechten Vorhofes; sie endet nach dem Amplitudenmaximum der P-Welle.
- Erregung des linken Vorhofes; sie beginnt vor dem Gipfel der P-Welle, also noch vor dem Ende der rechtsatrialen Erregung.
- Die P-Welle beginnt mit der rechtsatrialen und endet mit der linksatrialen Erregung.
- Das Vorhofseptum liegt zwischen beiden Erregungsphasen.

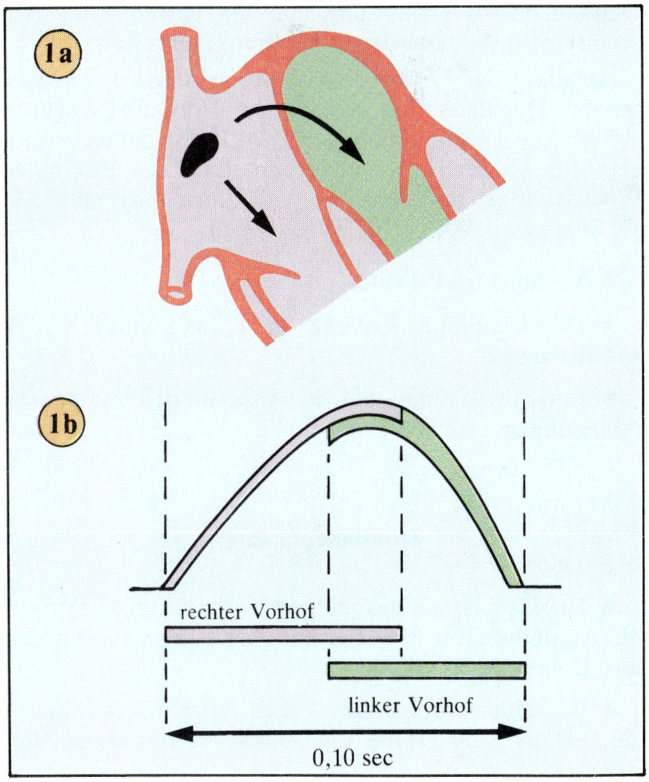

### (2a) Hypertrophie des rechten Vorhofes

Spannungszunahme und Erregungsverzögerung, die beiden wichtigsten elektrophysiologischen Auswirkungen der Hypertrophie, schlagen sich auch in der P-Welle nieder:

- erhöhte P-Amplitude im Bereich der rechtsatrialen Erregung (aszendierender Schenkel und Gipfel der P-Welle);
- verlängerte Depolarisationsdauer nur im rechten Vorhof.

Die Erregungsverzögerung überschreitet im allgemeinen jedoch nicht die Gesamtdauer der Vorhofdepolarisation. Eine Hypertrophie des rechten Vorhofs zeigt daher im EKG:

- Isolierte Erhöhung der P-Welle in II, III, aVF und $VH_2$ (spitzes, hohes P; P dextro-atriale),
- keine verlängerte Gesamtdauer der P-Welle;
- Rechtsabweichung der P-Achse in den peripheren Ableitungen.

### (2b) Hypertrophie des linken Vorhofes

Die Abbildung zeigt, daß Spannungszunahme und Depolarisationsverzögerung nur den terminalen P-Abschnitt, also die linksatriale Erregung, betreffen.

Aufgrund der Dissoziation zwischen links- und rechtsatrialer Depolarisation werden die Vorhöfe asynchron erregt. Die Gesamtdauer der P-Welle ist daher verlängert. Infolge der isolierten Hypervoltage des terminalen P-Abschnittes imponiert die Vorhoferregung im EKG als doppelgipflige, verbreiterte P-Welle:

- Verlängerte P-Dauer
- Doppelgipflige P-Welle in I, aVL und $V_6$ (P sinistro-atriale)
- Linksabweichung der P-Achse in den peripheren Ableitungen.

**Zusammenfassung**

- Die Hypertonie des rechten Vorhofes verändert nur die Amplitude der P-Welle, hat aber keinen Einfluß auf ihre Dauer.
- Die Hypertrophie des linken Vorhofes verlängert die P-Dauer und erhöht die Amplitude des terminalen P-Anteils.

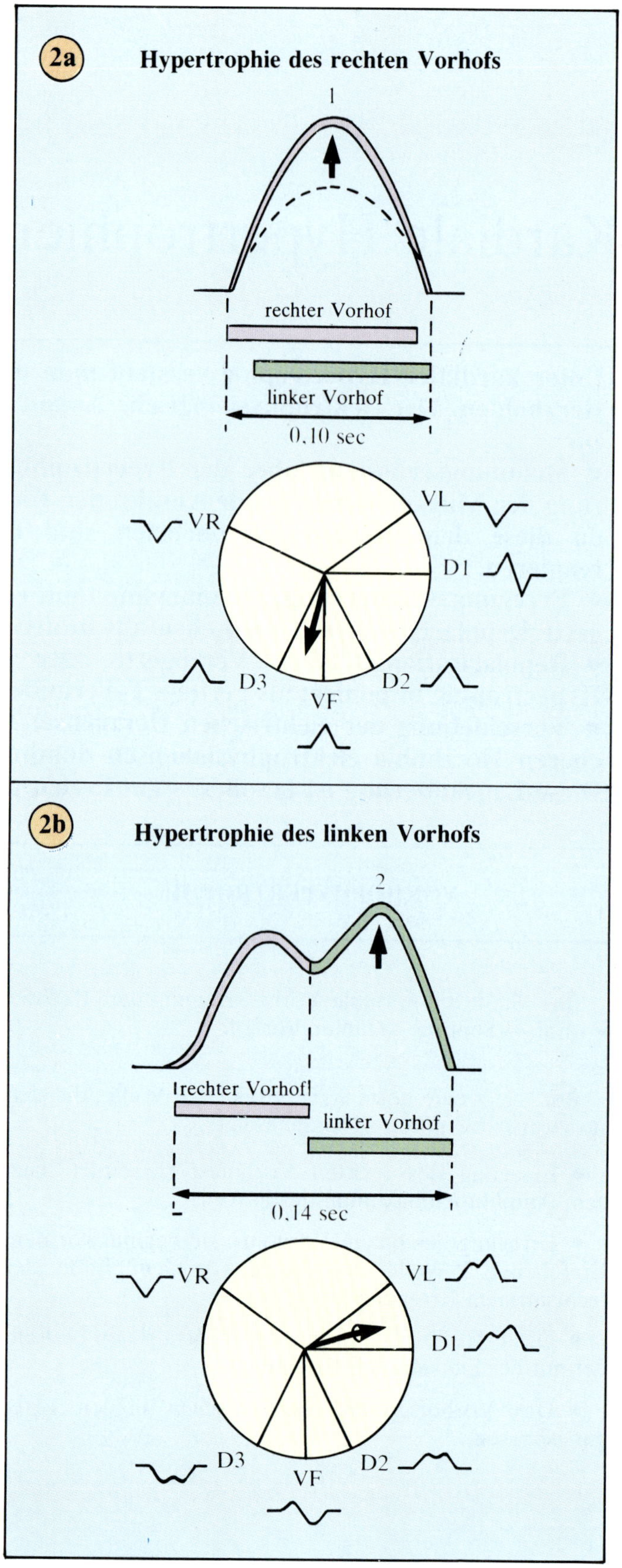

Oft ist die Hypertrophie der Herzwand mit einer Dilatation der Herzhöhle kombiniert. Die pathophysiologischen Veränderungen, insbesondere die intra- und interatrialen Überleitungsstörungen, werden hierdurch weiter verstärkt. Die Depolarisationszeit kann daher erheblich verlängert sein.

## KAMMERHYPERTROPHIE

Deutlicher als bei der Vorhofhypertrophie prägen sich die prinzipiell gleichen elektrophysiologischen Konsequenzen der Kammerhypertrophie aus.

1. *Erhöhung der QRS-Spannung.* Wegen der größeren Wanddicke muß die Erregungswelle einen längeren Weg durchlaufen. Die Hypervoltage ist besonders gut in den präkordialen Ableitungen zu erkennen.

2. *Repolarisationsstörung.* Die T-Welle wird negativ, da sich die Repolarisationsrichtung umkehrt.

3. *Verschiebung der anatomischen Herzposition* durch Rotation um die Längsache:

- Drehung im Uhrzeigersinn bei Rechtsherzhypertrophie; rechtsaxiale Abweichung des QRS-Komplexes;
- Drehung entgegen dem Uhrzeigersinn mit Querlage bei Linksherzhypertrophie; linksaxiale Abweichung des QRS-Komplexes.

4. *Überleitungsstörungen* (häufig erst Folge der Hypertrophie) durch Affektion des Reizleitungssystems: Vom Typ des Rechtsschenkelblocks bei Rechtsherzhypertrophie, vom Typ des Linksschenkelblocks bei Linksherzhypertrophie.

Die elektrophysiologischen Konsequenzen der Kammerhypertrophie sind in Abbildung 3 zusammengefaßt.

### Rechtsherzhypertrophie

Beim herzgesunden Erwachsenen ist die Wand des rechten Ventrikels wesentlich muskelschwächer als die der linken Kammer. Normalerweise beeinflußt daher der rechte Ventrikel das elektrokardiographische Bild nur wenig.

(4) Die Abbildung zeigt die normale Kammererregung:

— 1 bezeichnet den Septumvektor; er entspricht der initialen r-Zacke in $V_1$ und der initialen q-Zacke in $V_6$

— 1a repräsentiert den apikalen Vektor; er erklärt die breitere R-Zacke in $V_3$ und $V_6$ infolge der dickeren Muskelwand

— 2 entspricht dem Depolarisationsvektor der linksventrikulären Außenwand; er projiziert sich im EKG

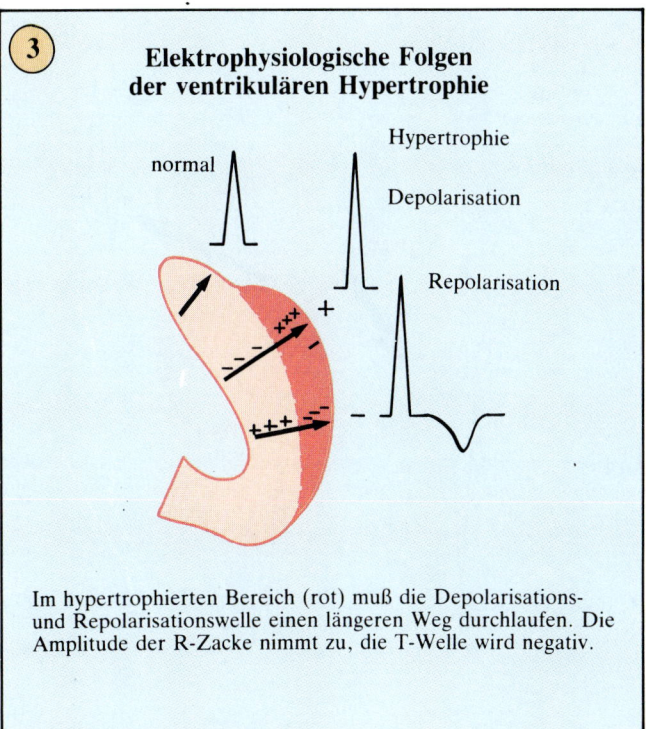

(3) **Elektrophysiologische Folgen der ventrikulären Hypertrophie**

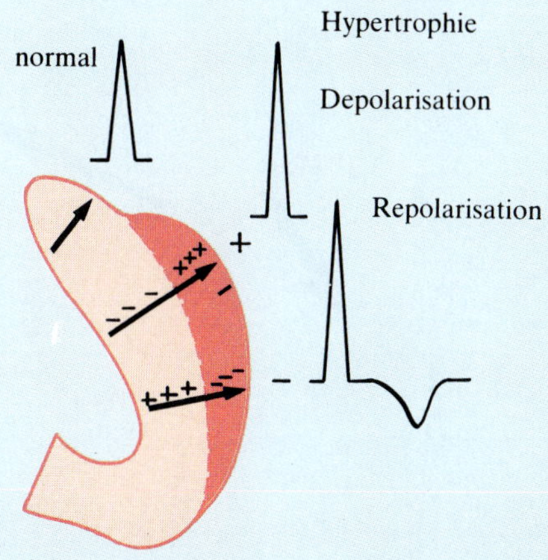


Im hypertrophierten Bereich (rot) muß die Depolarisations- und Repolarisationswelle einen längeren Weg durchlaufen. Die Amplitude der R-Zacke nimmt zu, die T-Welle wird negativ.

(4) **Normale Erregung ohne Hypertrophie**

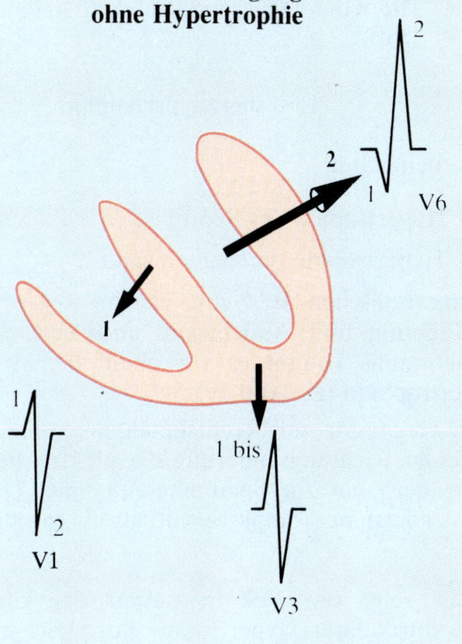

als große R-Zacke in $V_6$ und gleichzeitig als große S-Zacke in $V_1$.

(5) erklärt die Vektorsituation bei Rechtsherzhypertrophie, von der besonders die Außenwand (roter Anteil) betroffen ist. Hier entspricht:

— 1 dem unveränderten Septumvektor, der den ersten Teil der R-Zacke in $V_1$ und die q-Zacke in $V_6$ abbildet.

— 2 dem durch Hypertrophie veränderten Erregungsvektor:

• Zunahme der R-Amplitude in den rechtspräkordialen Ableitungen,

• Abnahme der R-Amplitude in den linkspräkordialen Ableitungen, besonders in $V_5$ und $V_6$.

— 3 den terminalen Erregungsvektoren der Außenwand:

• zweiter positiver Ausschlag in den zuäußerst rechtsgelegenen Ableitungen (RSR'-Konfiguration wie beim Rechtsschenkelblock);

• mehr oder weniger tiefe terminale S-Zacke in $V_5$ und $V_6$.

Bei Rechtsherzhypertrophie kehren sich also die Vektorverhältnisse um:

— In den rechtspräkordialen Ableitungen dominieren die positiven Potentiale;

— in den linkspräkordialen Ableitungen werden kleinere positive Potentiale, aber tiefere S-Zacken registriert. Die Übergangszone ist nach links verschoben.

### Linksherzhypertrophie

Sie beinhaltet:

— Hypertrophie des Septums,

— Hypertrophie der Außenwand.

Zum typischen Bild mit gleichmäßiger Verdickung von Septum und Außenwand und Verkleinerung des Binnenraums kommt es vor allem bei konzentrischer Hypertrophie (vgl. Abb. 9).

Im Gegensatz zur Rechtsherzhypertrophie kommt es zu keiner Richtungsänderung der elektrischen Potentiale, sondern nur zur Spannungszunahme. Die Amplituden der Kammerkomplexe sind also vergrößert.

(6) zeigt die Vektorsituation bei konzentrischer linksventrikulärer Hypertrophie mit gleichmäßiger Verdickung von Septum und Außenwand:

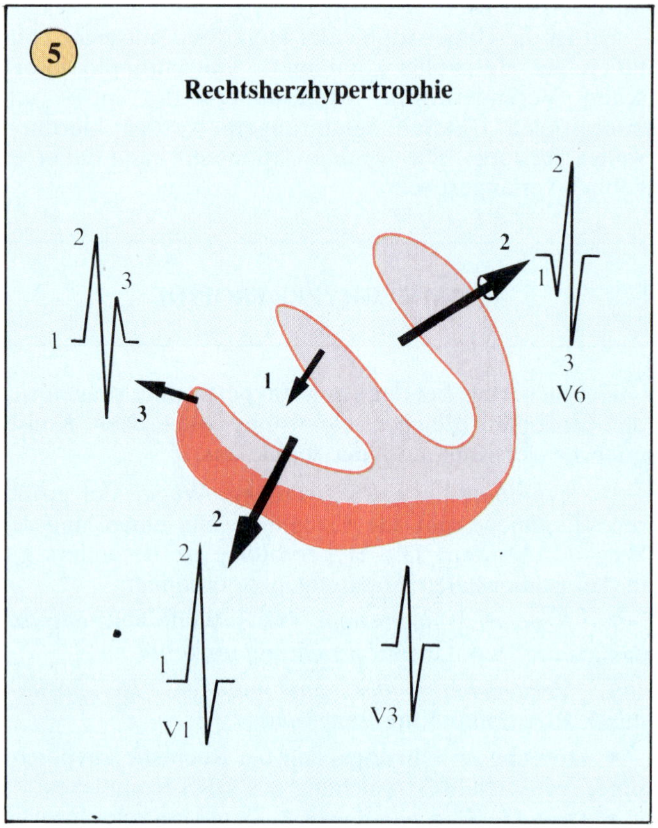


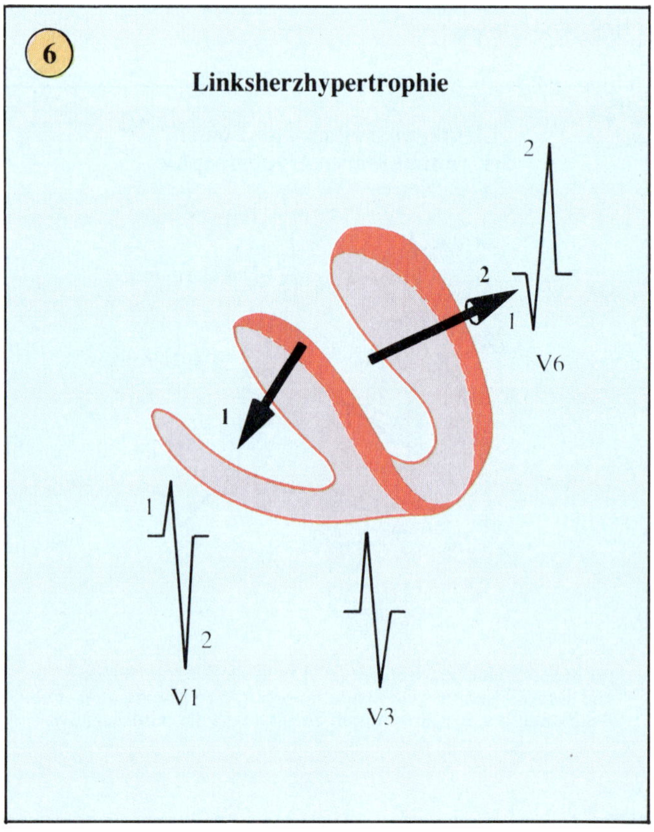

**Rechtsherzhypertrophie**

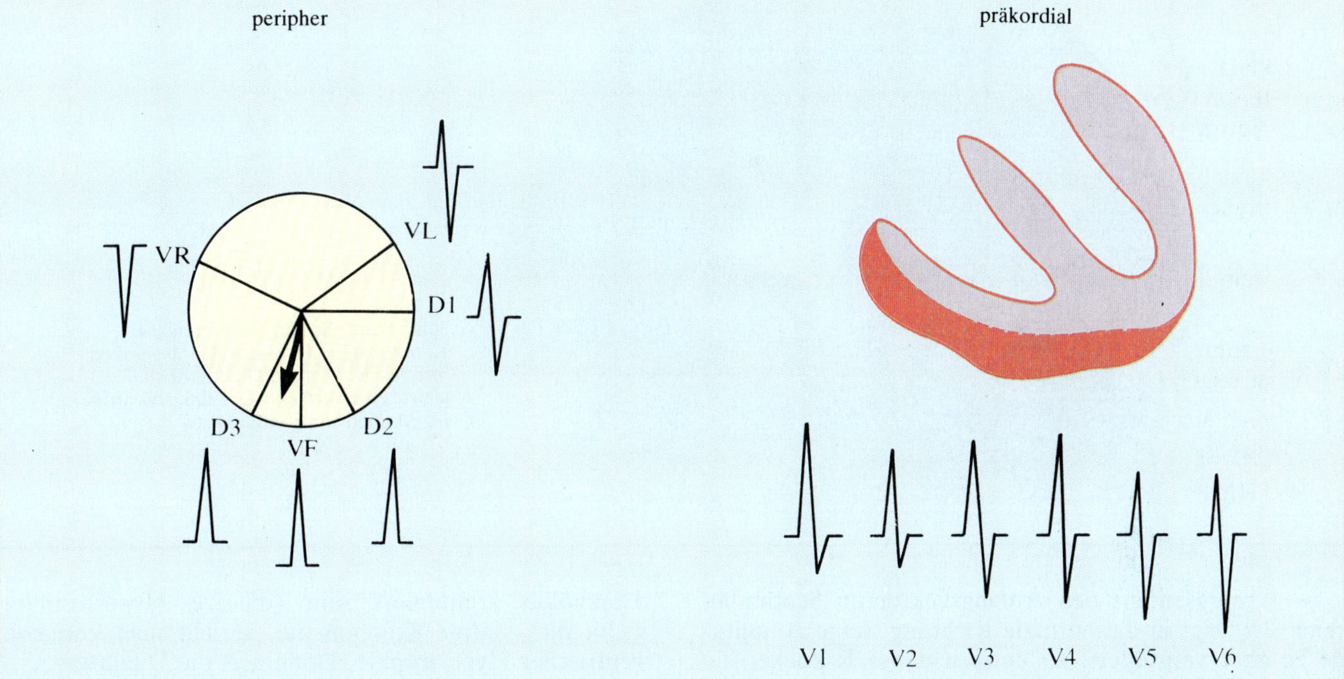


**Linksherzhypertrophie**

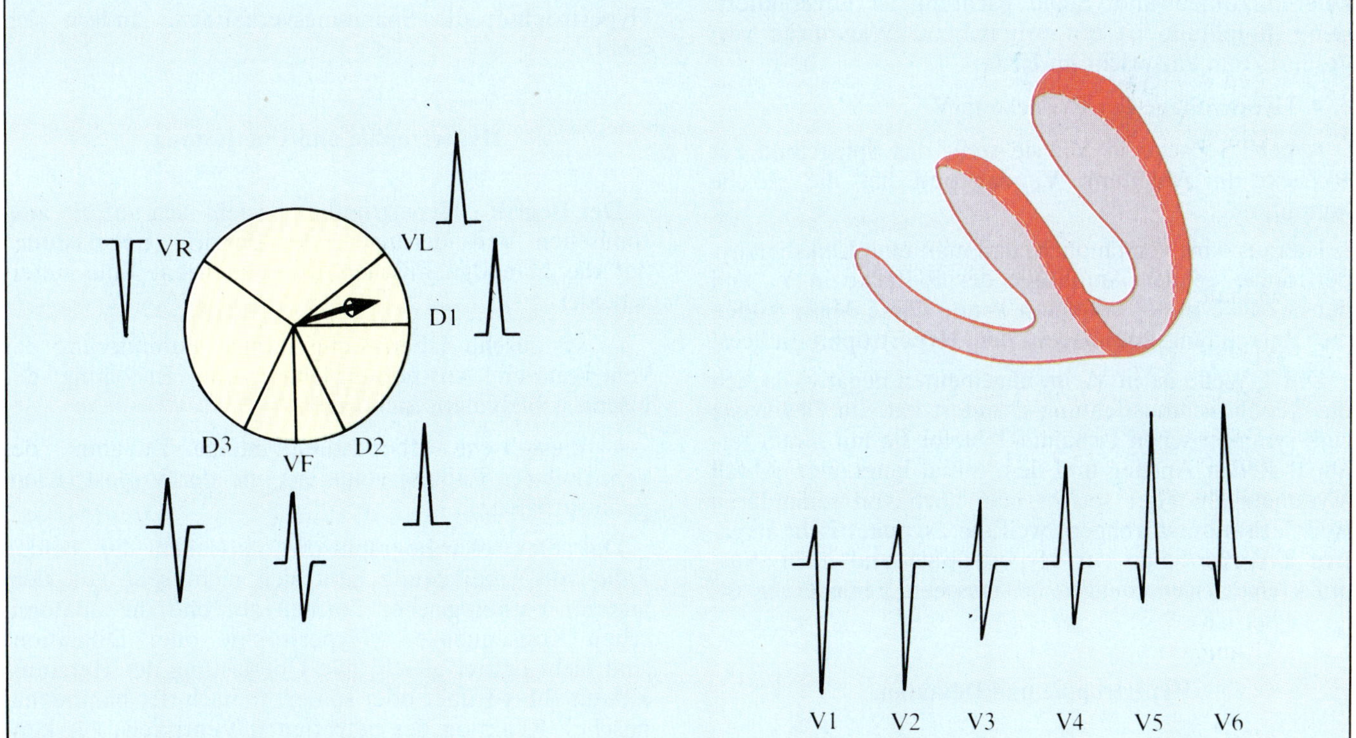

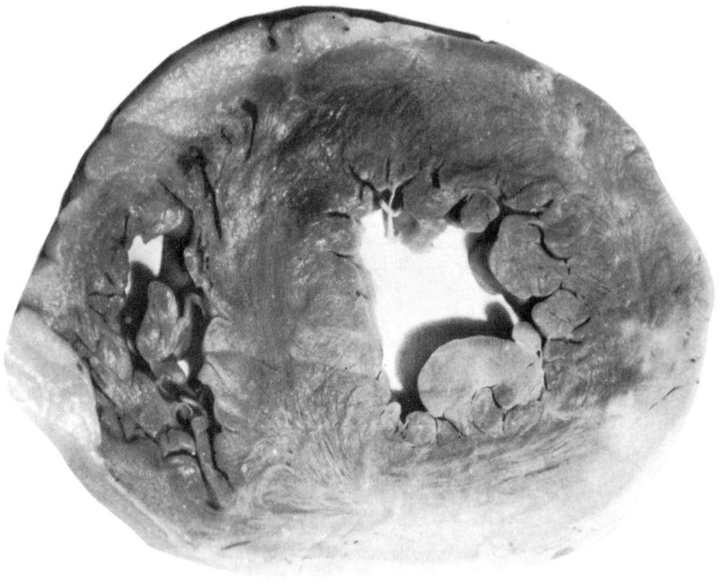

Senkrechter Schnitt zur Herzachse. Konzentrische Hypertrophie des linken Ventrikels. Wand und Septum sind gleichzeitig verdickt. Der linke Ventrikel ist zylinderförmig eingeengt.

— 1 repräsentiert den Anfangsvektor im Septumbereich. Er zeigt in die normale Richtung, seine Amplitude ist aber vergrößert. Er entspricht der R-Zacke, die in $V_1$ eine erhöhte Spannung aufweist, und der Q-Zacke, die in $V_6$ tiefer als normal ist;

— 2 bezeichnet den Erregungsvektor der linksventrikulären Außenwand. Seine Richtung ist unverändert, seine Amplitude ist proportional zur Wanddicke vergrößert. Ihm entspricht im EKG:

- Hypervoltage der R-Zacke in $V_6$,
- tiefe S-Zacke in $V_1$; sie stellt das Spiegelbild zur R-Zacke in Ableitung $V_6$ dar und hat die gleiche Amplitude.

Hieraus wird verständlich, daß man eine Linksherzhypertrophie an der Amplitude der R-Zacke in $V_6$ und der S-Zacke in $V_1$ erkennen kann. Diese Maße bilden die Berechnungsgrundlagen der Hypertrophie-Indices.

Die T-Welle ist in $V_6$ im allgemeinen negativ, da sich die Repolarisationsrichtung geändert hat. Im Gegensatz zum symmetrischen Ischämie-T bleibt sie mit ihrem terminal steilen Anstieg und dem initial langsamen Abfall asymmetrisch. Hier spricht man auch von sekundären Repolarisationsstörungen, weil die asymmetrische negative T-Welle Folge der Hypertrophie und nicht Ausdruck einer eigenständigen ischämischen Veränderung ist.

**Hypertrophie und Dilatation**

Hypertrophie im engeren Sinne bedeutet Zunahme der Wanddicke. Sie kann aber mit einer Dilatation der Herzhöhle kombiniert sein (dilative Hypertrophie). Fehlt die dilative Komponente, spricht man von konzentrischer Hypertrophie. Dominiert die Dilatation,

— verringert sich die Spannung wieder durch die Abnahme der Wanddicke;

— verschiebt sich die QRS-Achse wie bei reiner Hypertrophie; die Spannungsverhältnisse ändern sich nicht.

**Hypertrophie und Überlastung**

Der Begriff ,,Hypertrophie“ bezieht sich auf die anatomischen Veränderungen, der Begriff ,,Überlastung“ auf die hämodynamischen Konsequenzen. Man unterscheidet:

— systolische Überlastung infolge Behinderung der ventrikulären Austreibungsphase und Erhöhung der Nachlast (valvuläre Stenosen),

— diastolische Überlastung infolge Zunahme des ventrikulären Füllungsvolumens und der Vorlast (Klappeninsuffizienz).

Das elektrokardiographische Aussehen der beiden Fälle von Überlastung hebt sich nicht sehr von dem anderer pathologischer Formen ab, und die anatomischen Konsequenzen (Hypertrophie oder Dilatation) sind nicht immer gleich. Die Überlastung der Herzmuskulatur führt früher oder später, je nach der hämodynamischen Reaktion des betroffenen Ventrikels, zur konzentrischen Hypertrophie, zur reinen Dilatation oder einer Kombination beider Strukturänderungen.

# Interpretation des EKGs

**Die Interpretation eines Elektrokardiogrammes beinhaltet zwei aufeinanderfolgende Schritte:**
- **die Analyse der Elemente in der Ableitung;**
- **die eigentliche Interpretation, die Schlußfolgerung aus der Analyse.**

## DIE ANALYSE

① Sie stützt sich auf die meßbaren Parameter — Zeiten und Amplituden — und auf die Morphologie der elektrokardiographischen Wellen. Meßbare Parameter sind:
- die Dauer der P-Wellen und der QRS-Komplexe;
- die Länge der PR- und QT-Intervalle;
- die Höhe der P-Wellen und der QRS-Komplexe;
- die Vorhof- (PP) und Kammer-(RR)abstände.

Die Amplituden werden in Millimeter angegeben, die Zeiten in Zehntelsekunden, beide werden aufgrund der Einteilung auf dem EKG-Papier berechnet, das horizontal und vertikal liniert ist.

— Die horizontalen Linien, die zur Berechnung der Amplituden dienen, sind in Millimeterabständen aufgetragen. Jede Amplitudenmessung fordert eine vorherige Eichung des Gerätes. Durch einmaligen kurzen Druck auf den Eichknopf des Gerätes hebt man die isoelektrische Linie um ein mV an. Die Eichzacke muß dann einen Zentimeter hoch sein. Das Intervall zwischen zwei feinen horizontalen Linien entspricht also 0,1 Millivolt.

Alle fünf Millimeter sind dickere, horizontale Linien aufgetragen.

— Die vertikalen Linien haben ebenfalls einen Abstand von einem Millimeter, und die dicken Striche einen Abstand von fünf Millimetern. Bei einer Ableitungsgeschwindigkeit von 25 Millimetern pro Sekunde beträgt das Intervall zwischen zwei feinen Strichen 0,04 Sekunden, das zwischen zwei dicken Linien 0,20 Sekunden.

**1 Grundelemente der Ableitung**

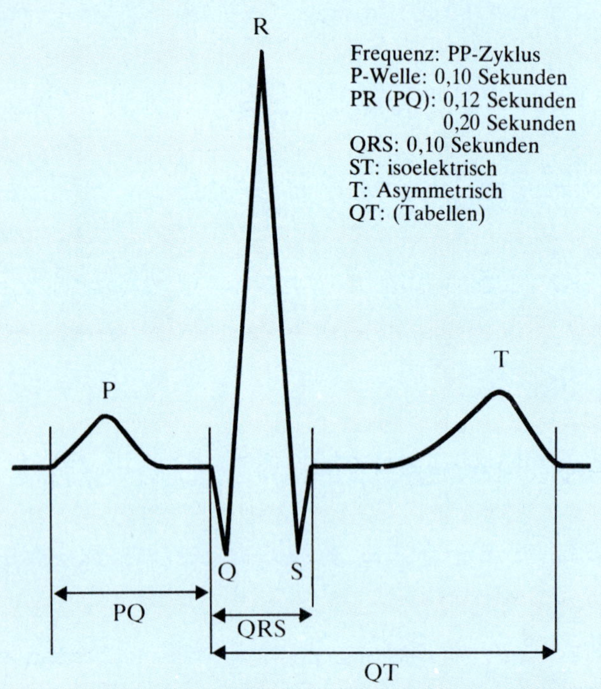


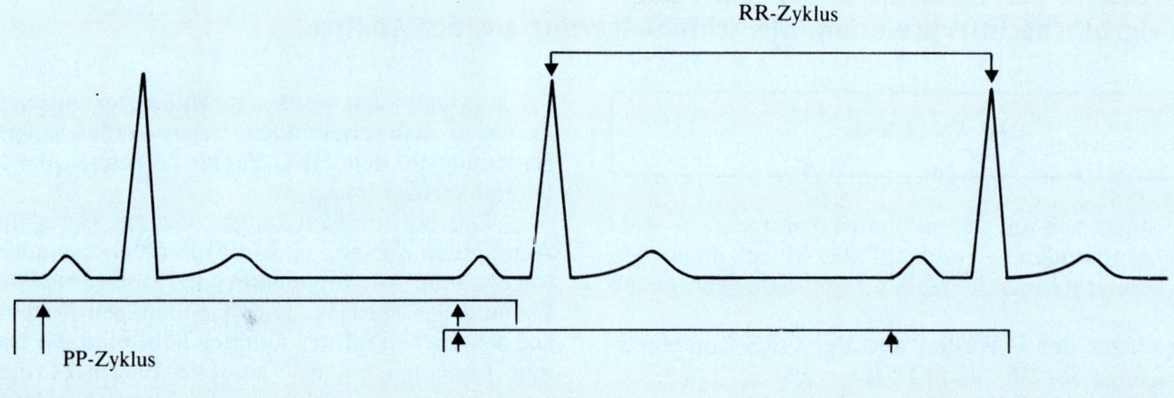


Dies ermöglicht, die Dauer jedes Komplexes auf 0,04 Sekunden genau zu bestimmen.

Die morphologischen Muster werden gemäß einer exakten Terminologie beschrieben:

a) Die isoelektrische Linie oder Grundlinie, gerade und horizontal, entspricht der diastolischen Ruhephase. Störungen in der isoelektrischen Linie können auf Muskelbewegungen des Patienten, mangelhafter Elektrodenlage oder auf elektrischen Einflüssen (mangelnde Erdung) beruhen.

b) Positive Zacken liegen oberhalb der isoelektrischen Linie,

c) negative Zacken unterhalb davon.

d) Von biphasischen Zacken spricht man, wenn ein Teil der Zacke oberhalb und der andere unterhalb der isoelektrischen Linie liegt, oder umgekehrt.

e) Beim QRS-Komplex, werden Zacken mit geringer Amplitude mit Kleinbuchstaben, und Zacken mit hoher Amplitude mit Großbuchstaben bezeichnet:

— jede negative Zacke zu Beginn des Kammerkomplexes ist eine q- oder Q-Zacke, je nach Amplitude;

— jede weitere negative Zacke ist eine s- oder S-Zacke;

— jede positive Zacke ist eine r- oder R-Zacke (je nach Amplitude);

— jede positive Zacke, die einer S-Zacke folgt, wird R'-Zacke oder r'-Zacke genannt;

— jede ausschließlich negative Zacke wird QS-Zacke genannt.

## PLANMÄSSIGES VORGEHEN

Folgendes Vorgehen wird vorgeschlagen: Man betrachtet die Wellen in der Reihenfolge wie sie auf der

Ableitung erscheinen und betrachtet zunächst jede Ableitung für sich.

## RHYTHMUS

(2) Zunächst stellt man fest, ob es sich um einen Sinusrhythmus handelt oder nicht.

— Ein Sinusrhythmus muß zwei Anforderungen genügen:

- sichtbare P-Wellen vor jedem QRS-Komplex;
- gleichbleibende PR-Intervalle auf allen Ableitungen in der Frontal- und Horizontalebene.

— Wenn kein Sinusrhythmus vorliegt, sind P-Wellen

- ganz verschwunden,
- verschwunden, aber durch ektopische Wellen eines Vorhofflimmerns, Flatterns oder eine Vorhoftachykardie ersetzt worden;
- verschwunden, weil sie durch schnelle Kammertätigkeit bei supraventrikulärer oder ventrikulärer Tachykardie überlagert sind.

Dann folgt die Messung der P-(PP) und R-(RR)Abstände, um festzustellen, ob eine feste Beziehung zwischen der Vorhof- und Ventrikeltätigkeit besteht oder nicht.

Diese Abstände kann man messen, indem man:

— das Zeitintervall exakt berechnet, das zwei benachbarte P-Wellen oder R-Zacken voneinander trennt;

— in einfacher Weise ein Lineal benutzt, das man unter die isoelektrische Linie legt: Man markiert zwei benachbarte P-Wellen (oder zwei R-Zacken) am Rand des Lineals und legt das Lineal an die PP-Zyklen (oder PR-Zyklen) an.

## FREQUENZ

Im allgemeinen mißt man die Kammerfrequenz mit Hilfe der RR-Abstände, vorausgesetzt allerdings, daß sie konstant sind. Die Technik wurde in einer früheren Folge exakt beschrieben. Wenn die RR-Abstände variabel sind, das heißt, wenn der Kammerrhythmus unregelmäßig ist, zählt man die QRS-Komplexe in einem Zeitraum von sechs Sekunden und multipliziert sie mit zehn, um die Herzminutenfrequenz zu erhalten.

Manchmal ist es nötig, die Vorhoffrequenz getrennt zu berechnen, wenn eine Dissoziation zwischen Vorhof- und Kammerrhythmus besteht.

## P-WELLE

### Dauer

Man sucht sich die längste P-Welle in I oder II. Die P-Dauer liegt zwischen 0,08 und 0,11 Sekunden (im Mittel 0,10 Sekunden).

(2)

**Abmessung der Amplituden und Zeiten**
**(Laufgeschwindigkeit: 25 mm/sec)**

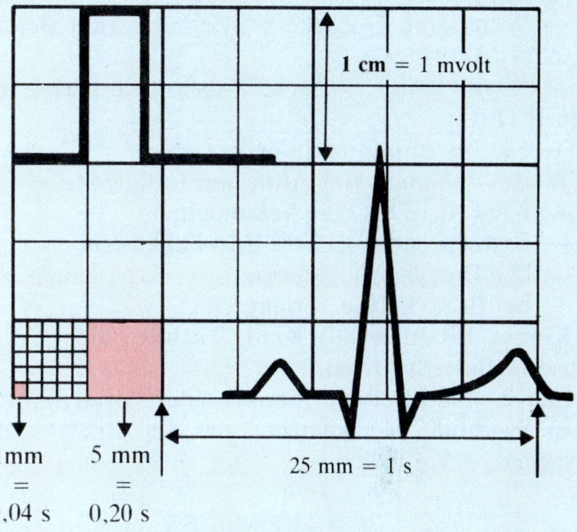


### Amplitude

Sie wird in I, II, V1, V2, V5 und V6 gemessen. Mittelwerte: 1,5 mm in I, 2,5 mm in II, 2 mm in III.

### Morphologie

Sie wird dort beurteilt, wo sie am besten sichtbar ist. In VR ist die P-Welle normalerweise negativ, in I, II, III, VL, VF und in V3 bis V6 ist sie positiv. In V1 und III kann sie (normalerweise) negativ oder biphasisch sein.

### Achse (AP)

Die P-Achse liegt normalerweise in Richtung der Ableitung II oder zwischen I und II.

Zwei häufige pathologische Formen der P-Welle: P-pulmonale und P-mitrale.

— Das P-pulmonale ist in I, II und VF breit, dreieckig und spitz, seine Achse nach rechts gedreht. Die Dauer ist normal.

— Das P-mitrale ist doppelzipflig, höckerförmig und verbreitert; seine Achse nach links gedreht; typischerweise in V2, I, V5 und V6 am besten erkennbar.

PR-INTERVALL

③ Man mißt hier die Dauer vom Anfang der P-Welle bis zum Beginn des QRS-Komplexes, gewöhnlich in I, manchmal in II:

— Wenn eine Q-Zacke existiert: bis zum Beginn der Q-Zacke (PQ);

— Wenn keine Q-Zacke existiert: bis zum Beginn von R (PR);

— Nie bis zum Gipfel der R-Zacke!

Werte: abhängig von Alter und Frequenz.

— Kind: 0,12 bis 0,18 Sekunden;

— Erwachsener: 0,12 bis 0,18 Sekunden;

— bei Tachykardie verkürzt;

— bei Bradykardie verlängert.

Kurzes PR-Intervall: Kind, Tachykardie, Wolff-Parkinson-White-Syndrom.

Langes PR-Intervall: Erwachsener, Bradykardie, vagales Syndrom, Medikamente, die eine Bradykardie verursachen, AV-Block.

QRS-KOMPLEX

**Dauer**

④ Man mißt:

— vom Anfang der Q-Zacke bis zum Ende der S-Zacke (bei einem QRS-Komplex);

— vom Anfang der Q-Zacke bis zum Ende der R-Zacke bei einem QR-Komplex;

— vom Anfang der R-Zacke bis zum Ende der S-Zacke bei einem RS-Komplex;

— von Anfang bis Ende der R-Zacke bei einem ausschließlichen R-Komplex.

Im allgemeinen wählt man die zweite Ableitung oder jede andere, in der der QRS-Komplex am größten ist. Die QR-Dauer entspricht der Kammerdepolarisation. Sie schwankt zwischen 0,06 und 0,10 Sekunden.

Falls eine Q-Zacke vorhanden ist, darf sie normalerweise 0,04 Sekunden nicht überschreiten.

**Amplitude**

Sie wird in Millimetern mit Hilfe der horizontalen Linie gemessen.

— Eine Q-Zacke, falls vorhanden, darf in I zwei Millimeter, in II, III, V5 und V6 drei Millimeter nicht übersteigen.

— Die R-Zacke wird von der isoelektrischen Linie bis zur Spitze ausgemessen. In II und in V5 oder V6 ist sie normalerweise am größten. Die Höhe der R-Zacke ist wesentlich für die Diagnose Herzhypertrophie. Am einfachsten verwendet man den Sokolow-Index: SV1 + RV5 (oder V6); unter 35 mm beim Erwachsenen.

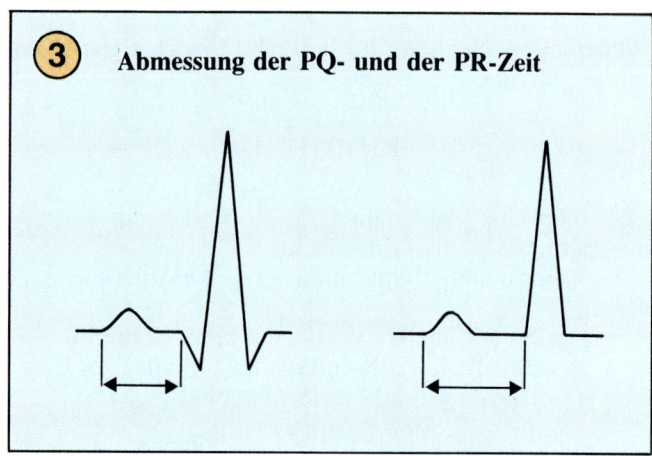

③ **Abmessung der PQ- und der PR-Zeit**

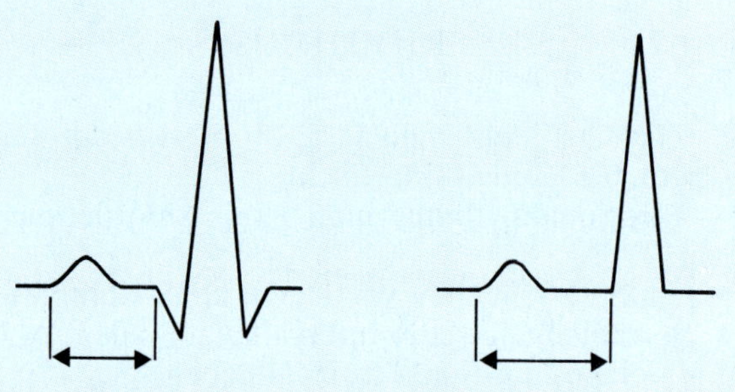

④ **Abmessung der QRS-Dauer**

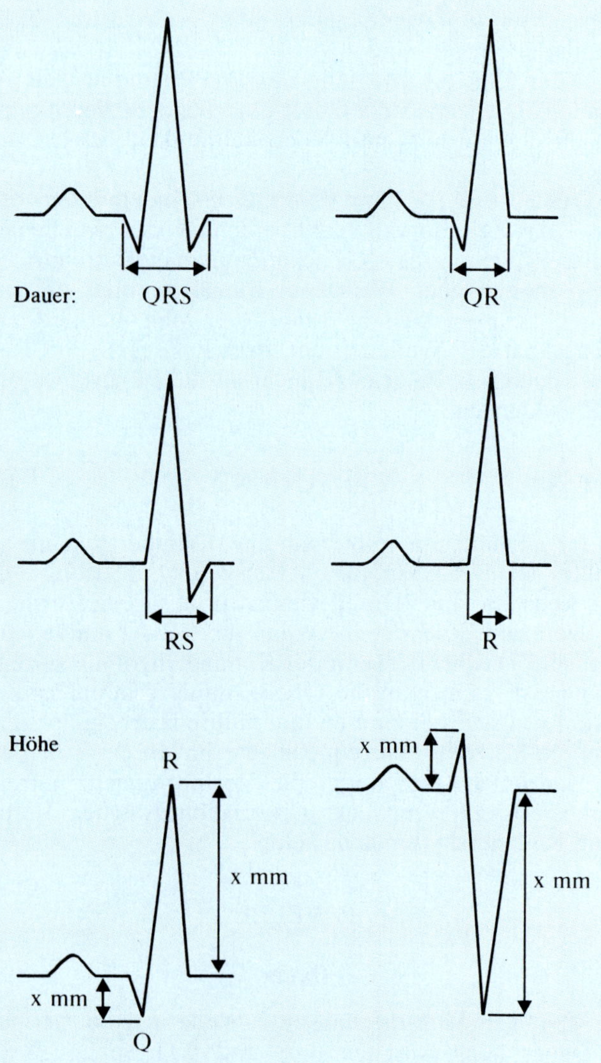

**Morphologie**

(5) Sie ist sehr variabel und hängt von der Lage des Herzens im Thorax ab, besonders von der Rotation des Herzens auf seinen anatomischen Hauptachsen:

— Auf der anterior-posterioren Achse hebt sich die Herzspitze. Das Herz wird horizontalisiert oder, wenn es sich senkt, vertikalisiert.

— Auf der Längsachse (bei Betrachtung von der Spitze aus) kann sich das Herz im Uhrzeigersinn drehen (Dextrorotation) oder gegen den Uhrzeigersinn (Levorotation). Die Rechtsdrehung erzeugt eine S-Zacke in I und eine Q-Zacke in III: $S_1Q_3$-Konfiguration. Linksdrehung erzeugt das umgekehrte Bild: $Q_1S_3$-Konfiguration.

Das Aussehen des QRS-Komplexes hängt auch von der Frontalrichtung der elektrischen Achse ab. Die elektrische Herzachse hat mit der anatomischen Achse nichts zu tun. Sie stellt den Summationsvektor dar, der alle verschiedenen Vektoren der Kammererregung zusammenfaßt (siehe hierzu das Kapitel über Erregungsausbreitung).

**Elektrische Herzachse:**

- sie liegt normalerweise in Richtung der Ableitung II,

— bei Linksdrehung ist sie in Richtung I und VL gedreht,

— bei Rechtsdrehung in Richtung VF und III.

ST-STRECKE

Sie beginnt am Ende des QRS-Komplexes (oder QR- oder R-Komplexes) und endet am Beginn von T.

Die ST-Strecke ist normalerweise isoelektrisch.

Die ST-Strecke kann über die isoelektrische Linie angehoben sein: ST-Hebung; oder sie kann darunter liegen: ST-Senkung. In beiden Fällen mißt man in Millimetern den Abstand zur isoelektrischen Linie.

Normalerweise ist die ST-Strecke eine horizontale Linie, bei jungen Leuten und vegetativ Labilen sieht man auch physiologischerweise aszendierende ST-Hebungen. Der Übergang des ST-Segmentes in die P-Welle ist im allgemeinen abgerundet, nicht spitzwinklig.

T-WELLE

**Lage**

Nach unten gerichtet ist sie negativ, nach oben positiv.

In aVR ist die T-Welle im Normalfall negativ, positiv in I, II und III, manchmal auch negativ in III und aVL.

(5) **Nomenklatur des QRS-Komplexes**

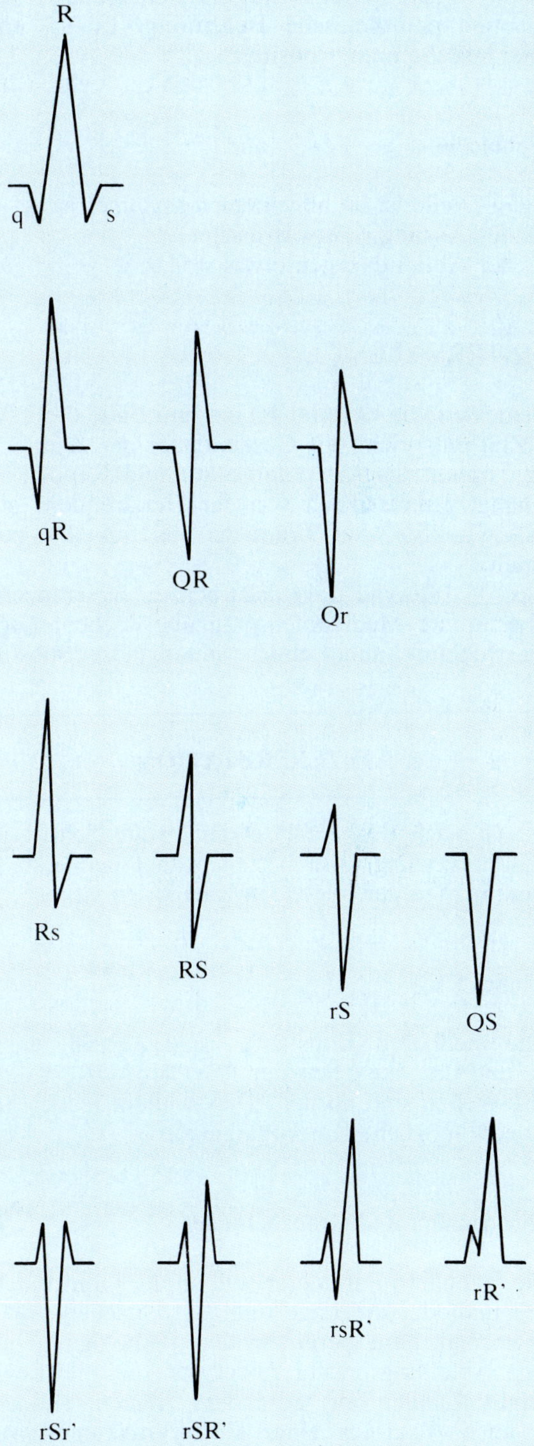

In den präkordialen Ableitungen ist beim Kind die T-Welle in V1 und V2 normalerweise negativ, oft auch beim jungen Erwachsenen und bei der Frau. Ein negatives T in V1 ist in jedem Alter und bei beiden Geschlechtern ohne pathologische Bedeutung. In V5 und V6 ist die T-Welle immer positiv.

**Morphologie**

Die T-Welle ist im allgemeinen asymmetrisch;
— der Anstieg ist etwas flacher,
— der Abfall dagegen etwas steiler.

QT-INTERVALL

Gemessen von Q (oder R) bis zum Ende der T-Welle. Die Zeit entspricht der Gesamtdauer der Kammererregung, umfaßt also Depolarisation und Repolarisation. Sie hängt grundsätzlich von der Herzfrequenz ab und ist als Funktion der Frequenz aus Tabellen zu entnehmen.

Das QT-Intervall trägt dazu bei, die Toleranzgrenzen für bestimmte Medikamente zu überwachen: Digitalis, Antiarrhythmika und einige antianginöse Substanzen.

**INTERPRETATION**

Sie ist nach der Analyse der zweite Schritt in der EKG-Auswertung. Am besten ordnet man den EKG-Befund in eine der folgenden Kategorien ein:

**Normales EKG**

Alle meßbaren Konstanten sind normal, auch die Lage und das Aussehen der P-Wellen, QRS-Komplexe und T-Wellen sind normal. Dies schließt jedoch keineswegs eine mögliche Kardiopathie aus.

**Normvarianten und Grenzbefunde**

Die meßbaren Parameter sind an der Grenze des normalen und/oder die Lage und das Aussehen sind nicht ganz normal, ohne bereits evident pathologisch zu sein. Solche Ableitungsmuster findet man beispielsweise bei vegetativ Labilen mit gesundem Herzen, sie können aber auch Ausdruck einer Herzerkrankung sein. Ein häufiges Problem stellen diskrete ST-Abweichungen, T-Wellen mit überhöhter oder verminderter Amplitude und q-Wellen mit „grenzwertiger" Amplitude dar.

**Interpretation des EKGs**

**I — ANALYSE DER ABLEITUNG:**

| | | |
|---|---|---|
| 1) | RHYTHMUS | (Sinusrhythmus oder nicht) |
| 2) | FREQUENZ: | Kammerfrequenz, u. U. Vorhoffrequenz |
| 3) | P-WELLE: | • Dauer<br>• Amplitude<br>• Morphologie<br>• Achse |
| 4) | PR: | • Dauer |
| 5) | QRS: | • Dauer<br>• Amplitude<br>• Morphologie<br>• Achse (Frontalebene) |
| 6) | ST: | • Lage (Abweichungen)<br>• Morphologie |
| 7) | T-WELLE: | • Lage<br>• Aussehen |
| 8) | QT: | • Dauer |

**II — INTERPRETATION**

— normales EKG
— Normvarianten und Grenzbefunde
— pathologisches EKG: Links-Hypertrophie beispielsweise bei
• Aortenstenose
• arterieller Hypertension
• Aortenisthmusstenose

**Pathologisches EKG**

Eindeutige Anomalien in den Ableitungen lassen auf pathologische Abläufe oder Zustände schließen: Überleitungsstörung, Kammerhypertrophie, Läsion, Nekrose, Ischämie, etc.

— Manchmal erlaubt der EKG-Befund eine exakte Diagnose, als Beispiel: anteroseptaler Infarkt im Akutstadium.

— Manchmal kann man lediglich Befunde erheben, die Ausdruck verschiedener Herzerkrankungen sein können. Beispiel: Eine elektrokardiographisch diagnostizierte linksventrikuläre Hypertrophie kann vorkommen bei: Aortenstenose, arterieller Hypertonie, Aortenisthmusstenose.

Der Wert des Elektrokardiogrammes hängt also davon ab, ob man die Ableitung studiert, bevor man den Kranken untersucht hat oder nachdem man ihn klinisch untersucht und eine erste Diagnose gestellt hat. In weiterem Falle trägt das EKG zur Bestätigung und/oder zur Präzisierung bei.

# SACHWORTVERZEICHNIS

## A



## B



## C

## S



## T



## U



## V



## W



## Z